Postoperative Imaging of Sports Injuries

运动损伤术后成像

原著 ［英］Emma Rowbotham
　　　［英］Andrew J. Grainger

主译 郭　林

中国科学技术出版社
· 北 京 ·

图书在版编目（CIP）数据

运动损伤术后成像 /（英）艾玛·罗博瑟姆（Emma Rowbotham），（英）安德鲁·J. 格兰杰（Andrew J. Grainger）原著；郭林主译 . — 北京：中国科学技术出版社，2023.7

书名原文：Postoperative Imaging of Sports Injuries

ISBN 978-7-5236-0240-9

Ⅰ.①运… Ⅱ.①艾… ②安… ③郭… Ⅲ.①运动性疾病 – 损伤 – 影像诊断 Ⅳ.① R873.4

中国国家版本馆 CIP 数据核字（2023）第 084475 号

著作权合同登记号：01-2023-0493

First published in English under the title

Postoperative Imaging of Sports Injuries

edited by Emma Rowbotham, Andrew J. Grainger

Copyright © Springer Nature Switzerland AG 2020

This edition has been translated and published under licence from Springer Nature Switzerland AG.

All rights reserved.

策划编辑	丁亚红　孙　超	
责任编辑	丁亚红	
文字编辑	张　龙	
装帧设计	佳木水轩	
责任印制	李晓霖	

出　　版	中国科学技术出版社
发　　行	中国科学技术出版社有限公司发行部
地　　址	北京市海淀区中关村南大街 16 号
邮　　编	100081
发行电话	010-62173865
传　　真	010-62179148
网　　址	http://www.cspbooks.com.cn

开　　本	889mm×1194mm　1/16
字　　数	262 千字
印　　张	12
版　　次	2023 年 7 月第 1 版
印　　次	2023 年 7 月第 1 次印刷
印　　刷	北京盛通印刷股份有限公司
书　　号	ISBN 978-7-5236-0240-9/R·3103
定　　价	228.00 元

内容提要

··

　　本书引进自 Springer 出版社，由来自英国放射学会的 Emma Rowbotham 博士和 Andrew J. Grainger 博士领衔，联合国际骨骼学会、骨骼放射学会和欧洲肌骨放射学会的众多专家共同编写，是一部新颖实用的关节运动损伤术后影像学专著。全书共 9 章，不仅对各关节运动损伤的术后正常表现进行了详细描述，而且与常见的术后异常表现进行了对照比较，此外，还对一些少见的运动损伤治疗技术，如半月板移植和骨软骨移植的术后改变进行了详尽介绍。本书内容实用、图文并茂，非常适合从事运动损伤诊疗的临床医师及影像科医师阅读参考。

中文版序

随着全民健身国家战略的落实落细，以及群众体育的蓬勃发展和竞技运动的广泛开展，运动损伤后需行手术的情况日益常见。因此，对术后影像的认识在评估手术疗效及指导术后康复中将发挥重要作用。本书详细介绍了常见四肢关节运动损伤的手术方式、术后常见影像及并发症的识别等，病例丰富、图文并茂、内容翔实，为从事运动损伤诊疗的医务人员术后随访提供了重要的理论和实践参考。

本书由陆军军医大学第一附属医院郭林教授组织国内中青年骨科运动医学专家翻译而成。郭林教授始终致力于运动医学的规范化诊疗及标准技术的推广应用，不仅是我的第一个博士研究生，更是我的得意门生，现任重庆市医学会运动医疗分会主任委员。他对运动损伤，尤其是膝关节交叉韧带重建、多韧带损伤治疗及半月板修复等有深厚的专科造诣。此外，其翻译团队的临床医师涵盖了肩、肘、腕、髋、膝、足踝等关节外科亚专业，手术经验丰富、学术见解独到，能够准确把握英文原著的语意及写作风格，进而用形象生动的中文语言呈现给读者。

本书能较好地帮助从事骨科运动医学的临床医师判断手术的预后，并为患者早日恢复运动提供客观证据，同时还可为放射科医师及时发现术后并发症提供更为准确的影像报告。因此，本书不仅适用于骨科运动医学专科医师，也同样可以为相关亚专业的放射科医师和急诊医师提供参考。相信本书的出版可以对国内骨科运动医学的发展起到一定的推动作用。

陆军军医大学第一附属医院　杨　柳

原 书 序

我很荣幸应邀为这部杰出的专著作序。本书著者 Emma Rowbotham 博士和 Andrew J. Grainger 博士作为英国放射学会会员，是公认的运动医学与肌骨影像领域的权威。两位编者都曾为 2012 年伦敦奥运会提供影像支持。Grainger 博士在加州大学旧金山分校担任临床研究员时，我曾与他共事，并深深地被他的智慧与幽默折服。至此，他已成为一名优秀的研究者、临床医师和教育学家。Grainger 博士目前在剑桥大学医院担任顾问，此前他在利兹教学医院国家医疗服务体系信托基金担任顾问时，与 Rowbotham 博士一起共事。在利兹任职之前，Rowbotham 博士曾是巴斯的一名肌骨放射学高级顾问，特别是在与英国体育学院的同事和运动员一起工作期间，她对运动影像产生了浓厚的兴趣。两位著者都为许多专业运动员提供过诊断和介入支持，并且他们都是运动影像领域的热门讲师。

两位著者召集了来自英国、其他欧洲国家和美国的知名专家共同撰写了关于关节手术影像的各个章节。编写本书的大多数放射科医师（包括编辑）都是久负盛名的国际骨骼学会、骨骼放射学会和欧洲肌骨放射学会的成员。他们都曾在多种顶级期刊上就指定主题发表过学术论文和述评，并在世界各地进行演讲。

对于所有阅读肌骨影像研究的放射科医师来说，这部关节术后影像的著作是一份及时、重要且很有价值的资源。本书涵盖了肩袖修复、肩关节稳定手术、肘关节手术、手部和腕关节手术，以及膝关节韧带和半月板手术。此外，本书还涉及足踝手术和软骨修复影像的内容，使其变得更加完整。

当我们面临日益增长的各类肌骨疾病手术时，阅读这些术后影像学研究可能极具挑战。而这部权威性的著作直面这一挑战，以简明有序的方式阐述了运动损伤的手术背景、正常影像及并发症。本书对外科手术的细节进行了适当讨论，以便读者更容易理解。书中除了归纳总结了关键点和表格以指导研究的技术规划外，还对术后发现和并发症进行了回顾。引用的最新参考文献也同样为读者提供了进阶的阅读参考。更重要的是，本书各章均展示了丰富的正常术后表现和并发症的最新影像学示例。

感谢所有著者和编辑为读者奉献了这样一部实用的工具书，其中包含的一些重要且独到的观点，我们可以在实践中应用。

Lynne Steinbach, MD, FACR

San Francisco, CA, USA

译者前言

我于 2001 年开始，也就是第三军医大学七年制学习的最后 2 年，在杨柳教授的悉心指导下开始接触运动损伤诊疗；2006 年开始专门从事膝关节运动损伤研医工作；2007 年和 2014 年 2 次赴法国 Rouen，在 Clinique du Cedre 医院的 Jean Louis Briard 医生指导下学习膝关节运动损伤。

在多年的运动损伤诊疗工作中，我深刻体会到，运动损伤专业医生的日常工作一定要扎根临床第一线。通过反复详细地问询病史，了解各类损伤的常见机制和病史特点，初判其发生机制和致伤能量，这对最终准确诊断和正确选择治疗方案来说非常重要；手法检查则是必须通过反复研习、熟练掌握的基本诊断手段，经验丰富的医生甚至能够通过查体手感初步判断绝大多数的关节运动损伤。

影像学诊断仍然是运动损伤的重要诊断标准。运动医学影像学作为运动医学专业的重要分支之一，是应用医学影像技术来评价运动对机体生理、病理影响的一门学科。其研究内容包括运动解剖影像、运动生理影像、运动损伤影像诊断和康复评价等。运动损伤影像诊断学与我们的临床工作密切相关，其专注于研究运动损伤对应的各种影像学表现。其中 X 线和 CT 检查对骨性结构的发育异常和损伤有重要诊断价值，已经对某些常见运动损伤疾病（如髌股关节不稳定、交叉韧带损伤和半月板损伤）的既往治疗理念产生了原则上的影响。MRI 是目前广泛采用的运动损伤诊断重要标准，每个运动损伤医生对自己日常研习的运动损伤种类，都应具备远超放射学专家的 MRI 阅片能力和诊断水平。关节造影检查虽然目前已较少采用，但对于某些难以诊断的损伤或治疗的特殊阶段来说，仍然具有意想不到的诊断价值。

由我国学者编写或编译的运动损伤影像诊断学专著，包含丰富的影像诊断学知识和范例图像，可以称得上是广大运动医学同仁日常研习和临床工作的宝贵财富。但绝大部分影像学内容是针对治疗前的诊断，偶有专著涉及部分术后随访的影像学特点，尚未见比较全面、系统介绍运动伤术后复查影像学方面的专著。在我 20 余年的膝关节运动医学专项临床工作生涯里，时常感觉在随访工作中对变化多样的术后影像资料解读能力捉襟见肘，即影响了对伤病康复进程的判读。

Emma Rowbotham 博士是英国 Leeds 教学医院的肌骨影像领域专家，专攻运动系统术后影像诊断学，在转至剑桥大学医学院工作前，与她原 Leeds 教学医院同事 Andrew J. Grainger 博士，在运动系统方面合著了 *Seminars in Musculoskeletal Radiology*、*Pitfalls in Musculoskeletal Radiology*、*Imaging of the Hand and Wrist* 等多部肌骨影像学专著。两位原著者在本书的撰写工作中表现出在肌骨系统影像学方面的扎实功底，不但对各关节部位运动损伤的术后正常表现进行了详细、系统的描述，同时也与常见的术后异常表现进行了比对，甚至对一些少见的运动损伤治疗技术，如半月板移植和骨软骨移植的术后改变也进行了详尽的描述。总体说来，本书无论对运动损伤诊疗的初学者还是经验非常丰富的专家级学者，都是不可或缺、不可多得的佳作，值得学习、收藏和品鉴。

　　本书的编译工作是由陆军军医大学第一附属医院、湖南省人民医院、联勤保障部队第九二〇医院、西南医院江北院区（陆军第九五八医院）的多位运动损伤医学中青年骨干，在奋力工作 15 个月后完成的。期间我们经过多轮翻译、审校和专业准确性把控，以期将 Emma Rowbotham 博士和 Andrew J. Grainger 博士对术后影像学的深知灼见，尽可能全面、客观地展现给广大运动损伤领域的医生。

　　鉴于中外语言表达习惯性差异，可能很难达到翻译工作者所追求的"信、达、雅"，但翻译团队本着求实、负责的学术精神进行了多番审校，并由多位长期从事该关节部位运动损伤诊疗的专家对专业性进行了核实，以最大限度地减少编译偏颇所带来的误导。书中如有疏漏之处，恳请广大读者不吝指正。最后，再次感谢我的导师杨柳教授为本书作序，感谢编译团队全体成员的努力和付出！

陆军军医大学第一附属医院　郭　林

原书前言

影像技术已成为诊断和治疗运动损伤的重要途径，不仅对专业运动员群体，对许多因业余运动或日常活动遭受肌肉骨骼损伤的人群也是如此。对专业运动员群体来说，即使在手术后，要求运动员尽快恢复到他们受伤前竞技水平的压力也越来越大。因此，了解正常的术后影像学表现和可能出现的潜在问题至关重要。

本书的写作初衷是因为我们常常难以找到一部适合放射科医师阅读的、简要描述手术技术的参考书。虽然有大量详细介绍运动员手术方式的著作，但我们认为，这些书在描述患者术后的情况时普遍缺乏所需的、更具体的、有关放射学的描述，而更多的是对实际手术过程的讲解。为此，我们希望将个别文献中提及的有关特定关节术后影像和外科手术的信息编撰成册。

虽然本书在术后诊断方面并非面面俱到，但也涵盖了大部分常见运动损伤的诊断。每章都包含最常用外科手术的简明描述，足以帮助读者选择在某一特殊病例中该采用的技术，同时还介绍了正常和异常的影像表现。因为影像学研究可能会很复杂且难以阐述，我们希望本书能够成为所有涉及术后运动影像学的放射科医师的参考依据。

我们深深地感谢所有的参编者，他们无私奉献了宝贵时间、专业知识和丰富经验来编写如此杰出的著作。同时，我们也希望读者能发现这是一部既有趣又有助于他们日常工作的参考书。

Emma Rowbotham

Leeds,UK

Andrew J. Grainger

Cambridge,UK

目　录

第1章　肩关节术后成像：肩袖修复术
Shoulder: Rotator Cuff Repair

Vivek Kalia　Jon A. Jacobson　著

马　超　金晨璇　译　　张　颖　肖　洪　校

　　尽管目前对肩袖术后随时间修复表现的认识和影像学技术都取得了一定进步，但对肩袖术后进行准确影像学评价仍具有挑战性。放射科医师和运动系统医疗相关人员了解肩袖修复手术的标准方法是非常重要的，这使他们对"正常"修复的肩袖形态有基本的认识，并能深入理解肩袖术后的正常预期表现和肩袖再撕裂之间的区别。此外，了解 MRI 和超声在评估肩袖正常状态、术后正常恢复状态和术后有新损伤、可疑再撕裂状态之间的优缺点也很重要。本章旨在提供上述内容。

一、肩袖修复的手术处理

　　放射科医师需熟知肩袖肌腱的常规手术修复方法，这对准确地进行术后评估至关重要。在 MRI 评估或超声实时扫描前，建议首先回顾初次手术的手术记录，这样不会将肩袖修复手术的任何特殊操作和缝合方式误认为是新的损伤。例如，由于肌腱转位手术（通常伴有巨大肩袖撕裂）对患者解剖结构的改变，会给放射科医师出具报告时带来困难。

　　许多肩袖撕裂病例都可以接受保守治疗，尤其是对功能要求较低的患者。但是，如果患者有持续的症状或功能障碍，或者对肩部运动需求较高的运动员患者可能需要行手术修复。虽然退行性撕裂和外伤性撕裂均可修复，但有研究提示，

对于年轻的外伤性撕裂患者，可取得更好的疗效[1]。大多数肩袖修复都在关节镜下进行，它通过经三角肌的微创技术可以获得更好的疗效。尽管关节镜下肩胛下肌修复相对于常规开放手术在技术上更具挑战性，但最近的研究显示关节镜手术患者在活动范围和疼痛方面的预后更好。小切口修复技术似乎与更多的术后并发症相关，所以全关节镜下修复更受欢迎，它可以减少短期疼痛，被认为是大多数肩袖撕裂的标准治疗手段[2]。

　　典型的手术适应证：①急性全层肌腱撕裂；②滑囊侧撕裂，深度＞25%；③关节侧撕裂，深度＞50%；④冈上肌肌腱关节侧部分撕裂，肱骨头足印区的关节面和肌腱之间距离＞7mm。

　　将撕裂的肌腱重新附着于骨上，可采用多种修复技术。最初采用开放切口修复技术，利用骨隧道将缝线从大结节止点穿过，并将肌腱捆绑在结节外侧。当骨质量较差时使用该技术可能有问题，目前通常用带线锚钉来完成修复。可以植入单排或双排带线锚钉以解剖重建肌腱足印区。双排技术旨在最大限度地扩大撕裂肌腱和结节之间的接触面积，重建内外侧的解剖足印区。虽然双排技术跟单排技术之间对比的临床和功能结果尚不清楚，但研究证据表明双排技术能加快肌腱愈合，降低再撕裂的发生率。现有文献中大多数研究关注抗拉强度、固定失效、缺损修补和足印区覆盖方面，也倾向于双排修复而非单排修复[3-5]。

有一种技术被称为缝线桥技术或穿骨缝合技术，该技术利用位于关节侧止点的内排锚钉缝线（与外排锚钉相距 10～12mm），通过交叉缝线支来固定肩袖肌腱。然后，再将缝线材料穿过肌腱的滑囊侧，并用一排锚钉固定在撕裂肌腱边缘的外侧。因此缝线的作用是在足印区将肌腱紧压向骨。如果采用的是这种技术，放射科医师在影像上可以看到带线锚钉在修复肌腱部位的外侧，不应该误认为肌腱已经从锚钉脱离。

肩袖与大结节充分愈合的典型恢复期需要 8～12 周。对于巨大肩袖撕裂，可以从胸大肌（严重的肩胛下肌肌腱撕裂）或背阔肌（大的冈上肌和冈下肌肌腱撕裂）进行肌腱转位。然而，肌腱转位术后比缝合术后需要更长时间的严格制动。

在一些医疗中心，在治疗大的肩袖撕裂，特别是撕裂的肌腱明显回缩或肌腱质量较差时，通常采用增强材料——补片。如同种异体移植物或由聚四氟乙烯制成的人工合成移植物用来增强修复。已经证实，使用移植物可以通过促进肌腱生物学愈合并恢复生物力学完整性来加强巨大肩袖撕裂的初次修复强度[6-8]。若肌腱回缩且不可修复的缺损＞1cm 时，可以在初步修复肌腱后通过补片移植物或补片桥接来进行增强修复[9]（移植物取代原有的肩袖肌腱成为撕裂的肌腱和骨足印区之间的桥梁[10]）。

在初次手术时，除了使用带线锚钉修复肩袖外，还可以进行其他操作，包括肩峰下减压和肩袖清创术，这两种操作均适用于肩袖关节侧部分撕裂的患者。

肩袖组织在骨上愈合不良是肩袖修复失败最常见的原因，会导致缝线从修复的组织中拔出。修复失败的危险因素包括：①年龄＞65 岁；②撕裂长度＞5cm；③肌肉萎缩；④糖尿病病史；⑤撕裂肌腱回缩到肩盂内侧。

最后，某些病例（图 1-1）可能需要行上关节囊重建术（superior capsular reconstruction，SCR），包括对疼痛不能耐受和（或）严重功能缺陷（基于患者的生活方式）的患者，非手术治疗失败患者，以及如下患者：①不可修复的巨大肩袖撕裂；②无中、重度肩袖疾病；③肩胛下肌肌腱完整且可修复；④三角肌功能完好[11]。

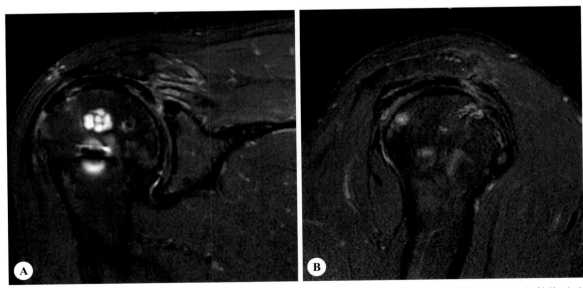

▲ 图 1-1　61 岁男性患者，手术修复巨大的肩袖撕裂，累及冈上肌和部分冈下肌；冠状位（A）和矢状位（B）T₂ 加权脂肪抑制的 MRI 显示完整的低信号同种异体真皮移植物重建的关节囊；肩胛盂附着处 T₂ 加权 MRI 高信号代表缝合位点；矢状位图像显示移植物覆盖整个肱骨头上方，冈下肌肌腱的端对端附着完整

但是，对于中度至重度肩袖疾病、盂肱关节骨关节炎和不可修复性肩胛下肌撕裂的患者禁用。使用脱细胞同种异体真皮移植物行上关节囊重建术后，可以被动地限制肱骨头上移，这有助于改善肩关节的功能。

二、肩袖修复后的影像学评价

利用 MRI 和超声评价肩袖术后状态是最常用的检查方法。值得注意的是，与超声相比 MRI 具有更高的敏感性，如果发生再撕裂诊断阳性率也更高[12]。直接行 MR 关节造影是诊断肩袖部分或全层撕裂和术后再撕裂敏感性和特异性最高的技术[13-15]，但与常规 MRI 相比，它可能高估了修复后肩袖愈合的再断裂率[13]。

通过优化诊断标准和扫描技术，很容易识别肩袖修复后常见的再撕裂及其他并发症。在本章中，我们将定义肩袖修复术后的预期表现和一系列并发症的影像学表现，主要集中在修复后肩袖的再撕裂。MRI 和超声对于识别术前肩袖撕裂都有高度的敏感性和特异性[15-18]，而两者对识别肩袖术后表现的敏感性和特异性有所下降。

（一）MRI

术后早期使用 MRI 评估肩袖修复后再损伤的患者特别困难。这在一定程度上是因为修复后的肩袖肌腱可能在术后 3~6 个月出现不均匀、不规则的外观，这将使影像学的解读变得非常复杂。

1. 正常肩袖肌腱的 MRI 表现

在 MRI 上，通常在斜冠状位图像上最容易看到冈上肌和冈下肌肌腱的全层，而通常在斜矢状位图像上最容易看到冈上肌前束。在斜矢状位图像上对小圆肌腱的评价最准，在轴位和斜矢状位图像上对肩胛下肌腱的评价最准。在关节造影和非造影的 MRI 检查中，正常肩袖肌腱在所有脉冲序列上应是均匀低信号（图 1-2A 和 B）。虽

然在临床实践中尚没有严格的肌腱增厚界定标准，但肌腱增厚和 MRI 信号增高是肌腱变性的特征。

2. 术后肩袖肌腱 MRI 表现

由于正常解剖结构的形态改变和周围不同程度的软组织异常，MRI 评估修复后的肩袖具有一定的挑战性[19]。此外，如果使用了内移植物，如带线锚钉，移植物可能产生额外的伪影，使得影像学解读更困难。幸运的是，如今大多数肩袖内移植物是钛或高分子材料制成，使金属相关的伪影最小化。

肩袖术后的正常 MRI 表现（图 1-3）变化很大，这是由于不同的治疗方法和手术技术的变化，包括不同的锚钉数量、缝线数量和缝线类型。影响肩袖术后外观的因素包括原肩袖疾病的严重程度和病程、手术过程的精确性，以及肩袖修复和影像评估之间的时间间隔。约 90% 的修复肌腱在术后 MRI 上表现为高信号[20]。但术后肌腱厚度可存在明显的变异性，继发性纤维化会导致肌腱增厚，肉芽组织形成会导致肌腱变薄，两者都可能发生。

修复后的肩袖肌腱在术后早期表现为中 / 高信号[13, 21]。这种外观反映了术后水肿、炎症改变和（或）肉芽组织形成。这种肌腱内增高的信号可能持续数月至数年[22]，被认为是术后肩袖肌腱正常外观的一部分[20]。相关的骨髓水肿也可能在肩袖修复后较长时间内持续存在，不应认定为骨折[22]。

对于放射科医师来说，追溯肩袖修复手术记录中的手术方法是至关重要的，因手术方法不同而导致预期的术后影像学表现差异也很大。在某些情况下，由于肩袖组织边缘质量差或肌腱长度不足，部分撕裂的肌腱无法修复；追溯这类手术记录可以帮助读片者避免将完整修复的肌腱误读为再撕裂[23]。还有一个重要的术后表现是肩袖肌腱修复手术不一定是缝合很紧密的修复。

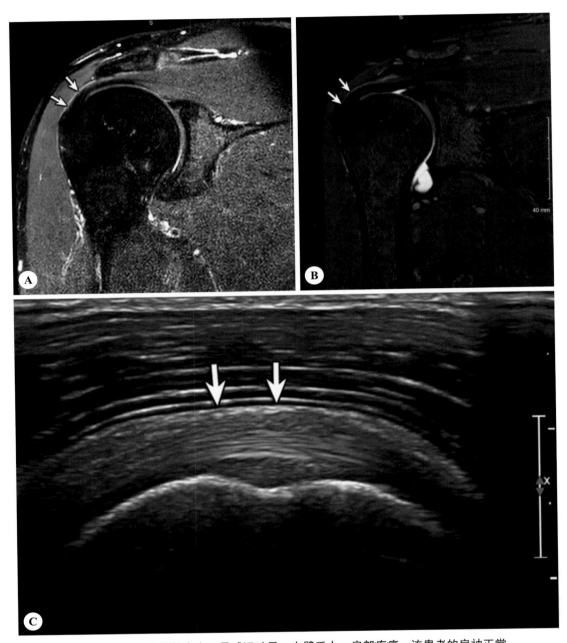

▲ 图 1-2　**27 岁男性患者，足球运动员，右臂乏力，肩部疼痛，该患者的肩袖正常**
A. 冠状位 T_2 加权脂肪抑制的 MRI 显示正常低信号强度，冈上肌纤维（白箭），大结节上的足印区外观正常；B. 关节内注射钆对比剂后行关节造影，冠状位 T_1 加权脂肪抑制的 MRI 显示，冈上肌肌腱（白箭）未见对比剂渗入，否则提示撕裂；肩峰 - 三角肌下滑囊未见对比剂，否则提示肩袖全层撕裂；C. 冈上肌肌腱（白箭）全长灰度静态超声图像显示健康肌腱的正常纤维和回声外观

因此，未全层撕裂的肩袖修复术后的 MRI 关节造影，对比剂有可能从盂肱关节流通到肩峰 - 三角肌下滑囊[24, 25]。放射科医师需要追溯手术记录看是否使用了移植物来增强修复，通常在常规 MRI 序列上移植物表现为低信号。在肌腱撕裂部位可能存在明显的裂缝，类似再撕裂，而实际上是由移植物桥接所致。

术后，在腋窝处盂肱关节囊及囊周软组织可见新发 T_2 加权 MRI 高信号[26]，可能是由于滑膜增生及囊周血管丰富[27]。这种腋窝新发 T_2 加权 MRI

高信号可能与部分患者术后 4 个月随访时的内旋活动受限相吻合[26]，并与粘连性关节囊炎有关。

3. 术后肩袖肌腱再撕裂

尽管手术方法、技术、器械和影像学技术不断进步，肩袖修复后的再撕裂仍然是一个重要问题[28, 29]。据报道，再撕裂的发生率为 11%～68%[30, 31]。再撕裂是通过手术修复的类型、影像学表现和临床评估来确定的，综合考虑这些信息可能预判翻修手术是否能成功。面积小的有症状部分撕裂需要清创而不需要修复，而面积更大的部分撕裂（＞50%）和全层撕裂通常需要在大结节处使用单排或双排带线锚钉修复[32]。据报道，双排带线锚钉技术和缝线桥技术修复的肌腱再撕裂率较低[33-36]。尽管多年来肩袖修复技术取得了长足进展，但仍不可避免一定比例患者的结构性修复失败[28, 37-40]。

手术修复后肩袖肌腱再撕裂的危险因素包括高龄、吸烟、初次撕裂与手术修复间隔时间较长、撕裂尺寸较大、肌腱质量差和肌肉萎缩[41-43]。值得注意的是，肩袖修复后 MR 关节造影出现的假性撕裂是肩袖正常愈合过程中的一部分，容易被误认为是再撕裂[13]。肩袖修复后行 MRI 检查的时间对修复的预期外观有很大影响。最近的数据表明，评估和预测关节镜下肩袖修复后结构性失败，术后 6 个月可能是理想时间[44]。在评估翻修手术成功的可能性时，必须考虑到骨质量、肌腱和肌肉的质量。

修复肩袖再撕裂通常表现为修复部位出现液相信号（图 1-4），提示在预期修复部位出现不均匀的肌腱缺失。与初次肩袖损伤一样，肩袖再撕裂可能是部分撕裂（图 1-5）或全层撕裂，如果涉及多个肌腱，则可能被描述为巨大的再撕裂（图 1-6）。再撕裂肌腱的残端可见，其近端常有不同程度的回缩。值得注意的是，在大结节上预期出现肌腱的足印区，肌腱可能缺失（图 1-7），这是由于中等信号的肉芽组织和瘢痕可能会造成部分或不完全再撕裂的表现。在所有临床可用的影像学层面上评估修复部位和肌腱交界处至关重要，以此评估修复肌腱的结构变化，这里可能会巧妙地展示出再撕裂的迹象。

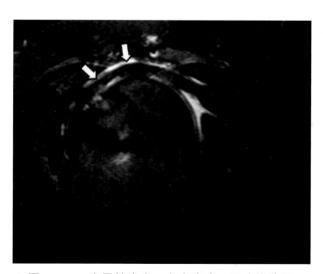

▲ 图 1-3　56 岁男性患者，右肩疼痛、无功能障碍，3 月前行肩袖修复术

斜冠状位 T_2 加权脂肪抑制的 MRI 上显示修复后的冈上肌肌腱（白箭）外观；尽管冈上肌足印区有少量高信号，但未见肌腱纤维间断或裂隙，故未见撕裂；可见盂肱关节和肩峰 - 三角肌下滑囊有少量积液

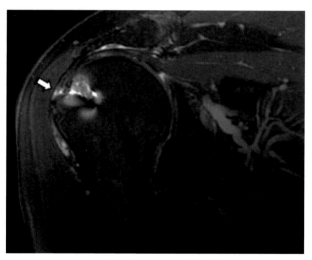

▲ 图 1-4　42 岁男性患者，右肩持续性疼痛，肩袖修复后 1.5 年

冠状位 T_2 加权脂肪抑制的 MRI 显示冈上肌足印区局灶性关节囊侧再撕裂（白箭），肌腱轻度弥漫性变薄；在肩峰下 - 三角肌下滑囊也有少量液体

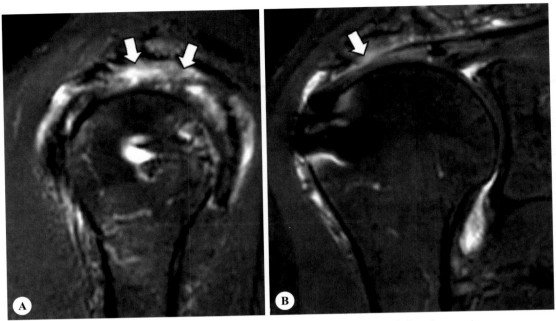

▲ 图 1-5　65 岁女性患者，肩袖修复后 5 个月左肩疼痛无力

A. 矢状位 T_2 加权脂肪抑制的 MRI 显示冈上肌肌腱和冈下肌肌腱前部区域（白箭）明显不均一信号，没有可识别的肌腱纤维，提示至少有部分再撕裂；B. 冠状位 T_2 加权脂肪抑制的 MRI 显示肩袖关节囊侧更大的再撕裂（白箭），累及位于足印区内侧数厘米处的冈上肌肌腱，盂肱关节及肩峰下 - 三角肌下滑囊都有积液

在术后早期（如 3 个月）检查时，修复后的肩袖在 MRI 上通常表现为杂乱无章和不均匀信号，但通过 3～12 个月的重塑和修复[13, 45]，这种外观逐渐改善，并变得更加均匀。高信号的肉芽组织可能类似修复肩袖的再撕裂，虽然这些改变有随时间减少的趋势，但可持续数月至数年，并为术后 MR 影像学评估带来挑战[46]。

学者 Saccomanno 等在 2015 年的一项系统性回顾研究显示，在纳入的 120 项研究中，修复后的肩袖结构完整性（采用 Sugaya 分型[40]，分为完好和再撕裂）是众多变量中唯一一个观察者内和观察者间一致同意的变量[47]。分析的其他变量包括足印区覆盖面积、肌腱厚度、肌腱信号强度、部分再撕裂、全层再撕裂位置、撕裂大小、受累肌腱数量、肌腱回缩、脂肪浸润、肱骨头骨髓水肿和（或）囊肿、盂肱关节积液及肩峰 - 肱骨头（acromio-humeral，AH）间距。

肩袖修复再撕裂的独立预测因素包括肌腱回缩程度[48-50]和术前肩峰 - 肱骨头间隙的狭窄程度[50]。具体来说，与未发生再撕裂的患者相比，发生再撕裂患者的肩峰 - 肱骨头间距更窄［分别为（8.7±1.2）mm 和（6.8±2.1）mm，$P=0.000$）］。关于全层冈上肌肌腱撕裂修复后发生再撕裂的预测因素的研究表明，以下变量不是再撕裂的独立预测因素：肩袖撕裂类型（如全层全宽度 vs. 全层部分宽度）、撕裂边缘附近信号强度、冈上肌脂肪浸润程度及撕裂肌腱前后宽度[50]。然而，值得注意的是，其他研究表明，撕裂肌腱的前后宽度和肩袖肌肉脂肪浸润使患者的再撕裂率增加[28, 51, 52]。

（二）超声

与 MRI 一样，术后肩袖（特别是前 6 个月内）预期信号可能不均匀，这对超声评估提出了挑战。另外，声束必须通过浅表软组织到达较深层的肩袖肌腱和肌肉组织，这意味着如果三角肌

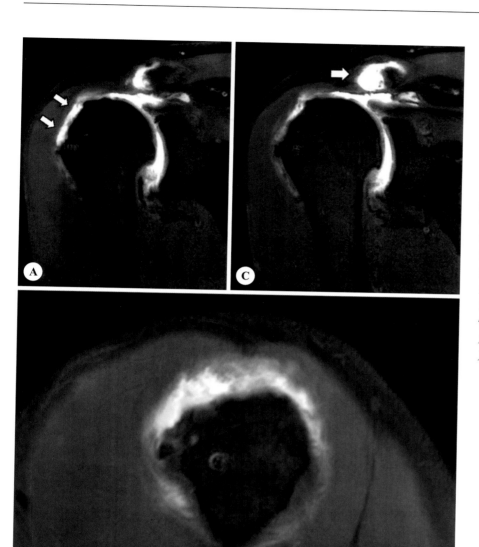

◀ 图 1-6　44 岁男性患者，4 个月前工作时肩部受伤，疼痛伴活动受限，有肩袖修复史

A. 冠状位 T_2 加权脂肪抑制的 MRI 显示在大结节处无明显肌腱纤维附着，液体通过大的全层撕裂肩袖的后方，从盂肱关节到肩峰下 – 三角肌下滑囊自由流通，撕裂的肌腱边缘 / 残端（白箭）回缩至关节盂；B. 矢状位 T_2 加权脂肪抑制的 MRI 显示在大结节处无明显肌腱纤维附着；C. 冠状位 T_2 加权脂肪抑制的 MRI 再次显示大结节处无明显肌腱纤维附着，图示为典型的喷泉征（白箭），滑膜液通过慢性全层撕裂的肩袖和退变的肩锁关节流出，通常导致可触及的肿块

有任何脂肪浸润或其他软组织回声覆盖肩袖，则肩袖的可视性很有限。在某些情况下，缝合材料产生的伪影可能掩盖需要观察的区域，这比在 MRI 上的影响还要显著。

　　超声评估肩袖术后情况的优点包括：动态评估、快速检查、低成本，以及与缝线、带线锚钉、微金属碎片（可能导致 MRI 模糊的伪影）和线结相关的伪影较少[53]。有研究表明，由于超声具有高灵敏度和特异性，其可能是术后早期（如术后

3 个月）用于评估修复完整性的首选方式[28, 39, 54-55]。然而，超声仅能提供有限的视野，其准确性依赖于操作者的熟练程度。相比 MRI，用超声诊断需要对解剖标志有更准确的认识[56, 57]。据报道，连续评估患者术后 3 个月和 6 个月的肩袖修复情况对预测未来结构性失败具有很高的敏感性和特异性[44]。这些作者认为，所有患者应在 6 个月时进行超声检查，即使是 6 个月无症状的患者。基于这些影像学表现，可以预测未来的功能结局，并

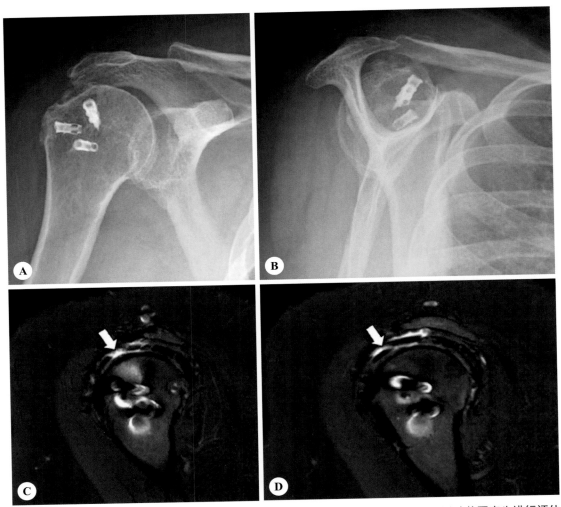

▲ 图 1-7　64 岁女性患者，既往行肩袖修复术，现随访 12 个月，对进行性无力和活动范围丧失进行评估
A. 右肩外旋 X 线片显示右肱骨头有 3 个带线锚钉，大结节处皮质不规则，肱骨头上移；患者之前行锁骨远端切除术；B. 右肩肩胛骨 Y 形位摄片显示肱骨头与肩胛盂一致；C 和 D. 矢状位 T_2 加权脂肪抑制的 MRI 显示肩袖不连续，冈上肌肌腱前部纤维所在处有明显的液体填充间隙（白箭）

为今后的研究提供基线。

1. 正常肩袖的超声表现

如果要用超声评估原始肩袖是否完好，需要了解肩袖各种结构的详细解剖。冈上肌肌腱的前后宽度通常为 23mm，止点位于大结节的上、中部[58]。冈下肌肌腱前后宽度约 22mm，止点位于大结节的中面，其前部纤维与冈上肌肌腱后部纤维交界区的重叠约 10mm。冈上肌足印区是肩袖撕裂的常见部位，其内外径约为 12mm。小圆肌肌腱在后方附着于大结节的下部。肩胛下肌肌腱附着于肱骨小结节。

在健康状态下，肩袖肌腱在超声上呈纤维状和高回声（图 1-2C），表现为非均匀的回声。此外，以冈上肌肌腱为例，肌腱的上表面（滑囊侧）应为凸面，无不连续或凹陷区。肌腱应光滑，无低回声或无回声缺损。在对肩袖进行超声检查时，要注意确保每个肌腱的整个宽度都进行评估（如冈上肌肌腱前后方全宽度和肩胛下肌肌腱的上下方全宽度）。在短轴图像评估中，肩胛下肌肌腱的多个肌腱滑移应表现为离散的高回声束，每一束都显示了上述肌腱预期的超声特征。

2. 肩袖术后正常的超声表现

超声可以很好地动态评估修复后肩袖的连续性、肌腱位置和厚度，并对是否存在滑囊炎或感染等并发症进行评估[23]。正常情况下术后早期（即术后前 6 个月），修复的肩袖失去正常的肌腱纤维结构，通常表现为低回声（图 1-8）。最常见的是，修复肌腱随愈合持续进行，其回声不断增强。带线锚钉可被视为高回声灶伴混杂伪影，大结节的肌腱再附着处常有皮质不规则表现。如果行肩峰下减压，肩峰外下方也可看到皮质的不规则表现。

对于放射科医师来说，了解术后早期修复部位经常有明显的全层缺损或局灶性裂缝是很重要的。这些可能是修复性瘢痕形成，而不是真正的再撕裂[59]，且已被组织学研究证实[45, 60]。超声连续成像通常会发现这些明显的裂隙和修复肩袖后的不规则区域。因此，在术后超声评估时动态评估修复的肌腱，寻找可疑撕裂部位的真实间隙是至关重要的。

肩袖修复后超声表现的变异和不均匀可能在术后持续数年[58, 61, 62]。有趣的是，20%～50% 的肩袖修复可能显示术后肩袖缺损，直至术后 5 年[63]。其他表现如肩峰下 – 三角肌下滑囊炎和修复后肌腱血管增多，均表现为随着时间的推移而持续减少[64]。

3. 肩袖术后再撕裂

超声评估肩袖再撕裂具有动态成像特性、易获取、空间分辨率高、高灵敏度，高特异性和高准确性等优势。在一项研究中，其灵敏度、特异性和准确性分别为 91%、86% 和 89%[62]。

大多数关节镜下肩袖修复后的结构性失败发生在术后 3 个月内[39]，发生率高达 74%[65]。26 周之后很少会发生再撕裂[66]。

初次修复后肩袖再撕裂的超声表现为预期位置肌腱缺损或肌腱不显影（图 1-9）。这些再撕裂通常发生在大结节的修复部位。超声检查发现肩袖撕裂的间接征象，如肌腱变薄和冈上肌肌腱足印区皮质不规则等，不能用于评价手术修复后的肩袖。此外，细小的或模糊不清的肌腱缺损可能随着时间的推移变得不明显。随访超声检查应考虑任何模糊的肌腱表现，以帮助确定其意义，以及术后最初扫描时的表现是否能反映愈合过程的正常演变。

三、带线锚钉脱位

大多数肩袖修复需要植入带线锚钉，这些锚

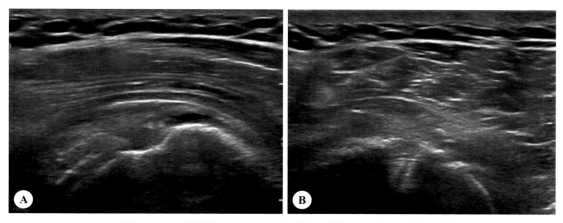

▲ 图 1-8 **50 岁男性患者，6 个月前行肩袖修复，患者目前无症状**
A. 冈上肌肌腱的纵向平面超声图像显示在肩峰下 – 三角肌下滑囊内具有不均一的弥漫性高回声缝线材料和极小的无回声积液；B. 冈上肌肌腱的横向平面超声图像显示术后冈上肌肌腱和冈下肌肌腱的不均匀性，术后肱骨头在缝合锚钉插入部位的变化也可以看到

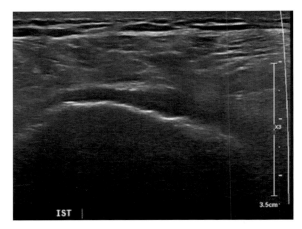

▲ 图 1-9　61 岁女性患者，左肩活动范围受限
肱骨头后方的纵向平面超声图像显示，在大结节中部的冈下肌足印区无明显的肌腱纤维

钉也可能会发生脱落（图 1-10）。虽然这不一定会导致肩袖修复失败，但脱位的锚钉本身会产生滑膜炎，并成为疼痛或软骨损伤的原因。脱位的锚钉也可能导致关节交锁[67]。一项研究表明，肩袖修复后，与带线锚钉脱位有关的疼痛并不少见[68]。在本研究中，所有病例均在术后 6 个月内出现。虽然脱落的金属带线锚钉在常规 X 线片上可以很容易被看到（图 1-10C），但生物可吸收锚钉不易被看到。然而，MRI 可以识别任何脱位锚钉的位移和位置，这有助于手术规划（图 1-10A 和 B）。超声也可以识别锚钉脱位，并能

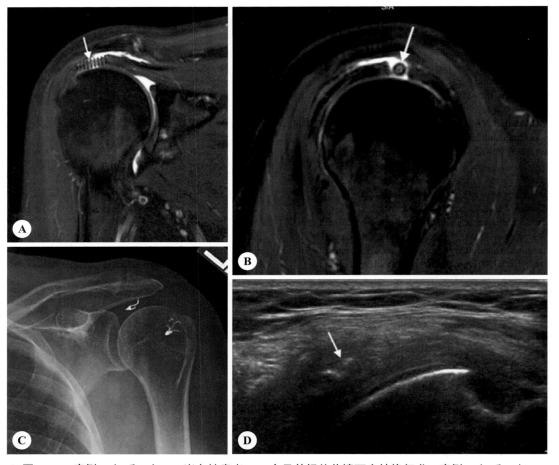

▲ 图 1-10　病例 1（A 和 B），61 岁女性患者，11 个月前行关节镜下肩袖修复术；病例 2（C 和 D），78 岁女性患者，4 个月前行关节镜下肩袖修复术；冠状位（A）和矢状位（B）T₂ 加权脂肪抑制的 MRI 显示先前植入肱骨头冈上肌足印区的带线锚钉向内侧移位，现在可看到带线锚钉水平的指向肱骨头上方，在矢状位图像上的冈上肌 / 冈下肌交界区域，明显偏离其植入位置（箭）；左肩正位 X 线片（C）和冈上肌肌腱纵向平面超声图像（D）显示脱位的金属带线锚钉位于肱骨头上方的肩峰下间隙（箭），X 线片上大结节处可见另一金属锚钉

够显示缝合材料（图 1–10D）。当看到缝合材料与肩袖未接触时，可能表明修复失败。

四、其他并发症

如上所述，肩峰下滑囊炎是术后早期的常见表现，也可能见于无症状的患者[20]。然而，当发现有症状的患者有大量滑囊积液时，应考虑可能是感染或对带线锚钉的反应[69]。

在接受开放性肩袖修复或小切口开放手术的患者中，三角肌被分开以进入关节。虽然罕见，但由于缝线失效导致的三角肌开裂是很难处理的，往往预后不良[70]。类似的问题也可作为肩峰成形术和关节镜下减压的并发症出现。通过 MRI 和超声可以发现裂隙，因为裂口处有三角肌收缩，裂隙充满液体。根据病程长短，也可能伴有三角肌萎缩和脂肪浸润[67]。

肩袖修复术后的其他并发症包括肩峰骨折、肩胛上或腋神经损伤、肱二头肌肌腱半脱位或断裂等。对肩袖修复后持续疼痛的患者进行肩关节影像学检查时，应仔细检查肱二头肌肌腱。然而提前查看手术记录是十分必要的，因为手术也可能涉及肱二头肌肌腱切断或肌腱固定术[67]。

总结

MRI 和超声都是评估肩袖修复后肌腱潜在再撕裂的有效影像学方法。术后早期（6 个月内），修复后的肌腱外观往往不均匀，但随着时间的推移其演变趋势是可预测的。连续成像分析对于评估新损伤或新症状出现后的再撕裂非常有帮助。肌腱再撕裂的诊断应依赖于明确可识别的肌腱缺损，而不是单纯的外观不均匀或小裂口。由于肌腱的小裂口可能随着时间的推移而消失，修复肩袖后任何可疑的影像学发现均可进行随访，以确定其临床意义。

参考文献

[1] Braune C, von Eisenhart-Rothe R, Welsch F, et al. Mid-term results and quantitative comparison of postoperative shoulder function in traumatic and non-traumatic rotator cuff tears. Arch Orthop Trauma Surg. 2003;123:419–24.

[2] Depres-Tremblay G, Chevrier A, Snow M, et al. Rotator cuff repair: a review of surgical techniques, animal models, and new technologies under development. J Shoulder Elbow Surg. 2016;25:2078–85.

[3] Hohmann E, Konig A, Kat CJ, et al. Single- versus double-row repair for full-thickness rotator cuff tears using suture anchors. Eur J Orthop Surg Traumatol. 2018;28:859–68.

[4] Jancuska J, Matthews J, Miller T, et al. A systematic summary of systematic reviews on the topic of the rotator cuff. Orthop J Sports Med. 2018;6:2325967118797891.

[5] Rossi LA, Rodeo SA, Chahla J, et al. Current concepts in rotator cuff repair techniques: biomechanical, functional, and structural outcomes. Orthop J Sports Med. 2019;7:2325967119868674.

[6] Bedi A, Dines J, Warren RF, et al. Massive tears of the rotator cuff. J Bone Joint Surg Am. 2010;92:1894–908.

[7] Derwin KA, Badylak SF, Steinmann SP, et al. Extracellular matrix scaffold devices for rotator cuff repair. J Shoulder Elbow Surg. 2010;19:467–76.

[8] Samim M, Walsh P, Gyftopoulos S, et al. Postoperative MRI of massive rotator cuff tears. AJR Am J Roentgenol. 2018;211:146–54.

[9] Barber FA, Burns JP, Deutsch A, et al. A prospective, randomized evaluation of acellular human dermal matrix augmentation for arthroscopic rotator cuff repair. Arthroscopy. 2012;28:8–15.

[10] Wong I, Burns J, Snyder S. Arthroscopic GraftJacket repair of rotator cuff tears. J Shoulder Elbow Surg. 2010;19:104–9.

[11] Frank RM, Cvetanovich G, Savin D, et al. Superior capsular reconstruction: indications, techniques, and clinical outcomes. JBJS Rev. 2018;6:e10.

[12] Collin P, Yoshida M, Delarue A, et al. Evaluating postoperative rotator cuff healing: prospective comparison of MRI and ultrasound. Orthop Traumatol Surg Res. 2015;101:S265–8.

[13] Crim J, Burks R, Manaster BJ, et al. Temporal evolution of MRI findings after arthroscopic rotator cuff repair. AJR Am J Roentgenol. 2010;195:1361–6.

[14] Duc SR, Mengiardi B, Pfirrmann CW, et al. Diagnostic performance of MR arthrography after rotator cuff repair. AJR Am J Roentgenol. 2006;186:237–41.

[15] Tudisco C, Bisicchia S, Savarese E, et al. Single-row vs. double-row arthroscopic rotator cuff repair: clinical and 3 tesla MR arthrography results. BMC Musculoskelet Disord. 2013;14:43.

[16] de Jesus JO, Parker L, Frangos AJ, et al. Accuracy of MRI,

MR arthrography, and ultrasound in the diagnosis of rotator cuff tears: a meta-analysis. AJR Am J Roentgenol. 2009;192:1701–7.

[17] Gazzola S, Bleakney RR. Current imaging of the rotator cuff. Sports Med Arthrosc Rev. 2011;19:300–9.

[18] Sipola P, Niemitukia L, Kroger H, et al. Detection and quantification of rotator cuff tears with ultrasonography and magnetic resonance imaging—a prospective study in 77 consecutive patients with a surgical reference. Ultrasound Med Biol. 2010;36:1981–9.

[19] Peh WC, Chan JH. Artifacts in musculoskeletal magnetic resonance imaging: identification and correction. Skeletal Radiol. 2001;30:179–91.

[20] Spielmann AL, Forster BB, Kokan P, et al. Shoulder after rotator cuff repair: MR imaging findings in asymptomatic individuals—initial experience. Radiology. 1999;213:705–8.

[21] Zlatkin MB. MRI of the postoperative shoulder. Skeletal Radiol. 2002;31:63–80.

[22] Magee TH, Gaenslen ES, Seitz R, et al. MR imaging of the shoulder after surgery. AJR Am J Roentgenol. 1997;168:925–8.

[23] Barile A, Bruno F, Mariani S, et al. What can be seen after rotator cuff repair: a brief review of diagnostic imaging findings. Musculoskelet Surg. 2017;101:3–14.

[24] Beltran LS, Bencardino JT, Steinbach LS. Postoperative MRI of the shoulder. J Magn Resonan Imag. 2014;40:1280–97.

[25] von Engelhardt LV, von Falkenhausen M, Fahmy U et al. [MRI after reconstruction of the supraspinatus tendon: MR-tomographic findings]. Z Orthop Ihre Grenzgeb. 2004;142:586–91.

[26] Kim JN, Kwon ST, Kim KC. Early postoperative magnetic resonance imaging findings after arthroscopic rotator cuff repair: T2 hyperintensity of the capsule can predict reduced shoulder motion. Arch Orthop Trauma Surg. 2018;138:247–58.

[27] Sofka CM, Ciavarra GA, Hannafin JA, et al. Magnetic resonance imaging of adhesive capsulitis: correlation with clinical staging. HSS J. 2008;4:164–9.

[28] Galatz LM, Ball CM, Teefey SA, et al. The outcome and repair integrity of completely arthroscopically repaired large and massive rotator cuff tears. J Bone Joint Surg Am. 2004;86:219–24.

[29] Kim JR, Cho YS, Ryu KJ, et al. Clinical and radiographic outcomes after arthroscopic repair of massive rotator cuff tears using a suture bridge technique: assessment of repair integrity on magnetic resonance imaging. Am J Sports Med. 2012;40:786–93.

[30] Mellado JM, Calmet J, Olona M, et al. MR assessment of the repaired rotator cuff: prevalence, size, location, and clinical relevance of tendon rerupture. Eur Radiol. 2006;16:2186–96.

[31] Tashjian RZ, Hollins AM, Kim HM, et al. Factors affecting healing rates after arthroscopic double-row rotator cuff repair. Am J Sports Med. 2010;38:2435–42.

[32] Matava MJ, Purcell DB, Rudzki JR. Partial-thickness rotator cuff tears. Am J Sports Med. 2005;33:1405–17.

[33] Mihata T, Fukuhara T, Jun BJ, et al. Effect of shoulder abduction angle on biomechanical properties of the repaired rotator cuff tendons with 3 types of double-row technique. Am J Sports Med. 2011;39:551–6.

[34] Mihata T, Watanabe C, Fukunishi K, et al. Functional and structural outcomes of single-row versus double-row versus combined double-row and suture-bridge repair for rotator cuff tears. Am J Sports Med. 2011;39:2091–8.

[35] Park MC, Elattrache NS, Ahmad CS, et al. "Transosseous-equivalent" rotator cuff repair technique. Arthroscopy. 2006;22(1360):e1–5.

[36] Park MC, Tibone JE, ElAttrache NS, et al. Part II: biomechanical assessment for a footprint-restoring transosseous-equivalent rotator cuff repair technique compared with a double-row repair technique. J Shoulder Elbow Surg. 2007;16:469–76.

[37] Bishop J, Klepps S, Lo IK, et al. Cuff integrity after arthroscopic versus open rotator cuff repair: a prospective study. J Shoulder Elbow Surg. 2006;15:290–9.

[38] DeFranco MJ, Bershadsky B, Ciccone J, et al. Functional outcome of arthroscopic rotator cuff repairs: a correlation of anatomic and clinical results. J Shoulder Elbow Surg. 2007;16:759–65.

[39] Miller BS, Downie BK, Kohen RB, et al. When do rotator cuff repairs fail? Serial ultrasound examination after arthroscopic repair of large and massive rotator cuff tears. Am J Sports Med. 2011;39:2064–70.

[40] Sugaya H, Maeda K, Matsuki K, et al. Functional and structural outcome after arthroscopic full-thickness rotator cuff repair: single-row versus dual-row fixation. Arthroscopy. 2005;21:1307–16.

[41] Mallon WJ, Misamore G, Snead DS, et al. The impact of preoperative smoking habits on the results of rotator cuff repair. J Shoulder Elbow Surg. 2004;13:129–32.

[42] McFarland EG, O'Neill OR, Hsu CY. Complications of shoulder arthroscopy. J South Orthop Assoc. 1997;6:190–6.

[43] Romeo AA, Hang DW, Bach BR, Jr. et al. Repair of full thickness rotator cuff tears. Gender, age, and other factors affecting outcome. Clin Orthop Relat Res 1999;(367):243–55.

[44] Oh JH, Kim JY, Kim SH, et al. Predictability of early postoperative ultrasonography after arthroscopic rotator cuff repair. Orthopedics. 2017;40:e975–81.

[45] Cohen DB, Kawamura S, Ehteshami JR, et al. Indomethacin and celecoxib impair rotator cuff tendon-to-bone healing. Am J Sports Med. 2006;34:362–9.

[46] Jost B, Zumstein M, Pfirrmann CW, et al. Long-term outcome after structural failure of rotator cuff repairs. J Bone Joint Surg Am. 2006;88:472–9.

[47] Saccomanno MF, Cazzato G, Fodale M, et al. Magnetic resonance imaging criteria for the assessment of the rotator cuff after repair: a systematic review. Knee Surg Sports Traumatol Arthrosc. 2015;23:423–42.

[48] Kim JH, Hong IT, Ryu KJ, et al. Retear rate in the late postoperative period after arthroscopic rotator cuff repair. Am J Sports Med. 2014;42:2606–13.

[49] Meyer DC, Wieser K, Farshad M, et al. Retraction of supraspinatus muscle and tendon as predictors of success of rotator cuff repair. Am J Sports Med. 2012;40:2242–7.

[50] Shin YK, Ryu KN, Park JS, et al. Predictive factors of retear in patients with repaired rotator cuff tear on shoulder MRI. AJR Am J Roentgenol. 2018;210:134–41.

[51] Gulotta LV, Nho SJ, Dodson CC, et al. Prospective evaluation of arthroscopic rotator cuff repairs at 5 years: part II–prognostic factors for clinical and radiographic outcomes. J Shoulder Elbow Surg. 2011;20:941–6.

[52] Kim SJ, Kim SH, Lee SK, et al. Arthroscopic repair of massive contracted rotator cuff tears: aggressive release with anterior and posterior interval slides do not improve cuff healing and integrity. J Bone Joint Surg Am. 2013;95:1482–8.

[53] Toyoda H, Ito Y, Tomo H, et al. Evaluation of rotator cuff tears

with magnetic resonance arthrography. Clin Orthop Relat Res. 2005;439:109–15.

[54] Meyer M, Klouche S, Rousselin B, et al. Does arthroscopic rotator cuff repair actually heal? Anatomic evaluation with magnetic resonance arthrography at minimum 2 years follow-up. J Shoulder Elbow Surg. 2012;21:531–6.

[55] Teefey SA, Hasan SA, Middleton WD, et al. Ultrasonography of the rotator cuff. A comparison of ultrasonographic and arthroscopic findings in one hundred consecutive cases. J Bone Joint Surg Am. 2000;82:498–504.

[56] Sofka CM, Adler RS. Original report. Sonographic evaluation of shoulder arthroplasty. AJR Am J Roentgenol. 2003;180:1117–20.

[57] Sugaya H, Maeda K, Matsuki K, et al. Repair integrity and functional outcome after arthroscopic double-row rotator cuff repair. A prospective outcome study. J Bone Joint Surg Am. 2007;89:953–60.

[58] Jacobson JA. Shoulder US: anatomy, technique, and scanning pitfalls. Radiology. 2011;260:6–16.

[59] Fealy S, Adler RS, Drakos MC, et al. Patterns of vascular and anatomical response after rotator cuff repair. Am J Sports Med. 2006;34:120–7.

[60] St Pierre P, Olson EJ, Elliott JJ, et al. Tendon-healing to cortical bone compared with healing to a cancellous trough. A biomechanical and histological evaluation in goats. J Bone Joint Surg Am. 1995;77:1858–66.

[61] Adler RS. Postoperative rotator cuff. Semin Musculoskelet Radiol. 2013;17:12–9.

[62] Prickett WD, Teefey SA, Galatz LM, et al. Accuracy of ultrasound imaging of the rotator cuff in shoulders that are painful postoperatively. J Bone Joint Surg Am. 2003;85:1084–9.

[63] Gulotta LV, Nho SJ, Dodson CC, et al. Prospective evaluation of arthroscopic rotator cuff repairs at 5 years: part I—functional outcomes and radiographic healing rates. J Shoulder Elbow Surg. 2011;20:934–40.

[64] Yoo HJ, Choi JY, Hong SH, et al. Assessment of the postoperative appearance of the rotator cuff tendon using serial sonography after arthroscopic repair of a rotator cuff tear. J Ultrasound Med. 2015;34:1183–90.

[65] Kluger R, Mayrhofer R, Kröner A, et al. Sonographic versus magnetic resonance arthrographic evaluation of full-thickness rotator cuff tears in millimeters. J Shoulder Elbow Surg. 2003;12:110–6.

[66] Iannotti JP, Deutsch A, Green A, et al. Time to failure after rotator cuff repair: a prospective imaging study. J Bone Joint Surg Am. 2013;95:965–71.

[67] Thakkar RS, Thakkar SC, Srikumaran U, et al. Complications of rotator cuff surgery-the role of post-operative imaging in patient care. Br J Radiol. 2014;87:20130630.

[68] Magee T, Shapiro M, Hewell G, et al. Complications of rotator cuff surgery in which bioabsorbable anchors are used. AJR Am J Roentgenol. 2003;181:1227–31.

[69] Gusmer PB, Potter HG, Donovan WD, et al. MR imaging of the shoulder after rotator cuff repair. AJR Am J Roentgenol. 1997;168:559–63.

[70] Chebli CM, Murthi AM. Deltoidplasty: outcomes using orthobiologic augmentation. J Shoulder Elbow Surg. 2007;16:425–8.

Klaus Woertler　著

马　超　陈　潜　译　　张　颖　肖　洪　校

一、不稳定肩关节的软组织和骨损伤

首次或复发性肩关节脱位所致的软组织和骨损伤，是创伤性肩关节不稳定的病理学基础，也是外科治疗的重点，肩关节不稳定通常需要外科手段来纠正。作为主要被动关节稳定器的前或后盂唇韧带复合体（labro-ligamentous complex）损伤是典型的潜在软组织损伤，典型的 Bankart 损伤及其变体（关节盂 – 侧唇撕脱伤）是最常见的类型。前下盂唇韧带复合体损伤时也可能伴随大小不等的骨碎块一起撕脱，被称为骨性 Bankart 损伤。当骨碎块缺损超过一定比例时，关节盂缺损是导致关节不稳定的一个重要因素。即使没有骨缺损，多发性的肩关节脱位也会导致慢性骨性磨损，进而发生关节盂骨质的缺失。正常的关节盂解剖学特点为＜10° 的轻微后倾，而异常的后倾（超出正常范围 5°）可能会导致盂肱关节后向不稳[1-8]。

Hill-Sachs 损伤是指肱骨头后外侧的压缩性骨折，是肩关节前脱位时肱骨头撞击前下关节盂造成的。损伤的大小和深度因人而异，但40%～100% 的创伤性肩关节前脱位患者都能见到从浅层软骨缺损到深层的骨软骨嵌顿性骨折。而在肩关节后脱位时，在肱骨头前内侧可发现类似的楔形骨缺损，这一现象被称为反 Hill-Sachs或 McLaughlin 损伤[1, 2, 6-9]。

过去几年，肩外科医生通常专注于关节盂侧软组织和骨损伤，但最近"双极"概念的提出，同时考虑关节盂和肱骨头的损伤（图 2-1）。通过使用"关节盂轨迹"方法，可以评估 Bankart 修复术（盂唇韧带复合体重新附着）后是否有失败风险。在双极骨缺损的情况下，通过在矢状位CT 或 MRI 上画一个最拟合下关节盂的圆圈，测量圆圈直径乘 0.83，再减去圆圈直径与关节盂实际前后径之差，此即为关节盂轨迹。然后，通过测量 Hill-Sachs 缺损的最大横径并加上从其外侧缘到肩袖止点的距离，可确定 Hill-Sachs 间距。如果 Hill-Sachs 间距小于关节盂轨迹，认为是"在轨"（on-track），如果间距大于关节盂轨迹，则被认为是"脱轨"（off-track）。"脱轨"的患者在外展和外旋时肱骨骨缺损更容易穿过关节盂前缘，导致脱位发生[8, 10-12]。

上盂唇前后位（superior labral anterior to posterior，SLAP）损伤通常与肩关节不稳定的运动员受伤相关。肩关节前脱位引起的前下方盂唇韧带损伤向上延伸导致典型的 Bankart 损伤或 Bankart 变异类型，以及伴有不稳定的肱二头肌锚定的 2 型或 4 型 SLAP 损伤。然而，SLAP损伤不仅仅在肩关节轻微不稳定的运动员中可以发生，在肩关节稳定的运动员中也可以独立发生[7, 13]。

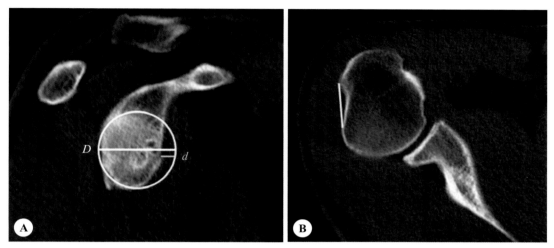

▲ 图 2-1　关节盂轨迹测量方法

A. 在矢状位斜截面图像上测量肩胛关节盂轨迹的完整前后直径（D），将测量值乘 0.83 后，再减去测量的骨缺损大小（d）：关节盂轨迹 $=0.83×D-d$；B. 在轴位图像上加上 Hill-Sachs 缺损的最大直径（白线）及其到肩袖止点的距离（红线），确定 Hill-Sachs 间距；在本例中，使用矢状位和轴位 CT 重建图像进行测量，Hill-Sachs 损伤被认为是"偏离轨道"的，因为 Hill-Sachs 间距大于关节盂轨迹

二、软组织重建手术

对于无明显关节盂骨缺损的创伤性肩关节不稳定病例，通常采用盂唇韧带复合体修复术来治疗（图 2-2）。Bankart 最初描述的手术技术是采用开放手术的方式，使用经骨缝线重新连接撕裂的盂唇；然而，现在大多数创伤手术都是在关节镜下进行的（关节镜 Bankart 修复）。多数肩外科医生在关节盂 2 点钟、4—5 点钟和 5 点钟位置使用 3 个缝合锚钉重新连接前下盂唇韧带复合体。下方 2 个锚钉应分别位于盂肱下韧带起始处的近端和远端。近年来，新型锚钉种类层出不穷。多倾向使用生物可吸收或不可吸收锚钉，同时也还在沿用金属材质（钛合金）锚钉。对于后方不稳定的患者，修复后方盂唇方式基本同上。

关节囊缝合术指采用折叠缝合的方式减小关节囊体积，可用于非创伤性肩关节不稳定，也可联合 Bankart 修复术用于创伤性肩关节不稳定的治疗。关节镜下关节囊折叠缝合术已广泛取代开放关节囊移位和肩袖间隙闭合技术。总体来说，关节囊缝合技术如今已经比较少见了[6, 8, 14-17]。

（一）正常的术后表现

关节镜 Bankart 修复术（图 2-3 和图 2-4）后，最佳的评估正确的缝合锚钉位置的影像是关节盂的矢状位 MR 或 CT 重建影像。复位后的盂唇可表现为肿胀、略不规则的增大，在 MRI 上可表现为高信号，但应位于与关节盂下缘紧密相连的正常解剖位置。在 MR 关节造影上可以看到盂唇下的裂隙，这与功能不良无关。盂肱下韧带和关节囊不规则增厚是常见的术后表现，手术将关节囊复位后，腋窝隐窝可能会减小。然而，修复的前下盂唇韧带复合体的完整性往往很难评估，因为瘢痕组织和金属磨损伪影会遮盖在中立位置获得的 MRI 或 MR 关节造影的解剖结构上。有研究显示，外展外旋位（abduction and external rotation，ABER）位置的 MR 关节造影在这种情况下非常有帮助，因为盂肱下韧带变得紧张，整个盂唇韧带复合体可以从关节盂一直显示到它的肱骨止点。在 ABER 图像上，修复后的复合体应该与肱骨头紧密接触，而不能在盂肱下韧带和软骨表面之间出现对比剂聚集[6, 16, 18]。

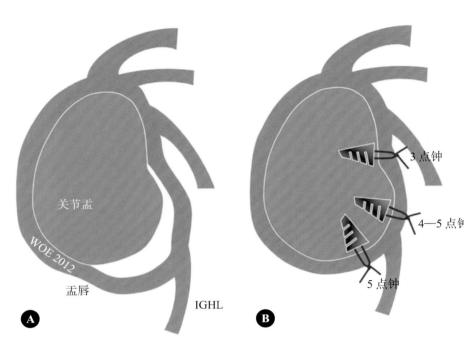

▲ 图 2-2　缝合锚钉 Bankart 修复术

A. 示意术前关节盂前下唇和盂肱下韧带（inferior glenohumeral ligament，IGHL）撕脱；B. 示意用缝合锚钉（Bankart 修复术）重新固定前下盂唇韧带复合体后的情况，在图中显示它们在 3 点钟、4—5 点钟和 5 点钟位置缝合

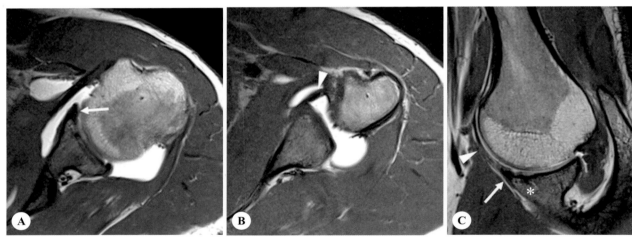

▲ 图 2-3　Bankart 修复：正常的术后表现

A 和 B. 关节镜 Bankart 修复后，获得的轴位 T_1 加权 MRI 显示肩关节前下盂唇（箭）和 IGHL（箭头）解剖重建，但怀疑有二头肌腱滑车损伤（未显示）；C. 相应的外展外旋位 MRI 显示与肱骨头紧密接触的盂唇韧带复合体有很好的连续性，关节盂（＊）内可见可吸收带线锚钉的残留物

（二）复发性脱位或持续性脱位

Bankart 修复术后肩关节复发性不稳定是由创伤性肩关节再脱位或半脱位引起的，则修复后的盂唇韧带复合体的复位是预期的形态学发现。在磁共振成像上诊断盂唇反复撕裂的标准与术前使用的标准相似。据报道，MR 关节造影识别复发性盂唇撕裂的准确率超过 90%[5, 18]。

MR 关节造影可显示部分或完全的盂唇剥脱，肩胛颈部的盂唇向内侧或下方移位，伴有关节囊剥离、盂肱下韧带撕裂，或整个盂唇韧带复合体的破坏（图 2-5）。研究显示，ABER 位的 MRI 有助于确定复发性盂唇韧带损伤发生的确切位置和范围，以及检测未移位的盂唇撕裂和识别原本被瘢痕组织遮盖的缺损[4, 6, 16, 19]。

如盂唇韧带没有发生再撕裂，术中缩小关节

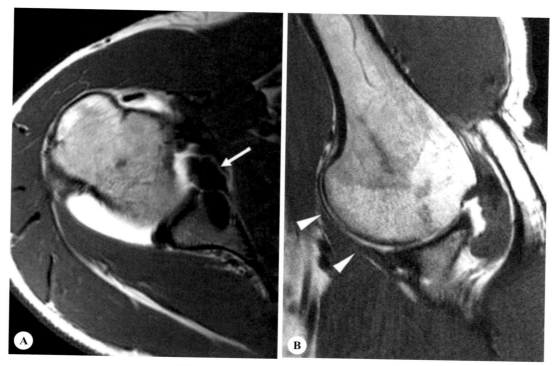

▲ 图 2-4　**Bankart 修复：正常的术后表现**
A. 关节镜下使用三颗钛合金锚钉进行 Bankart 修复后，获得的轴位 T₁ 加权 MRI 显示前下盂唇韧带复合体看似有增大，被易感伪影和瘢痕组织掩盖（箭）；B. 相应的外展外旋位 MRI 显示修复的盂唇韧带复合体完整，没有再次撕裂的迹象，盂肱下韧带（IGHL）略有增厚和不规则（箭头）

囊容积不足也可能会导致持续性或复发性肩关节不稳定（图 2-6）。关节囊容积可以通过 MR 或 CT 关节造影来估计。较宽的前关节囊隐窝和较宽的肩袖间隙应高度怀疑前关节囊过紧，而前关节囊过紧则可能导致后隐窝相对增宽、肱骨头后侧半脱位和过早的骨关节炎。在外展外旋位获得的 MR 关节图像显示典型的冗余征象，有扩张或 S 形的盂肱下韧带，并在前侧关节囊和肱骨头之间有对比剂聚集[6, 20]。

Bankart 手术失败原因之一为关节盂骨缺损，在矢状位的断面上去判断为最佳（图 2-7）。传统上，CT 常被推荐用于评估肩关节盂骨质丢失的精确范围，但使用 2D 或 3D 脉冲序列的 MRI 已被证明能够提供相同的显示效果[10, 21, 22]。

（三）术后并发症

缝合锚钉可能会由于定位不良、松动或移位到关节间隙而导致卡压性并发症，即突出或松动的锚钉可能会导致疼痛、绞索、活动范围受限和关节积液等症状，还可能会导致肱骨头和关节盂的软骨面受损。缝合锚钉周围的骨质溶解可能是由可生物降解材料引起的，但不一定与临床结果有关。松动的可吸收锚钉移位到关节间隙会导致严重的滑膜炎和关节病变，应立即取出。应当注意的是金属锚钉的位置可以很容易地在 X 线片和 CT 图像上被识别，但不透射线的生物可吸收锚钉只能在超声或磁共振成像上显像（图 2-5）。生物可降解材料在 MRI 中不显示任何信号，因此可以在骨质内间接观察到，或者在移位的情况下显示在周围关节液或软组织内[6, 23, 24]。由生物可吸收锚钉引起的骨溶解中可能含有肉芽组织，或者 MRI 显示为完全囊变[2, 4, 6]。其他术后并发症相当罕见，与关节镜手术的一般并发症类似，包括感染、肩关节粘连、神经损伤和骨关节炎[6]。

三、关节盂骨缺损重建和填充手术

急性的骨性 Bankart 损伤通常使用螺钉将骨块固定到关节盂或使用"骨性 Bankart 缝线桥"技术来治疗。后一种技术采用关节镜手术来减少创伤，在手术过程中，使用带线锚钉将病变复位并重新附

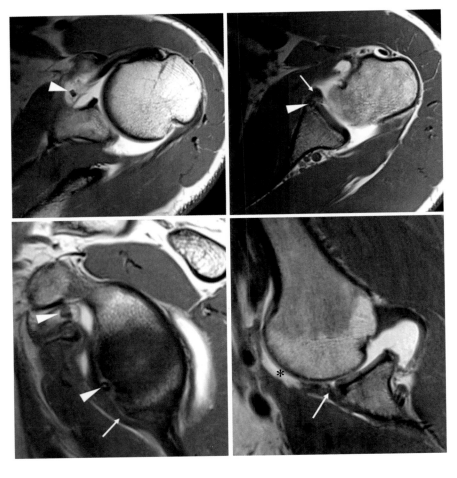

▲ 图 2-5 关节镜 Bankart 修复后、前下盂唇韧带复合体创伤性再撕裂

轴位（A 和 B）和冠状位（C）T₁加权 MRI 显示前下盂唇处于正常解剖位置，但被对比剂（箭）削弱了；在喙下（肩胛下肌）隐窝中可以看到移位的生物可吸收缝合锚钉，并夹在关节盂边缘和分离的盂唇（箭头）之间；D. 除复发性盂唇撕裂（箭）外，在外展和外旋体位获得的 MRI 显示盂肱下韧带（IGHL）不连续（*）

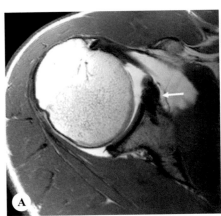
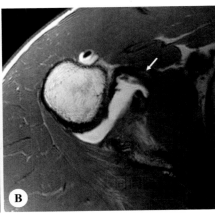
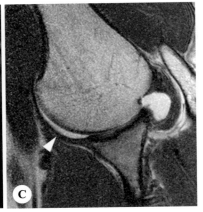

▲ 图 2-6 关节镜 Bankart 修补术：关节囊复位不充分

A 和 B. Bankart 修复术后复发性肩关节前向不稳定患者的轴位 T₁加权 MRI 显示前下盂唇增厚，盂肱下韧带位于正常解剖位置（箭），前关节隐窝看起来相对较宽；C. 相应的外展和外旋位 MRI 显示韧带和肱骨头之间有冗余的盂肱下韧带（箭头）和对比剂混合在一起，没有发生撕裂，这表明手术缩紧不充分

着在肩胛颈骨折内侧和肩胛盂面上，并通过围绕骨块的缝线连接在关节盂面上。为了修复盂唇和关节囊，需要在骨块的上方和下方进一步放置锚钉[15]。

关节镜 Bankart 修复失败并伴有明显的慢性关节盂缺损的前向不稳患者目前主要通过 Bristow/Latarjet 手术或其他骨块移植手术治疗（图 2-8）。在改良的 Bristow 手术中，在直立体位通过去除

喙突尖端并用螺丝钉将其垂直固定在前下关节盂上，实现了关节盂宽度的加深。在 Latarjet 手术中，大部分喙突与附着的肱二头肌和喙肱肌的联合肌腱一起转移，并在平卧位用 2 枚螺钉固定到前下关节盂。除了扩大关节盂，Latarjet 手术还通过肩胛下肌的肌肉内裂口编织的联合肌腱所产生的动态吊带效应提供前向稳定[4, 6, 8, 12, 25]。

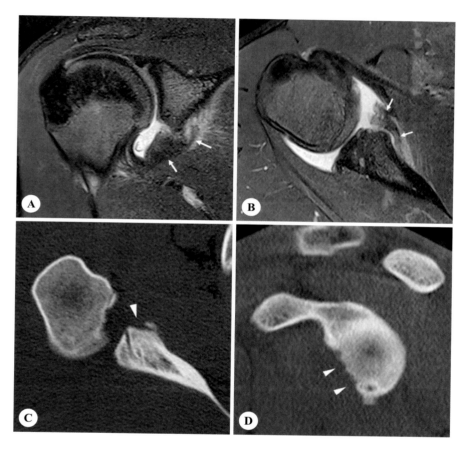

◀ 图 2-7　关节镜 Bankart 修复失败

A 和 B. 冠状位和轴位中等加权 MRI 来自 Bankart 修复术后复发性肩关节不稳定患者，显示术后扩大的前下盂唇再次撕裂，并伴有关节囊剥离（箭）；MRI 显示有关节盂可疑骨缺损；C 和 D. 轴位和矢状位 CT 重建图像证实关节盂前侧（箭头）有明显的骨缺损

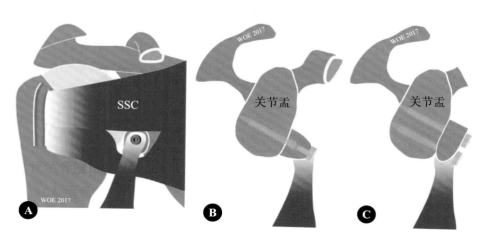

◀ 图 2-8　喙突转位术手术过程

A. 肩胛下肌示意图显示，通过肩胛下肌（subscapularis muscle, SSC）下方水平切口，将喙突及联合肌腱固定于前下关节盂上；B. Bristow 手术：用 1 枚螺钉将喙突近端垂直固定在关节盂；C. Latarjet 手术：喙突基底部贴紧关节盂，并用 2 枚螺钉固定于关节盂

J 形骨移植手术（Resch 手术）是一种解剖重建关节盂的替代技术。在此手术中，从髂骨中取出的 J 形骨移植物插入肩胛骨颈部距关节面内侧约 5mm 处的槽中。在不使用固定装置的情况下，采用压配技术植入骨块[26]。

现在，喙突转位和 J 形骨移植手术都可以在关节镜下进行，通常用于治疗关节盂表面积高达 35% 的缺损[14, 25]。在有更大面积骨缺损的病例中，可以用螺钉固定较大的髂骨骨块来扩大关节盂。关节盂的异常后倾可通过关节盂截骨术和从肩胛冈或髂骨采集的楔形骨块来矫正[1]。

"脱轨"的 Hill-Sachs 病变根据其位置、深度也常常需要外科干预。在关节镜下，大多数表浅的缺损可以通过填充的方法来解决，可使用带线锚钉将冈下肌腱和后方关节囊填塞到 Hill-Sachs 病变处固定。该手术通过消除关节内的 Hill-Sachs 缺损和减少肱骨头的前向平移和外旋，进一步降低了前脱位的风险[8, 12]。较大的缺损可能需要用骨移植物进行填充。在极少数情况下，广泛的 Hill-Sachs 病变可通过肱骨头表面置换或金属植入物（部分假体）来治疗。

改良的 McLaughlin 手术是一种关节镜下肌腱填充术，可以通过肩胛下肌肌腱填塞到肱骨头缺损位置来处理反 Hill-Sachs 损伤[1, 9]。

（一）正常的术后表现

在肩关节不稳定骨重建术后评估上，MRI 不如 CT 或 CT 关节造影术更有效；然而，MRI 对合并有肩袖损伤的患者可能更适合。Bristow/Latarjet 手术可导致肩胛下肌和关节盂前部不同程度的瘢痕组织形成。且肌腹通常有萎缩和脂肪浸润的迹象发生[4, 6]。

CT 适合显示骨性 Bankart 损伤、骨移植和螺钉复位术后的确切位置。在接受过喙突 – 联合肌腱转位术的患者中，喙突会出现骨性缺损，在 Bristow 手术中会累及顶端，而在 Latarjet 手术中会有更大的部分受累。移植物的理想位置在轴位像上与关节面齐平，在矢状位图像上位于关节盂中线下方（图 2-9）[8, 27]。在 J 形植骨手术或关节盂截骨术后，CT 应显示骨内移植物的整合，且无关节盂骨折迹象；在截骨手术中，显示关节盂前后倾的矫正（图 2-10）[1]。

如果已经进行了填充术，MRI 应显示肌腱（冈下肌或肩胛下肌）与肱骨头直接接触的缝合锚钉牢固附着。然而，骨缺损（Hill-Sachs 或反 Hill-Sachs 病变）并不总是完全充满肌腱组织，相应的肌腹可表现出不同程度的萎缩和脂肪浸润[4, 12, 28]。

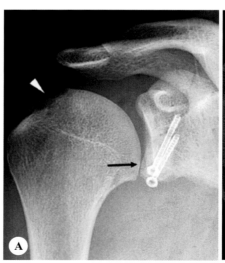
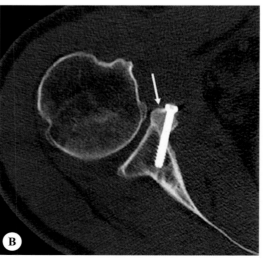

◀ 图 2-9 **Latarjet 手术：术后正常表现**
A. 术后正位 X 线片显示转位的喙突被 2 枚螺钉固定（箭），肱骨头 Hill-Sachs 缺损（箭头）；B. 随访轴位 CT 图像显示移植物骨融合（箭），其下方的关节盂位于与关节面齐平的正确位置

（二）并发症

Bristow/Latarjet 手术和 J 形植骨手术复发率较低。如果骨块放置的位置相对于关节盂面过于内侧，可能会发生持续性肩关节不稳定。所有的骨重建手术都可能会因出现错位、脱位、骨不连、碎片或移植物的吸收而复杂化，如果进行了螺钉固定，还可能出现螺钉断裂、松动和移位。据报道，Bristow/Latarjet 手术后的并发症发生率高达 30%。然而，移植物的不愈合、骨折或吸收并不一定会导致不良的临床结果[4, 6, 25, 27]（图 2-11）。进一步的并发症包括术后感染和由于术中组织牵开或直接撕裂引起的神经损伤，这可能会影响腋神经、肌皮神经或肩胛上神经（很少）。肩胛上神经也可能被经关节盂拧入的突出到冈盂切迹的锚钉损伤。在 MRI 中，如果三角肌和（或）小圆肌出现去神经水肿信号，则可以诊断腋神经损伤（图 2-12）。根据受伤部位不同，肩胛上神经麻痹会导致冈上肌和冈下肌或单纯冈下肌的去神经化，随后肌肉会发生萎缩和脂肪浸润[4, 6, 12, 27, 29]。

骨关节炎是盂肱关节长期不稳定的典型后遗症和稳定手术后的常见并发症，在 Bristow/Latarjet 手术和其他骨性手术后同样常见。主要原因为移植骨高于关节面的固定或是螺钉突入关节内，或是术前存在关节退行性改变、年龄偏大、术前关节盂骨折、较大的 Hill-Sachs 病变，以及对术后运动要求较高的患者，这都是 Latarjet 术后发生骨关节炎的高危因素（图 2-13）[4, 6, 12, 25, 27]。

关节镜 Remplissage 手术后的并发症很少见，提示固定失败的 MRI 异常表现包括附着肌腱组织的肱骨头骨缺损充盈程度不佳、肌腱和缺损骨之间有液体或对比剂弥漫、缝合锚钉处缺乏肌腱组织或锚钉脱出（图 2-14）[12]。

四、SLAP 损伤的修复和肱二头肌肌腱固定

近年来对于 SLAP 损伤的外科治疗理念已经改变，年龄超过 25 岁的运动员不再推荐解剖修复手术。现在大多数患者通过肱二头肌肌腱固定术治疗。解剖修复 SLAP 损伤，指的是使用 1 枚或 2 枚缝合锚钉将肱二头肌止点和上盂唇复合体固定在关节盂上。如果行肱二头肌肌腱固定术，则需切除肱二头肌长头腱关节内部分，并将关节外部分通过锚钉缝线固定至周围软组织，或通过钻孔和界面螺钉或缝合锚钉固定至肱骨近端[2, 18, 30]。

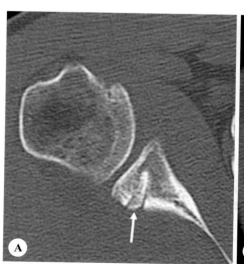

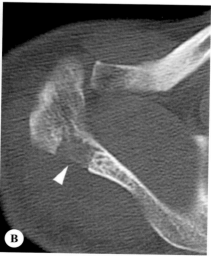

◀ 图 2-10　关节盂截骨术：术后正常表现

A. 轴位 CT 图像显示后关节盂截骨术后移植骨的正确位置（箭），该截骨术用于矫正肩关节后向不稳定患者的异常后倾；B. 在肩胛冈水平获得的轴位 CT 图像显示供体部位的骨缺损（箭头）

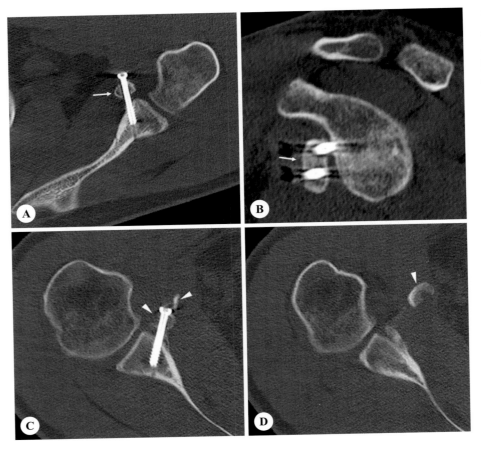

◀ 图 2-11　Latarjet 手术：术后并发症

A 和 B. 轴位和矢状位 CT 重建图像显示了骨不连和移植物的移位（箭），以及螺钉的松动和脱位；C 和 D. 轴位 CT 图像显示转移的喙突骨折伴碎片移位（箭头）

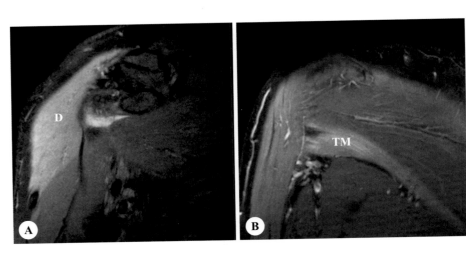

◀ 图 2-12　术后腋神经麻痹，在手术期间腋神经损伤的患者中，肩部冠状位中等加权脂肪抑制的 MRI 显示三角肌（D）和小圆肌（TM）的去神经水肿

（一）正常的术后表现

进行 SLAP 损伤修复术后，在 MRI、MR 或 CT 关节造影上，固定上盂唇和肱二头肌长头腱的锚钉应该有光滑的轮廓，并且不应有液体或对比剂渗入盂唇或介于盂唇和关节盂之间 [2, 4, 6]。如果使用 2 枚缝合锚钉，则应在关节盂的 10—11 点钟和 1—2 点钟位置 [6]。

肱二头肌肌腱固定后，关节内部分肌腱缺失，上盂唇可能变短或信号中断（图 2-15）。肌腱重新附着的部位通常可见位于肱骨头或肱骨近端。

固定在骨骼上后，MRI 可能会显示钻孔造成

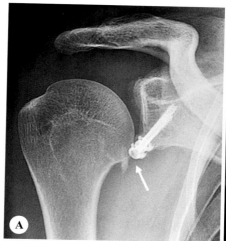 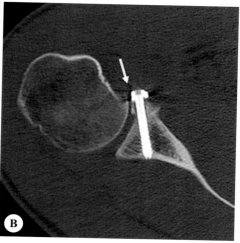

◀ 图 2–13　**Latarjet 手术：骨关节炎**

正位 X 线片（A）和轴位 CT 图像（B）显示肩关节前向不稳定的年轻患者接受 Latarjet 手术后，盂肱关节（箭）发生早期退行性改变，特别是与肱骨头接触的骨移植物发生侧面悬垂

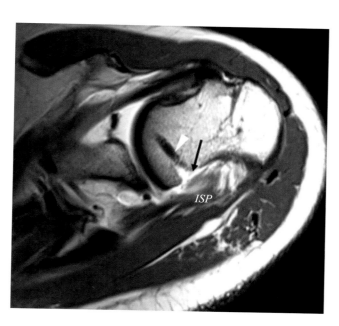

◀ 图 2–14　**Remplissage 手术：固定失败**

肩关节的轴位 T$_1$ 加权 MRI 显示在关节镜 Remplissage 术后，在较大的 Hill-Sachs 损伤表面与磨损的冈下肌肌腱（ISP）之间弥漫着对比剂（箭），带线锚钉（箭头）与肌腱组织之间没有接触

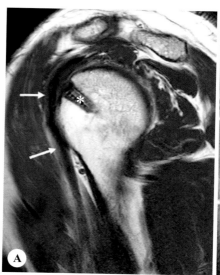 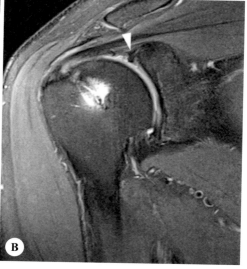

◀ 图 2–15　**肱二头肌肌腱固定术：正常术后表现**

A. 矢状位 T$_2$ 加权 MRI 显示，可吸收界面螺钉（＊）将肱二头肌长头腱（箭）固定在结节间沟水平；B. 冠状位脂肪抑制的 MRI 显示上盂唇缩短（箭头）合并关节内肱二头肌肌腱缺失

的金属伪影，金属或生物可吸收固定装置应完全位于骨内，并与肌腱直接接触，肌腱固定术的完整性可通过超声或MRI来评估。如果使用可吸收界面螺钉进行固定，则放射照片可能显示出由钻孔引起的明显"溶解性病变"[4, 6, 12, 26]。

（二）术后再撕裂

SLAP损伤修复术后固定失败、锚钉脱出和再次撕裂，可以通过MR或CT关节造影观察到（图2-16）。盂旁囊肿可能为再撕裂的间接征象，另外肌腱固定术后的滑脱或撕裂，会导致肱二头肌肌腱不连续、回缩或不可见（图2-17）[6]。

（三）并发症

SLAP损伤修复术和肱二头肌肌腱固定术均具有较低的术后并发症风险，肱二头肌肌腱止点的解剖复位可能导致伴随肩关节僵硬的粘连性肩关节囊炎。肱二头肌肌腱固定术可能并发感染、血肿、骨折、神经损伤和反射性交感神经营养不良[2, 12, 31]，与金属或可吸收螺钉和带线锚钉相关的并发症与Bankart损伤修复中所述类似（图2-18）。

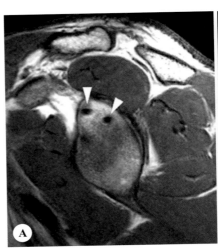
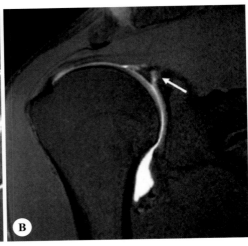

◀ 图2-16 SLAP损伤修复术后再撕裂

矢状位T_1加权（A）和冠状位T_1加权脂肪抑制的（B）MRI显示在肱二头肌锚钉固定后2枚缝合锚钉（箭头）的正确位置，可以看到对比剂在上盂唇下方延伸至盂上结节（箭），提示SLAP损伤修复术后再次损伤

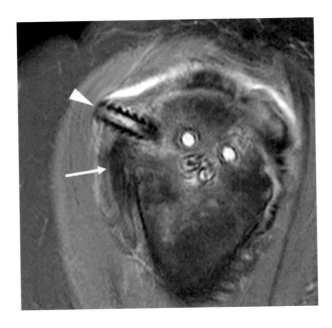

◀ 图2-17 肱二头肌肌腱固定失败

肩关节矢状位脂肪抑制的MRI显示在肱二头肌肌腱固定术后的早期阶段，可吸收界面螺钉（箭头）脱出；肌腱（箭）仅轻度回缩并仍与螺钉接触

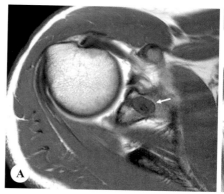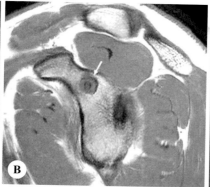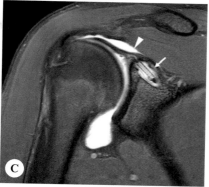

▲ 图 2-18　使用可吸收锚钉进行 SLAP 修复术后的骨溶解

轴位（A）和矢状位（B）T$_1$ 加权 MRI，以及冠状位（C）脂肪抑制的 MRI 清晰地显示了上关节盂前侧带线锚钉周围的病变（箭）；在囊样骨溶解区域内很容易识别出生物可吸收材料；重新附着的肱二头肌肌腱止点较为完整（箭头）

参 考 文 献

[1] Antosh IJ, Tokish JM, Owens BD. Posterior shoulder instability: current surgical management. Sports Health. 2016;8:520–6.

[2] Beltran LS, Bencardino JT, Steinbach LS. Postoperative MRI of the shoulder. J Magn Reson Imaging. 2014;40:1280–97.

[3] Burkhart SS, De Beer JF. Traumatic glenohumeral bone defects and their relationship to failure of arthroscopic Bankart repairs: significance of the inverted-pear glenoid and the humeral engaging Hill-Sachs lesion. Arthroscopy. 2000;16:677–94.

[4] Pierce JL, Nacey NC, Jones S, et al. Postoperative shoulder imaging: rotator cuff, labrum, and biceps tendon. Radiographics. 2016;36:1648–71.

[5] Probyn LJ, White LM, Salonen DC, Tomlinson G, Boynton EL. Recurrent symptoms after shoulder instability repair: direct MR arthrographic assessment—correlation with second-look surgical evaluation. Radiology. 2007;245:814–23.

[6] Woertler K. Multimodality imaging of the postoperative shoulder. Eur Radiol. 2007;17:3038–55.

[7] Woertler K, Waldt S. MR imaging of sports-related glenohumeral instability. Eur Radiol. 2006;16:2622–36.

[8] Younan Y, Wong PK, Karas S, Umpierrez M, Gonzalez F, Jose J, Singer AD. The glenoid track: a review of the clinical relevance, method of calculation and current evidence behind this method. Skeletal Radiol. 2017;46:1625–34.

[9] Martetschläger F, Padalecki JR, Millet PJ. Modified arthroscopic McLaughlin procedure for treatment of posterior instability of the shoulder with an associated reverse Hill-Sachs lesion. Knee Surg Sports Traumatol Arthrosc. 2013;21:1642–6.

[10] Gyftopoulos S, Beltran LS, Bookman J, Rokito A. MRI evaluation of bipolar bone loss using the on-track off-track method: a feasibility study. AJR. 2015;205:848–52.

[11] Shaba JS, Cook JB, Rowles DJ, Bottoni CR, Shaba SH, Tokish JM. Clinical validation of the glenoid track concept in anterior glenohumeral instability. J Bone Joint Surg Am. 2016;98:1918–23.

[12] Smith CR, Yoon JT, Long JR, Friedman MV, Hillen TJ, Stensby JD. The radiologist's primer to imaging of noncuff, nonlabral postoperative shoulder. Radiographics. 2018;38:149–68.

[13] Snyder SJ, Karzel RP, Del-Pizzo W, Ferkel RD, Friedmann MJ. SLAP lesions of the shoulder. Arthroscopy. 1990;6:274–9.

[14] John R, Wong I. Innovative approaches in the management of shoulder instability: current concept review. Curr Rev Musculoskelet Med. 2019;12:386–96.

[15] Millett PJ, Braun S. The "bony Bankart bridge" procedure: a new arthroscopic technique for reduction and internal fixation of a bony Bankart lesion. Arthroscopy. 2009;25:102–5.

[16] Sugimoto H, Suzuki K, Mihara K, Kubota H, Tsuitsui H. MR arthrography of shoulder after suture-anchor Bankart repair. Radiology. 2002;224:105–11.

[17] Zhu M, Young SW, Pinto C, Poon PC. Functional outcome and the structural integrity of arthroscopic Bankart repair: a prospective trial. Shoulder Elbow. 2015;7:85–93.

[18] Wagner SC, Schweitzer ME, Morrison WB, Fenlin JM, Bartolozzi AR. Shoulder instability: accuracy of MR imaging performed after surgery in depicting recurrent injury—initial findings. Radiology. 2002;222:196–203.

[19] Tiegs-Heiden CA, Rhodes NG, Collins MS, Fender QA, Howe B. MR arthrogram of the postoperative glenoid labrum: normal postoperative appearance versus recurrent tears. Skeletal Radiol. 2018;47:1475–148.

[20] Schaeffeler C, Waldt S, Bauer JS, Kirchhoff C, Haller B, Schroeder M, Rummeny EJ, Imhoff AB, Woertler K. MR arthrography including abduction and external rotation images in the assessment of atraumatic multidirectional instability of the shoulder. Eur Radiol. 2014;24:1376–85.

[21] Lee RK, Griffith JF, Tong MM, Sharma N, Yung O. Glenoid bone loss: assessment with MR imaging. Radiology. 2013;267:496–502.

[22] Stillwater L, Koenig J, Maycher B, Davisdon M. 3D-MR vs. 3D-CT of the shoulder in patient with glenohumeral instability. Skeletal Radiol. 2017;46:325–31.

[23] Major NM, Banks MC. MR imaging of complications of loose surgical tacks in the shoulder. Am J Roentgenol. 2003;180:377–80.

[24] Park HB, Keyurapan E, Harpreet SG, Selhi HS, McFarland EG. Suture anchors and tacks for shoulder surgery. Part II: the prevention and treatment of complications. Am J Sports Med. 2006;34:136–44.

[25] Longo UG, Loppini M, Rizzello G, Ciuffreda M, Maffuli N, Denaro V. Latarjet, Bristow, and Eden-Hybinette procedures for anterior shoulder dislocation: systematic review and quantitative synthesis of the literature. Arthroscopy. 2014;30:1184–211.

[26] Auffahrt A, Schauer J, Matis N, Kofler B, Hitzl W, Resch H. The J-bone graft for anatomical glenoid reconstruction in recurrent posttraumatic anterior shoulder dislocation. Am J Sports Med. 2008;36:638–47.

[27] Domos P, Lunini E, Walch G. Contraindications and complications of the Latarjet procedure. Shoulder Elbow. 2017;10:15–24.

[28] Park MJ, Garcia G, Malhotra A, Major N, Tjoumakaris FP, Kelly JD 4th. The evaluation of arthroscopic remplissage by high-resolution magnetic resonance imaging. Am J Sports Med. 2012;40:2331–6.

[29] Perlmutter GS. Axillary nerve injury. Clin Orthop Relat Res. 1999;368:28–36.

[30] Braun S, Imhoff AB. Modern treatment strategies for the long head of the biceps tendon. Orthopade. 2018;47:113–20. [article in German].

[31] Virk MS, Nicholson GP. Complications of proximal biceps tenotomy and tenodesis. Clin Sports Med. 2016;35(1):181–2.

第3章 肘关节术后成像
Elbow

David A. Rubin 著

金晨璇 陈 潜 译 陈 昊 肖 洪 校

一、韧带损伤

肘关节韧带的运动性损伤可导致暂时性残疾，甚至职业生涯的终结。初步诊断通常依靠MRI或超声加上体格检查。对于不同的患者，准确地选择保守治疗或者手术治疗，都能收到良好的效果。在对常用手术技术有基本认识的基础上，方能深入认识手术并发症和二次运动损伤。

（一）尺侧副韧带

稳定肘关节内侧的主要韧带是尺侧副韧带（UCL），其由前束和后束，以及中间的肘横韧带组成。在生物力学上，前束是最重要的，它是抵抗外翻的主要结构[1]。它起于肱骨内上髁前下方的中 2/3，插入冠突基底部后方大约 18mm 范围。后侧束的位置较靠后，形成了肘管的底部。正常的韧带在冠状位 MRI 上最容易看到，表现为绷紧的连续低信号的结构，且厚度均匀。在高耸结节和韧带附着点之间可能会存在一个小的凹陷[2]。在进行 MR 关节造影时，对比剂不应进入韧带的实质[3]。在超声成像中，正常的韧带具有均匀的厚度和回声纹理；对于棒球运动员，在对肘关节施加外翻应力的情况下进行动态检查时，如果受伤的肘关节相比正常肘关节，其内侧肱尺关节间隙出现增宽 1mm 的差异，则提示尺侧副韧带撕裂需要手术[4]。

在单次暴力损伤导致肘关节脱位后，可能同时会发生尺侧副韧带撕裂（通常合并其他损伤）。单独急性韧带损伤发生于肘部产生突然外翻应力的运动，如柔道和体操等[5, 6]。在类似棒球这样的投掷运动中，尺侧副韧带的撕裂与过肩投球的后期击发阶段中反复出现的极端力量有关[7]。这些运动员的韧带撕裂是外翻伸展超负荷的一种表现，这种情况还包括关节外侧的压缩性骨损伤（如肱骨小头的骨软骨损伤）及尺骨的鹰嘴突和肱骨鹰嘴窝之间的退行性关节炎。

运动性尺侧副韧带损伤的治疗手段包括非手术治疗（主要是长期的强制休息），韧带重建和早期的韧带修复。非手术治疗对 MR 显示的部分韧带撕裂（尤其是涉及近端韧带的轻度撕裂）有着优异的成功率，即使在职业棒球选手中也是如此[8, 9]。对于有完全尺侧副韧带撕裂症状的球员，或者保守治疗失败的球员，韧带重建是必需的。

第一次成功的尺侧副韧带重建是 1974 年在一个职业棒球投手身上进行的；该手术通常被称为"Tommy John 手术"，是以首例运动员 Tommy John 的名字命名，他在手术后重返了赛场[10, 11]。最初的方法包括在肱骨内上髁上钻出一组相交的隧道，并将移植的肌腱（最常见的是自体掌肌）穿过隧道，跨过关节，穿过尺骨内侧近端隧道，然后再返折，以 8 字缝合。显露时需剥离屈肌——旋前肌起点，若不同时进行神经转位，则有尺神经损伤的风险[11, 12]。后来对该技术的改进采用了屈肌切开的方法，使尺神经转位成为可选方案，并将肱骨隧道结构更改为Y形，从而允许肌腱在隧道中对接，并使用双倍的移植肌腱，从而可以使3或4股肌腱跨过关节以增加稳定性[13-15]。在X线片上识别上述手术步骤的关键是识别在肱骨内上髁和尺骨结节远端处钻出的隧道（图3-1）。

在MRI上，肌腱移植物看起来比天然韧带更厚（图3-2A）。大多数完整的移植物在T_1和T_2加权MRI上的信号强度都较低；然而，具有较高信号（通常是近端）且仍可识别纤维和厚度均匀的移植物可能是完整的。因为尺骨隧道通常是在距关节表面远端几毫米处钻孔的，所以在正常的功能重建中可能会出现一个小凹窝，其中包含关节液或注入的对比剂（远端"T形"）[16]。在前臂内的供区部位，如果已经使用了远端肌腱用于重建，那么一个围绕掌长肌中央肌腱的小的水肿性肌腹则不应视为异常（图3-2B）。此外，可能会出现涉及部分近端尺侧屈腕肌的局限性水肿，

特别是在同时进行尺神经转位时（图3-2C），这可能意味着由于支配部分肌肉的运动分支被损伤或破坏而引起的亚急性去神经病变。

失败的重建要么显示纤维不连续（图3-3），对比剂进入移植物的实质（在MR关节造影上），要么显示严重的组织变性，无法识别移植物的纤维[16]。在X线片或MRI上发现的相关的异位骨化可能有症状，但并不意味着重建失败，即使无诱因的尺侧副韧带的骨化通常表明存在慢性撕裂[16-18]。

肱骨内上髁或尺骨近端的隧道可能会发生破裂和应力性骨折（图3-4），如果移位，则需要进行切开复位和内固定。然而，这些骨折也不一定与失败和复发性不稳定相关[14, 15, 19]。完整肌腱移植物的超声评估显示为回声紧凑，呈绳状结构，厚度均匀，深至近端屈肌肌腱[20, 21]。如果影像学检查结果不明确或与临床表现不一致，应力超声检查显示的手术侧关节间隙不对称增宽有助于诊断手术失败（图3-5）。

由于尺侧副韧带功能不全而需要手术的专业和高水平投掷者通常会因反复的微小创伤而对韧带造成弥散性的磨损。无论这些运动员遭受的是慢性或是急性撕裂，其较差的软组织质量通常都需要使用肌腱移植物进行重建。然而，对于韧带几乎没有潜在变性的年轻患者，早期的尺侧副韧带修复是有效的[22]。只有在近端或远端韧带撕脱，而不是中间部分破裂时，才适合修复（图3-6）。外科技术的最新改进（包括使用纤维带"增强支架"和将适应证扩大到包括部分撕裂），现在已经使韧带修复成为精英运动员特定损伤的可行替代方案，从而有可能加快他们的康复速度并更快地恢复比赛（选择重建，精英棒球投手至少需要9～12个月来康复，而选择修复，则只需要6个月或更短的时间）[14, 23-25]。目前还没有研究报道尺侧副韧带修复或增强术后正常和异常的表现。

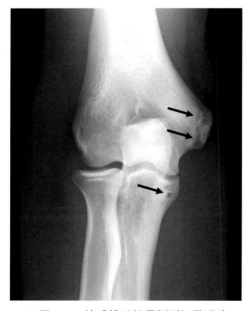

▲ 图3-1　棒球投手的尺侧副韧带重建

正位X线片显示肱骨内上髁有三叉、"Y形"对接隧道，尺侧高耸结节处钻有单个手术隧道（箭）

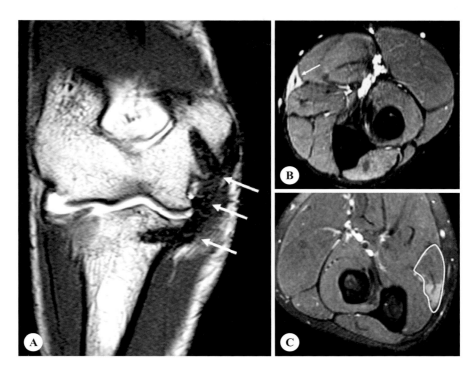

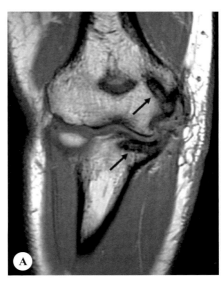

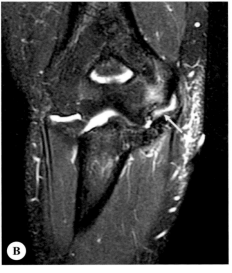

◀ 图 3-2　在三位不同的运动员中成功进行尺侧副韧带重建
A. 冠状位 T_2 加权 MRI 显示完整的移植物（箭），主要表现为低信号强度、厚度均匀且在两个通道之间连续；B. 在轴位 T_2 加权 MRI 上，掌长肌（箭）的肿块和水肿的减少与远端肌腱的移植和后续的近端肌腹回缩有关；C. 轴位 T_2 加权 MRI 显示尺侧腕屈肌（轮廓内）萎缩和后部的水肿，这可能是由于该球员接受了尺神经移植后引起的亚急性去神经支配

◀ 图 3-3　尺侧副韧带重建失败
A. 冠状位 T_1 加权 MRI 显示了骨隧道位置（箭），但在尺侧关节没有连续的移植组织；B. 在 T_2 加权脂肪抑制的 MRI 上，移植物在肱骨隧道的入口处撕裂（箭），而在肱骨内上髁有骨髓水肿

（二）外侧韧带

在肘关节的外侧（桡侧），稳定性是通过 3 个韧带的相互作用来保持的[26]。环状韧带固定在尺骨近端的背侧和掌侧的两端，在桡骨的头部和颈部周围形成一个悬带，从而防止近侧桡尺关节的半脱位[27]。桡侧副韧带（radial collateral ligament，RCL）起源于肱骨外上髁，并嵌入环状韧带的纤维中。外侧尺骨副韧带（lateral ulnar collateral ligament，LUCL）位于桡侧副韧带的后方，与 RCL 共享其起点。然后，外侧尺骨副韧带通过背侧到达桡骨头，并嵌入尺骨近端的旋后肌嵴上，形成一个吊床，以防止肱桡关节后侧半脱位[28]。需要注意的是，没有任何一条外侧韧带直接嵌入桡骨中，这使其可以自由旋转以进行前臂旋后和旋前。

像尺侧副韧带一样，外侧韧带复合体可能

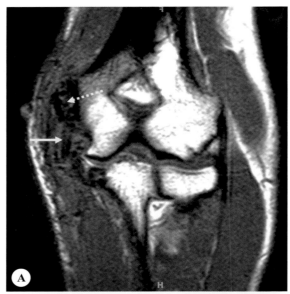

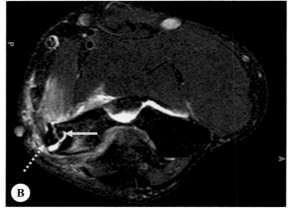

▲ 图 3-4　尺侧副韧带重建发生隧道破裂并发症

冠状位 T_1 加权 MRI（A）和轴位 T_2 加权脂肪抑制的 MRI（B）显示了与肌腱移植物（实箭）相邻的肱骨隧道皮质碎片（虚箭），损伤与韧带功能不全相关（隧道骨折并非总是如此），需要进行翻修手术

会在与运动有关的跌落和碰撞中受伤，既可能是单独的损伤，也可能合并桡骨头和（或）尺骨冠状突的骨折［一种称为"恐怖三联征"的复合伤，因为它倾向于复发性不稳定和（或）术后僵硬］[29, 30]。严重的骨折脱位还可能包括尺侧副韧带撕裂和（或）肌腱损伤。其中一种损伤恢复后，在侧位 X 线片或矢状位 MRI 上出现持续性后侧肱桡关节半脱位的情况并不少见（图 3-7）。该发现通常伴有临床上的肘关节后外侧旋转不稳定，原因是外侧尺骨副韧带断裂[31]。

如果能及时发现，桡侧副韧带和外侧尺骨副韧带可在撕脱伤起点处进行一期缝合修复[26, 32]。桡骨头相关骨折可通过复位内固定或半关节置换来治疗；冠状突骨折也可以根据其程度和形态进行手术治疗[29, 33]。除非在初始的外侧韧带修复后出现持续性外翻不稳，否则同时发生的尺侧副韧带损伤通常可瘢痕愈合[33, 34]。切开修复手术的主要并发症是发生异位骨化，并可能导致肘关节僵硬；与开放手术相比，现在可以使用关节镜技术来尽快修复韧带复合体并处理关节内骨折，从而可以更快地康复并减少并发症发生率[31, 35]。目前已经开发了一种使用不可吸收胶带作为内部支撑物来增强外侧韧带修复的新技术[36]，与尺侧副韧带撕裂的最新进展相似。

如果外侧韧带损伤未被及时发现，可能会发

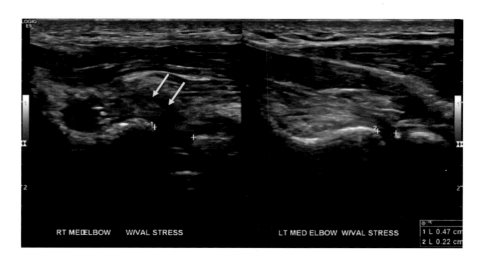

◀ 图 3-5　对比职业棒球投手左侧正常韧带，动态超声检查右尺骨副韧带重建失败情况，移植肌纤维不连续（箭）；当外翻应力施加于肘部时，用光标标记肱骨内测和尺骨边缘，术后一侧骨间隙为 4.7mm，正常侧的骨间隙为 2.2mm

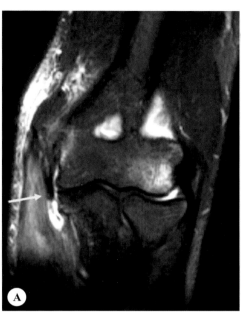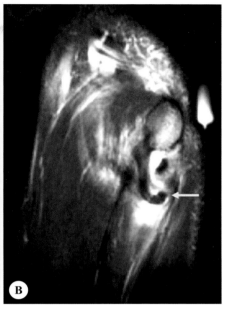

◀ 图 3-6　**14 岁男孩可修复的急性尺侧副韧带撕裂**

冠状位（A）和矢状位（B）T₂加权脂肪抑制的 MRI 显示强健、正常外观的韧带（箭）从远端撕脱，根据其 MRI 表现和年龄，对他进行了修复而非重建

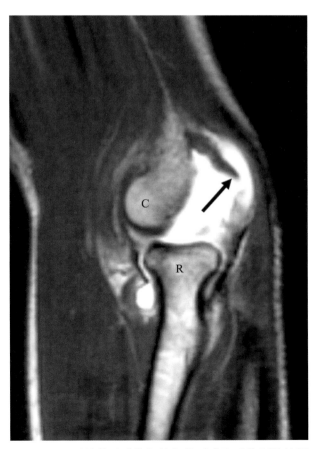

▲ 图 3-7　肘关节后脱位初始复位后发生后外侧旋转不稳定，还存在未移位的冠状突骨折（未显示）；MR 关节造影的矢状位中间加权图像显示桡骨头（R）相比于肱骨小头（C）仍存在后侧半脱位，尺侧副韧带撕裂的远端位于后侧（箭）

展为慢性后外侧旋转不稳[37]，则需要标准的韧带重建来治疗，通常将自体肌腱移植物固定在手术建立的隧道中，类似尺侧副韧带重建[38-40]。最近的尸体研究表明，使用合成胶带进行内部支撑的外侧韧带损伤的初始强度与肌腱移植重建的强度相当[41]，因此在某些患者中是可行的选择。

初次韧带修复的术后影像学可能仅显示铁磁伪影或肱骨外上髁有带线锚钉的证据。完整修复的韧带应绷紧并连续。进行重建或增强后，肱骨外上髁和尺骨近端的旋后肌嵴会明显出现带有或不带有锚钉的隧道（图 3-8）。跨越关节的组织看起来会比天然韧带宽，但厚度应均匀且没有撕裂（图 3-9）。在早期，可以预见移植物中出现的一些混杂信号，会随着时间逐渐减少[42]。任何修复或重建组织的松弛、变薄或不连续性均提示再次撕裂[43]。失败的次要征象包括肱桡关节增宽和后肱桡关节半脱位。复发性不稳定是最常见的远期并发症，发生在 8%～11% 的患者中[44, 45]。可能还会出现大量的积液、血肿和与手术固定位置有关的骨折。对于修复和重建，应注意异位骨化的发生、数量和成熟度。在考虑进行翻修的情况下，与手术隧道、移植物或植入物有关的外侧肱骨远端的骨溶解可能会影响手术计划；骨缺损量最好通过 CT 进行评估 [46]。

二、肌腱损伤

肘部与运动有关的肌腱损伤包括急性肌腱撕脱和与反复创伤劳损及过度使用相关的慢性磨损性撕裂，其中变性（肌腱病）可进展为部分和全层撕裂。前者以肱二头肌断裂为典型，通常在急诊情况下进行修复。肱骨外上髁炎是后者的一个例子，其中有多种非手术和手术治疗方案可供选择。与韧带损伤相似，需要了解肌腱损伤的手术技术和预期的影像学表现，才能识别异常结果。

（一）肱二头肌肌腱

与运动有关的肱二头肌远端肌腱断裂发生在肘部屈曲产生的抵抗性的向心收缩运动中（如在手臂摔跤时），或者伴随着突然的离心收缩，如进行重量训练。这种损伤主要影响男性，使用合成代谢类固醇是一种公认的危险因素。撕裂通常累及肌腱远端 1～2cm，可能是完全撕裂也可能是部分撕裂 [47]。

非手术治疗经常导致屈曲和旋后力量减弱及功能受限，因此通常只用于功能需求低的患者 [48, 49]。与保守治疗相比，无论是急性还是慢性完全性撕裂，外科手术修复都有更好的预后 [49, 50]。历史上，将撕裂的肌腱固定到肱肌的远端是一种选择 [51]，但是现在首选的治疗方法是通过使用缝合锚钉或螺钉固定，实现解剖学上的重建，或者通过经骨隧道和皮质骨纽扣固定（图 3-10）。对于难以修复或组织质量较差的慢性撕裂，有时需要使用肌腱嵌入移植物 [52]。即使以加强缝合残余肌腱的方式处理的部分撕裂仍有可能转变成为完全撕裂，保守治疗失败的部分撕裂还是可以通过直接修复的治疗方式获益 [53, 54]。与单切口前路手术方法相比，双切口手术入路异位骨化的发生率更高 [52]，但降低了牵拉导致神经损伤的风险 [55]。肱二头肌修复的总体并发症发生率约为 25%，神经失用症对前臂外侧皮神经的影响最为常见（约 10%）；后骨间神经麻痹可能是暂时性的或永久性的（发生率较低 [56]）。

术后，X 线片可用于发现并发症，如异位骨化，植入物移位或与桡骨近端隧道相关的骨折 [57]。与天然肌腱的情况一样，整个修复的肌腱通常在单个矢状位或冠状位 MRI 上不可见，因此应在包括整个桡骨粗隆的连续轴位图像上确认其

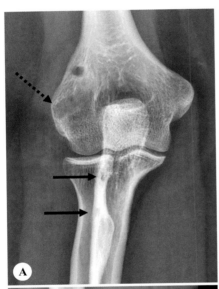
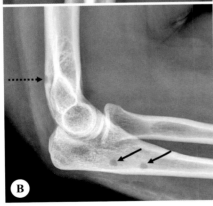

▲ 图 3-8 外尺侧副韧带重建

正位（A）和侧位（B）X 线片显示尺骨旋后肌嵴（实箭）隧道的远端和近端，肌腱移植物通过该隧道；肱骨外上髁后部直径较大的隧道（虚箭）可容纳双侧的近端肌腱；肱骨近端较细的钻孔是近端移植物缝合扎紧的地方

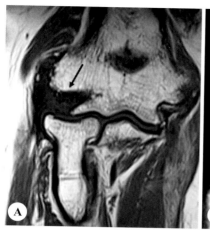
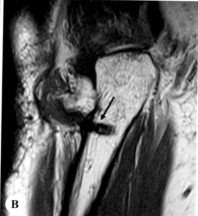
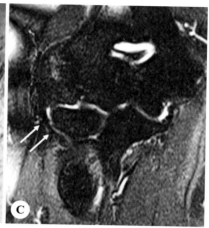

▲ 图 3-9　完整的外尺侧副韧带重建

通过肱骨远端（A）和尺骨近端（B）的冠状位 T₁ 加权 MRI 显示了移植锚钉的位置（箭）；C. 冠状位 T₂ 加权脂肪抑制的 MRI 显示完整的移植物纤维（箭）

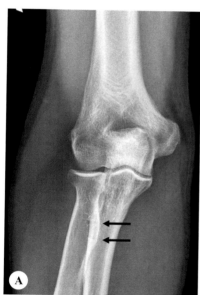
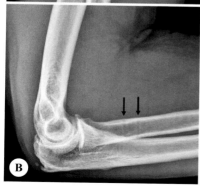

▲ 图 3-10　肱二头肌远端修复

正位（A）和侧位（B）X 线片显示桡骨茎突中有 2 个穿骨钻孔位置（箭），在该处直接缝合了肱二头肌远端的撕脱肌腱

连续性。在不确定的情况下，将患者的手臂举到头顶上方，肘部屈曲，前臂缩回，重新定位患者的解剖结构，从而通过从肌腱连接处插入单个长轴图像来描绘整个远端肌腱[58, 59]（图 3-11）。完整修复的肌腱通常比天然肌腱厚，并且信号强度可能不均匀，特别是在中等加权图像上，但应保持纤维结构[58-60]（图 3-12）。1%～4% 的修复体会重新撕裂，表现为肌腱和桡骨嵌入位点之间的缝隙（图 3-13），有时与固定失效有关[61, 62]。肘窝的血肿或积液常提示有急性、复发性的撕裂，应仔细检查嵌入部位（图 3-14）。

对于完整的和撕裂修复后的肌腱，均应注意任何异位骨化形成的位置，数量和成熟度。肌腱或远端肌腹内成熟的异位骨化灶很常见，其不一定与不良预后相关[59, 60]。但是，近端桡骨和尺骨之间的骨化可能会限制前臂的旋前和旋后，甚至形成需要切除的骨性连接（图 3-15）。累及旋后肌和伸肌的弥漫性肌肉水肿或萎缩提示桡神经后骨间分支的去神经支配和损伤（图 3-16）。

（二）肱三头肌肌腱

肱三头肌肌腱远端撕裂发生于突发的急性创伤。运动员常见的受伤机制是摔倒和直接击打，或者是肌肉的强力偏心收缩以抵抗肘关节屈曲（如在美式足球比赛中阻挡）[63]。合成代谢类固醇的使用、既往局部类固醇注射和鹰嘴滑囊炎均被认为是肱三头肌肌腱损伤的危险因素[64, 65]。肌腱通常从鹰嘴撕脱，有时伴有一个小的新月形骨折碎片；肌腱的撕裂并不常见[66]。

对于完全性撕裂，非手术治疗的效果不佳，这会削弱伸肘的力量[67]。根据损伤的程度，主动伸展功能存在的不完全撕裂可以通过保守或手术治疗获得成功[68, 69]。手术方式包括使用带线锚钉缝合或跨骨隧道的方式来修复鹰嘴的主要肌腱[66, 70]。

对于肱三头肌肌腱修复术后表现的报道很少，但与人体其他部位类似，被修复的肌腱预计在信号强度上比天然肌腱强且混杂，但纤维完整。在 MRI 中，矢状位图像通常就可以满足评估的需求。复发性撕裂是最常见的并发症，发生率为 11%～21%[67, 70]。复发性撕裂可以是完全的（图 3-17）或部分的（图 3-18），仅累及浅表（外侧和长头）肌腱或内侧头较深的肌肉止点，或者两者兼有。另外，像肱二头肌一样，复发性肱三头肌肌腱断裂可能与内固定失败有关（图 3-19）。

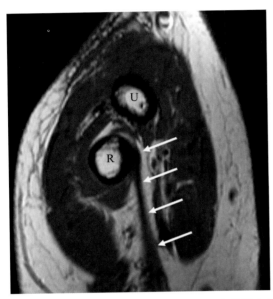

▲ 图 3-11　肘部 MR 检查，在肘部屈曲、肩外展和前臂旋后位，在该位置获取的倾斜 T_1 加权 MRI 显示，自身原有肱二头肌（箭）在肌腱接合的位置走行于桡骨茎突，可以使用相同的方法评估修复后的肌腱
U. 尺骨；R. 桡骨

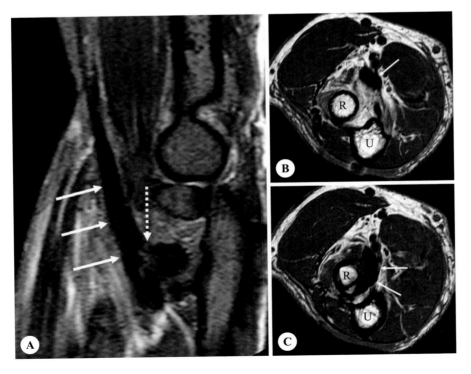

◀ 图 3-12　完整的二头肌远端修复
A. 矢状位 T_2 加权 MRI 显示连续的肌腱纤维（实箭）再次走行于桡骨茎突（虚箭），在单个长轴图像上可视化的肌腱修复是不常见的；B 和 C. 常见的方法是对连续的轴位图像进行分析，以确认修复的肌腱（箭）延伸到桡骨（R）上的走行部位，修复后的肌腱要比原来的肌腱更厚
U. 尺骨

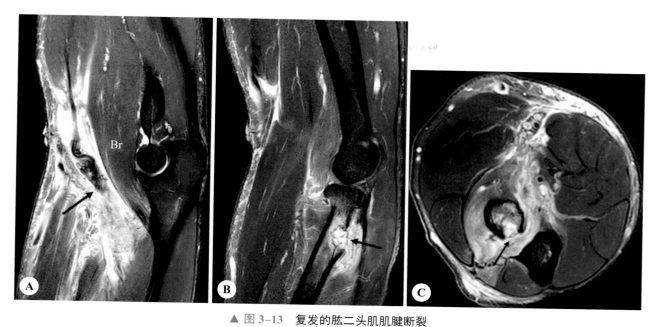

▲ 图 3-13　复发的肱二头肌肌腱断裂

矢状位 T₂ 加权脂肪抑制的 MRI（A）显示肌腱残端缩回（箭），位于肱肌（Br）表面；在径向的矢状位图像（B）和轴位图像上（C）确认在桡骨茎突（箭）上走行的肌腱再次撕脱的位置

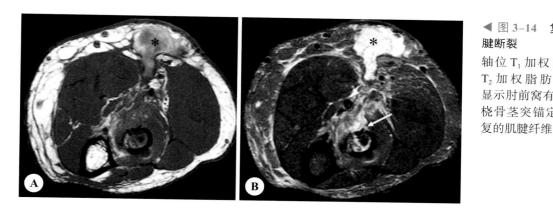

◀ 图 3-14　复发的肱二头肌肌腱断裂

轴位 T₁ 加权 MRI（A）和轴位 T₂ 加权脂肪抑制的 MRI（B）显示肘前窝有亚急性血肿（*）；桡骨茎突锚定点（箭）没有修复的肌腱纤维

（三）内侧和外侧肌腱

起于肱骨外上髁的伸肌肌腱或内上髁的屈肌 - 旋前肌腱的撕脱均可发生于严重的急性创伤后，如果肌腱撕裂后发生回缩的，通常需行开放手术修复。然而，这些肌腱的创伤性损伤在运动中是比较罕见的。更常见的是这些肌腱的慢性反复损伤，慢性损伤会导致肌腱变性，其组织学特征是轻微撕裂和血管成纤维细胞变性，即使这种损伤不是针对肱骨内外上髁的，也不涉及炎症，这种情况也统称为"肱骨内外

上髁炎"[71]。内侧或外侧（最常见的是桡侧腕短伸肌）肌腱起点的肌腱变性通常会引起疼痛，最终会削弱肌腱的强度，导致部分或全层撕裂。肱骨外上髁炎，也被称为"网球肘"，因为它会影响许多体育运动者，它比肱骨内上髁炎（有时被称为"高尔夫球肘"）更为常见。MRI 和超声检查（图 3-20）均对相关的病理变化中度敏感——肌腱增厚、信号和回声增加，以及血管过度增生（静脉内给予对比剂或彩色多普勒检查），尽管影像学发现可能与疼痛的严重程度无关[72, 73]。

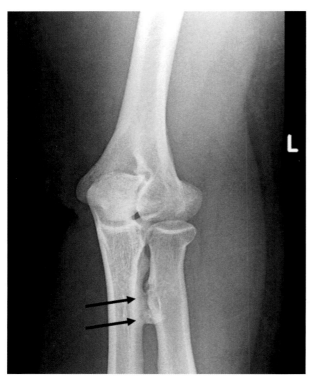

▲ 图 3-15 有症状的异位骨化

在远端的肱二头肌肌腱修复后 11 个月获得的前后位 X 线片中显示，近端桡骨和尺骨之间形成了成熟的异位骨化（箭），前臂旋后和旋前严重受限，需要切除异位骨化骨

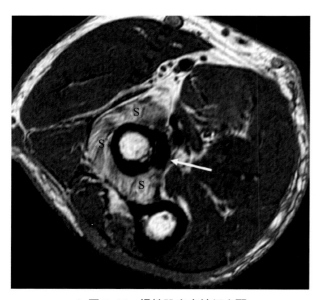

▲ 图 3-16 慢性肌肉去神经支配

轴位 T_1 加权 MRI 显示完整的二头肌远端肌腱修复（箭）；整个旋后肌（S）的脂肪萎缩表明桡神经分支受到损伤导致慢性的去神经支配

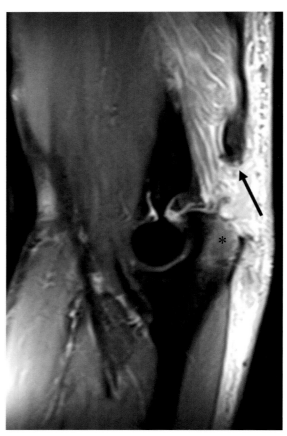

▲ 图 3-17 健美人士肱三头肌远端肌腱完全撕裂

肌腱修复后 3 周，矢状位 T_2 加权脂肪抑制的 MRI 显示撕脱的肌腱末端（箭），没有肌腱组织附着于水肿的鹰嘴（＊）；患者未遵守规定的限制，并过早地开始了重量训练

　　针对这些情况的保守治疗措施包括休息、使用非甾体抗炎药、物理疗法和拮抗支具[74]。也可以使用经皮注射类固醇和（或）麻醉药的方法[75, 76]。越来越多的证据支持超声引导下的腱切断术（也称为"干针疗法"）的有效性，其实质是使用一根小针头反复穿过患病的肌腱，来激发以新生血管和胶原蛋白形成为特征的愈合反应[77, 78]（图 3-20）。许多实践者将经皮针与麻醉药、类固醇或富含血小板的血浆注射相结合，尽管目前的证据表明，它们在长期缓解方面均不优于其他疗法（如仅注射生理盐水）[73, 77, 79]。经皮治疗后，MRI 和超声检查的异常表现存在不同的分辨率，这可能未必与临床改善相关[72, 73]。

　　慢性、难治性的内 / 外上髁炎病例可能需要

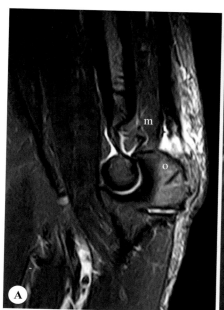
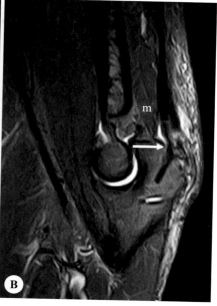

◀ 图 3-18　修复后的肱三头肌肌腱部分撕裂
A. 矢状位 STIR 序列 MRI 显示没有完整的肌腱附着于鹰嘴（o）上；
B. 更靠外侧的图像表明有一些完整的肌腱纤维（箭）锚定在骨质中；在这对图像中，内侧更深部肱三头肌（m）走行保持完整状态

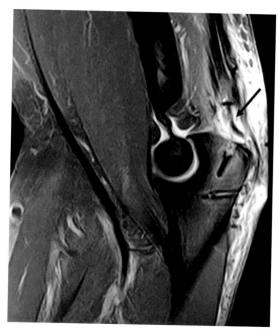

▲ 图 3-19　肱三头肌远端修复失败
矢状位 T_2 加权脂肪抑制的 MRI 显示由于骨植入物（箭）已经失去骨锚定，同时被拔出或弯折

手术治疗。在外侧，可以选择对病变组织进行开放性清创术，并进行肌腱松解或修复。经皮和关节镜下肌腱松解技术也得到了发展[80, 81]。在内侧，邻近尺神经的解剖关系对于使用关节镜或经皮入路是一种危险因素，因此通常采用开放手

术[82]。通常在部分撕裂，完全撕裂或清创的肌腱复位的情况下使用缝合锚钉[83]。尽管手术可以有效地减轻大多数患者的静息痛和与活动有关的疼痛，但最近的一项随机对照试验发现，在慢性外上髁炎患者中，肌腱清创术与假手术（安慰剂）相比并没有优势[84]。

术后表现因手术方法不同而异。仅用清创术或肌腱松解进行治疗的病例预计会表现出受累肌腱治疗部位的局限性中断，而成功修复的肌腱应附着在其各自的上髁位置（图 3-21）。冠状位的 MRI 最有用。失败的修复将显示肌腱间隙增宽和远端回缩，伴有或不伴有骨折或锚钉移位（图 3-22）。外侧病变的外科手术并发症已经有非常广泛的研究。持续的疼痛可能是由于病变组织的清创不彻底所致，这将很难与影像学研究中的正常术后改变区分。桡管综合征（后骨间神经受压）是术后并发症，但由于它可以表现为相似症状或与外上髁炎共存，因此很难知道这是真正的并发症还是无法识别的初始病变。如果涉及神经的运动分支，通常会出现近前臂伸肌和旋后肌的去神经改变。后外侧旋转不稳（见上文）是在外科治疗外上髁炎后要认识到的一种重要的临床情况。

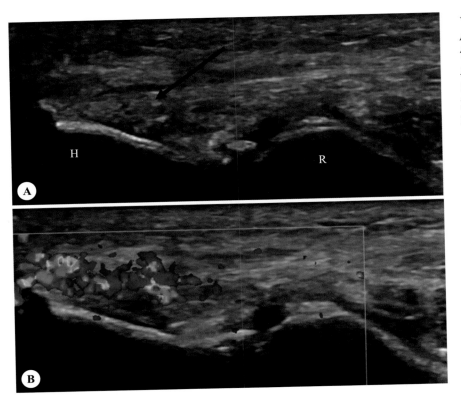

◀ 图 3-20　肱骨外上髁炎
A. 纵向平面超声图像显示与肱骨外上髁（H）相邻的伸肌腱起点（箭）的不均匀性；B. 相应的多普勒超声显示病变肌腱严重充血，随即进行干针刺治疗
R. 桡骨头

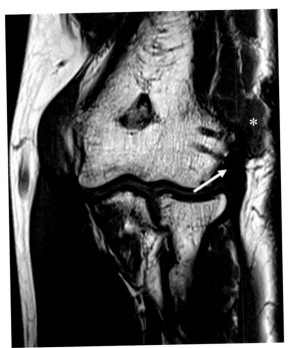

▲ 图 3-21　患严重肌腱疾病，经清创和修复治疗 5 年后完整的伸肌腱起始点
冠状位 T_1 加权 MRI 显示低信号的肌腱纤维（箭）牢固附着在肱骨外上髁；肌腱浅表的软组织结构（＊）是研究的目标，并且在 T_2 加权 MRI 上被证明是腱鞘囊肿（未显示）

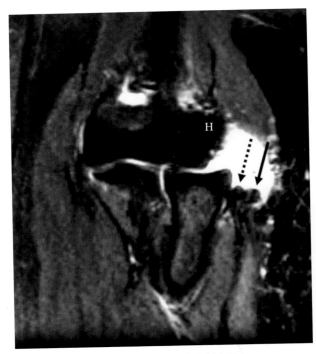

▲ 图 3-22　伸肌腱修复失败
冠状位 T_2 加权脂肪抑制的 MRI 显示从肱骨外上髁（H）撕脱并向远端缩回的先前修复过的肌腱残端（实箭），注意伴有尺侧副韧带撕裂（虚箭），该撕裂在初次手术时已经发生，但未被识别出，患者现在有后外侧旋转不稳定的临床表现

外侧尺骨副韧带异常在中度至重度伸肌肌腱变性的患者中很常见[85, 86]，如果未被明确诊断，可能会在注射类固醇激素或有症状的网球肘进行肌腱清创术后导致不稳定（图 3-22）。顽固性上髁炎术后异位骨化也被报道为一种并发症[87, 88]。

三、神经损伤

与运动有关的神经炎可以单独发生，也可以与韧带、肌腱、骨骼或骨软骨损伤共存，还可以发展为治疗其他疾病的并发症。保守治疗和手术治疗均是可行的。对手术方法的了解有助于后续影像学研究的评估。

（一）尺神经损伤

在运动员中，也跟普通人群一样，影响尺神经的疾病最常见于肘关节周围。在肘管中尺神经是特别脆弱的，肘管是沿着鹰嘴和背侧滑车之间沿肘关节后内侧的一条管状结构，其底部由尺侧副韧带的后束组成。一条连接肱骨内上髁和内侧鹰嘴的韧带（也称为 Osborne 韧带）形成了通道的顶部，尽管该韧带可能异常增厚或被异常肌肉（肱骨内上髁肘肌）替代，即容易导致神经受

压[1, 89]（图 3-23）。当该韧带先天性松弛或缺失，神经可从肘管间歇性地向前内侧半脱位[90]（图 3-23C）。在其他患者中，神经半脱位可能是无症状的或疼痛的，并可伴有突然"啪"的一声，有时在肱三头肌内侧头也移位的情况下继发脱位[91]。肘关节外翻过伸超负荷球员的鹰嘴后方骨赘可以侵及肘管内并压迫神经。此外，在进行过顶活动时，神经因外翻应力而承受高牵引力和摩擦力[92]。因此在投掷运动员中，尺神经炎通常会与尺侧副韧带的功能不全并存。尺神经炎有时也伴有内上髁炎[93]。其他受压区域包括 Struthers 弓，或者从头部至肘关节过度肥大的肱三头肌，或者前臂近端的尺侧腕屈肌头之间[1]。在尺侧副韧带手术或关节镜检查中也可能发生医源性尺神经损伤[94, 95]。

如果主要问题是神经压迫，而保守治疗措施失败了，那么简单地减压或神经转位治疗是有效的方法。减压包括去除有害的病变（如鹰嘴骨赘），松解紧绷的肘管韧带，切除肘部肌肉，和（或）释放尺侧腕屈肌头之间的空间来减压[96]。还可以通过去除骨质使神经减压，即通过部分内上髁切除术或通过在其基底部去除骨质来加深神经通道[97, 98]（图 3-24）。对于神经移位，先是松解，然后将神经从肘管移动到肱骨内上髁较不易

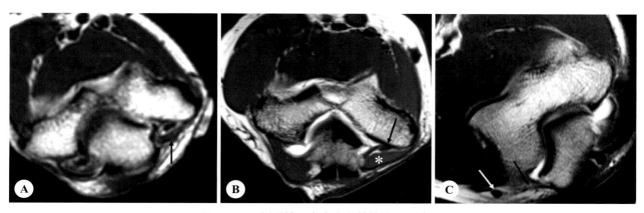

▲ 图 3-23　3 例尺神经炎患者术前轴位 T_1 加权 MRI

A. 肘管支持带（箭）比正常的要厚；B. 副肌群（滑车上的肘后肌，*）代替正常的支持带并且压迫肘管底部的尺神经（箭）；C. 发育不良的支持带（黑箭）在肱骨上不完全附着可使尺神经（白箭）向内侧半脱位；图 B 和图 C 是在关节腔内注射对比剂后得到的图像

受伤害的位置。最常见的是转移到皮下或肌肉下的位置[98, 99]。有神经半脱位或弹响症状的运动员也可通过移位进行处理。另外，一些外科医师常规地进行尺神经移位，并将其作为尺侧副韧带重建的一部分。

单纯的神经减压后，影像学改变可能很小，仅显示覆盖切口的伪影，以及先前存在的支持带或副肌的缺失（图 3-25）。新发的尺神经半脱位是肘管减压术后的一种潜在并发症[90]，但类似没有通过手术治疗间歇性半脱位的病例，当肘部伸直进行典型的 MRI 检查时，神经看似正常地位于肘管内。诊断可能需要肘关节在屈曲时重新进行

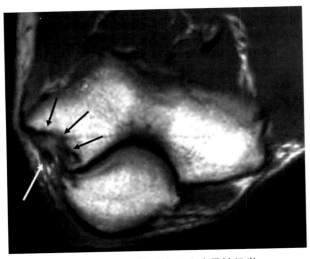

▲ 图 3-24　加深肘管可治疗尺神经炎
轴位 T₁ 加权 MRI 显示从肱骨外上髁后侧去除了骨质（黑箭）和在肘管内减压的尺神经（白箭）

检查（在 MRI 重新定位后或使用动态超声检查）。如果进行了部分内上髁切除术，相关的手术剥离可能会削弱屈肌—旋前肌起点或尺侧副韧带，增加两个结构术后失败的风险[100]。

神经转位后，在肘关节上方或下方开始的连续横向 MRI 或超声图像上最容易追踪神经的新走行。一些外科医生会在尺侧腕屈肌上使用筋膜吊带，以在皮下移位时帮助稳定神经（图 3-26）。肌肉下的移位通常会深入旋前圆肌[101]。神经的新走行应相对平滑，无扭转或成角，并且神经的直径不应突然改变[42, 101]。瘢痕组织扭曲或转位的神经受到束缚可能是症状复发的原因（图 3-27）[90]。在手术前后，正常的尺神经在 T₂ 加权 MRI 上可能比骨骼肌强度更高（图 3-25）[89]。除非神经信号几乎与液体等强度，否则神经信号强度往往不是特别有用。尺神经支配的大部分肌肉都位于手部，但是转位后对前臂近端运动分支的损伤可导致部分尺侧腕屈肌或指深屈肌的去神经支配（图 3-2C）。

（二）其他周围神经损伤

在运动员中，与尺神经受压相比，肘部其他神经受压较少发生。在投掷周期的多个阶段中，肌肉的激活潜在地影响正中神经，而涉及重复前臂旋后和旋前的运动可能会刺激桡神经[102]。诊断通常基于临床评估并辅以肌电诊断测试；仅在

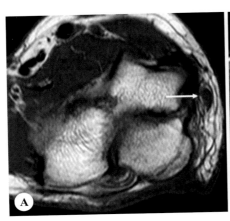
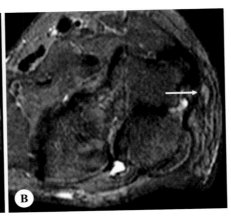

◀ 图 3-25　肘管减压术后 10 年无尺神经症状的患者
轴位 T₁ 加权 MRI（A）和轴位 T₂ 加权脂肪抑制的 MRI（B）显示尺神经上支持带缺失（箭）；T₂ 加权 MRI 上神经相对高信号是正常现象

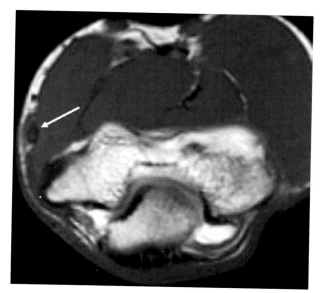

▲ 图 3-26　皮下尺神经移位

轴位 T_1 加权 MRI 显示尺神经（箭）转移到肱骨前的皮下位置，注意神经浅表形成的筋膜吊索，其可帮助稳定神经

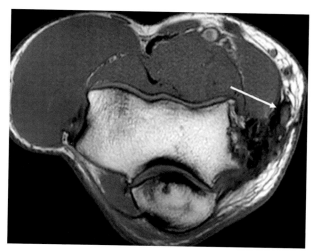

▲ 图 3-27　尺侧副韧带重建和尺神经转位后的反复发作性尺神经炎

轴位 T_1 加权 MRI 显示附着于转位尺神经（箭）的极低信号瘢痕，后方肱尺关节炎也存在于外翻伸展超负荷的专业棒球手中

怀疑有肿块（罕见）或排除其他情况时才使用影像学检查[103]。

桡神经在旋后肌的头端边缘处最脆弱，有时是由于纤维带（旋后肌腱弓）存在变异，但其可被肱桡关节的掌侧到旋后肌远端的任何位置所束

缚。后骨间（运动）分支受压会影响旋后肌和伸肌，这可能表明 MRI 上的去神经改变是唯一提示桡神经卡压的发现。在桡管综合征中，感觉分支同时受累会产生肘部和前臂疼痛，类似外上髁炎[1, 104]。

牵涉其远端前骨间分支的正中神经受压会影响旋前方肌、指深屈肌和拇长屈肌，导致手无力。当神经受到更近端的影响时，如在投掷运动员中发生的旋前圆肌肥大，就会产生旋前肌综合征，这会导致旋前圆肌、桡侧腕屈肌、指浅屈肌和掌长肌的去神经支配，以及更远端的前臂骨间分支支配的肌肉去神经支配。肘部正中神经受压引起的疼痛和感觉异常可能类似腕管综合征的症状[1, 103]。肌肉和韧带的各种正常变异都是正中神经受压的危险因素[89, 103]。据报道，肘关节镜检查后，正中神经和桡神经损伤均是其并发症[94, 95]。另外，在肱二头肌远端肌腱修复过程中，骨间后神经的医源性损伤是已知的危险因素[56]（图 3-16）。

如果保守治疗失败，对正中神经或桡神经压迫的手术治疗包括局部减压。正中神经的手术通常从头端开始直至肘部（以释放 Struthers 韧带并切除髁上突——如果存在的话）。在前臂近端，松解肱二头肌腱膜和指浅屈肌的近端边缘时，可同时行旋前圆肌肌腱延长切断术。沿神经走行的任何附属肌肉也将被切除[105]。桡神经的松解有几种不同的外科手术入路，但通常包括在整个神经高危区域内探查整个神经走行[104]。

成功进行正中神经或桡神经减压后，周围结构的松解将导致神经周围脂肪的增加，与术前成像相比，这可能最容易被发现（图 3-28）。像尺神经一样，当症状持续或进展时，术后图像应被用于评估减压不全、突兀的成角或神经周围瘢痕形成。一旦神经卡压得到缓解，受影响区域中的亚急性去神经支配（肌肉水肿）就可以逆转。慢性去神经化（肌肉萎缩）通常是不可逆的，甚至在手术成功后还可能加重（图 3-28）。

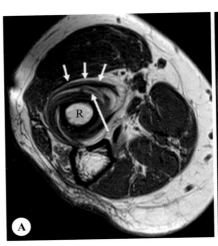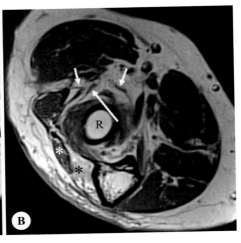

◀ 图 3-28　尺神经减压

A. 轴位 T_1 加权 MRI 显示桡骨（R）前方深至浅旋后肌肌肉（短箭）的桡神经（长箭）；B. 2 年后，通过切开近端旋后肌（短箭）使桡神经（长箭）减压，注意代表慢性去神经的伸肌出现进行性脂肪萎缩（＊）

四、骨、软骨和骨软骨损伤

对运动员进行骨折治疗的术后成像遵循与非运动员相同的原则，此处不再赘述。然而，肘关节外侧骨（主要是肱骨远端小头）受压所致的伤害与棒球和体操运动密切相关，并具有独特的手术注意事项，尤其是在投掷运动人群中[106]。

如前所述，由于肘内侧约束结构的拉伸和撕裂会导致肘外翻伸展过载，从而使桡骨头和肱骨小头之间的压力增加，尤其是在继续进行投掷之类的活动时。急性尺侧副韧带损伤会在侧面发生骨挫伤甚至骨折。在成人中，亚急性和慢性尺侧副韧带功能不全可能导致外侧关节软骨磨损，继而出现骨赘和（或）游离体形成。在青少年中，同样的力量被认为会导致剥脱性骨软骨炎（osteochondritis dissecans，OCD），主要是累及肱骨小头，由于反复的创伤（有或没有软骨下骨板的血管损伤到）。这些病变通常在射线照片或超声检查中可见[107, 108]。MRI 显示肱骨小头 OCD 分期与骨骼未成熟的膝盖相似，表现为空洞或游离体，软骨下骨板破裂，覆盖软骨的破损，或者从统计学上看，不稳定病灶比稳定病灶更容易出现病灶基底边缘的高信号[109]。

完整软骨下骨板的稳定病灶有可能通过休息而治愈，特别是在保留活动范围的患者中[108, 110]。当缺损区域里存在一个不能移动或触诊的单独碎片时，可以使用关节镜下钻孔或钉刺来刺激愈合[111]。在可能的情况下，可通过对碎片和底层骨进行清创，然后用骨钉、内固定物或可吸收的植入物进行内固定，这可以用于治疗骨软骨碎片位于原位或移位碎片的不稳定病变[108]。通过清创术进行游离体摘除和底层骨的骨髓刺激（如通过微骨折）是一种替代方法，但是数据表明，这种方法可能会导致未来的运动受限，从而影响体育运动[112, 113]。对于病灶较大，钉刺后碎片整合失败或广泛的软骨下骨质损伤的患者，可以选择从股骨远端或肋骨进行自体骨软骨移植[114, 115]。

术后 X 线片显示在对开放生长板的患者实行大面积 OCD 病变清创术后，会发生桡骨头扩大和继发性骨关节炎[116]。成功的微骨折术后 MRI 应显示尽管软骨下骨板继续变平，但缺损被纤维软骨填充（图 3-29）[117]。据报道，围绕骨软骨自体移植物的高信号强度界面是移植后长达 6 个月的正常预期表现，大多数移植物会在 12 个月后愈合[118]。与膝关节相似，成功的自体骨移植应显示骨栓深部的骨融合，以及与肱骨小头关节软

[102] Keefe DT, Lintner DM. Nerve injuries in the throwing elbow. Clin Sports Med. 2004;23:723–42, xi

[103] Tsai P, Steinberg DR. Median and radial nerve compression about the elbow. J Bone Joint Surg Am. 2008;90:420–8.

[104] Kim DH, Murovic JA, Kim YY, Kline DG. Surgical treatment and outcomes in 45 cases of posterior interosseous nerve entrapments and injuries. J Neurosurg. 2006;104:766–77.

[105] Dellon AL, Mackinnon SE. Musculoaponeurotic variations along the course of the median nerve in the proximal forearm. J Hand Surg Br. 1987;12:359–63.

[106] Kida Y, Morihara T, Kotoura Y, Hojo T, Tachiiri H, Sukenari T, et al. Prevalence and clinical characteristics of Osteochondritis dissecans of the humeral capitellum among adolescent baseball players. Am J Sports Med. 2014;42:1963–71.

[107] Takahara M, Ogino T, Takagi M, Tsuchida H, Orui H, Nambu T. Natural progression of osteochondritis dissecans of the humeral capitellum: initial observations. Radiology. 2000;216:207–12.

[108] Maruyama M, Takahara M, Satake H. Diagnosis and treatment of Osteochondritis dissecans of the humeral capitellum. J Orthop Sci. 2018;23:213–9.

[109] Nguyen JC, Degnan AJ, Barrera CA, Hee TP, Ganley TJ, Kijowski R. Osteochondritis dissecans of the elbow in children: MRI findings of instability. AJR Am J Roentgenol. 2019;213:1145–51.

[110] Takahara M, Mura N, Sasaki J, Harada M, Ogino T. Classification, treatment, and outcome of osteochondritis dissecans of the humeral capitellum. J Bone Joint Surg Am. 2007;89:1205–14.

[111] Mihara K, Suzuki K, Makiuchi D, Nishinaka N, Yamaguchi K, Tsutsui H. Surgical treatment for osteochondritis dissecans of the humeral capitellum. J Shoulder Elbow Surg. 2010;19:31–7.

[112] Schoch B, Wolf BR. Osteochondritis dissecans of the capitellum: minimum 1–year follow-up after arthroscopic debridement. Arthroscopy. 2010;26:1469–73.

[113] Bexkens R, van den Ende KIM, Ogink PT, van Bergen CJA, van den Bekerom MPJ, Eygendaal D. Clinical outcome after arthroscopic debridement and microfracture for Osteochondritis dissecans of the capitellum. Am J Sports Med. 2017;45:2312–8.

[114] Ovesen J, Olsen BS, Johannsen HV. The clinical outcomes of mosaicplasty in the treatment of Osteochondritis dissecans of the distal humeral capitellum of young athletes. J Shoulder Elbow Surg. 2011;20:813–8.

[115] Maruyama M, Takahara M, Harada M, Satake H, Takagi M. Outcomes of an open autologous osteochondral plug graft for capitellar osteochondritis dissecans: time to return to sports. Am J Sports Med. 2014;42:2122–7.

[116] Miyake J, Masatomi T. Arthroscopic debridement of the humeral capitellum for osteochondritis dissecans: radiographic and clinical outcomes. J Hand Surg Am. 2011;36:1333–8.

[117] Wulf CA, Stone RM, Giveans MR, Lervick GN. Magnetic resonance imaging after arthroscopic microfracture of capitellar osteochondritis dissecans. Am J Sports Med. 2012;40:2549–56.

[118] Iwasaki N, Kato H, Kamishima T, Minami A. Sequential alterations in magnetic resonance imaging findings after autologous osteochondral mosaicplasty for young athletes with osteochondritis dissecans of the humeral capitellum. Am J Sports Med. 2009;37:2349–54.

[119] Bae DS, Ingall EM, Miller PE, Eisenberg K. Early results of single-plug autologous osteochondral grafting for osteochondritis dissecans of the capitellum in adolescents. J Pediatr Orthop. 2020;40:78–85.

第 4 章 手和腕关节术后成像
Post-operative Imaging of the Hand and Wrist

Bouke Boden　Abishek Jain　Doug Campbell　Rob Campbell　著

熊　然　符振澜　雷　凯　译　　郭　林　傅德杰　校

手和腕部的损伤常发生于各种体育活动之中，它们可分为三大类：骨性损伤、韧带和其他支撑的软组织结构损伤及慢性撞击性损伤。影像学检查常用于手腕部损伤的辅助诊断和处置。在大多数情况下，其影像表现都有据可查。然而，手腕部的术后影像对于放射科医师来说可能是一项挑战，部分原因是此部位的影像学文献数据有限，对于软组织损伤重建手术后的影像学研究尤其如此。此外，出具报告的放射科医师通常也不熟悉已进行手术的性质。本章讨论了手术适应证，并回顾了最常见的手腕部软组织重建术后的正常和异常影像学表现。如果文献中缺乏支持性证据，本章中给出的建议则代表笔者深思熟虑后的意见。并发症可能包括软组织重建失败、初次重建后不稳定、术后粘连导致的活动受限、术后感染和继发性骨关节炎。放射科医师阅片时应注意识别可能与原发损伤无关或之前被忽略的任何其他关节或软组织病变。

一、腕尺侧手术

腕尺侧疼痛的原因可能是多方面的，同时其解剖结构复杂，常给外科和放射科医师带来困难。疼痛可能与急性创伤或慢性过度使用有关。可能受影响的结构包括三角纤维软骨复合体（triangular fibrocartilage complex，TFCC）、桡尺远侧关节（distal radioulnar joint，DRUJ）、尺腕韧带、月三角韧带和尺侧腕伸肌（extensor carpi ulnaris，ECU）肌腱。其中，三角纤维软骨盘复合体是桡尺远侧关节的主要稳定结构。这些结构的损伤会引起疼痛和不稳定，并影响关节运动。

（一）三角纤维软骨复合体

三角纤维软骨复合体位于尺骨远端，包括以下几个部分：掌侧和背侧尺桡韧带、三角纤维软骨（triangular fibrocartilage disc，TFC）、半月板同系物和尺侧伸腕肌腱鞘深层[1]。三角纤维软骨复合体损伤可分为急性创伤性（Ⅰ型）和慢性退化性（Ⅱ型）。三角纤维软骨复合体创伤性损伤通常是由强制的轴向载荷引起，如摔倒时手撑地[2]。根据损伤部位，创伤性损伤可分为 4 种不同的撕裂类型（A～D）[3]。Ⅰ B 型指三角纤维软骨复合体自尺侧缘的撕裂，是引起桡尺远侧关节不稳定的最常见类型之一。其他创伤性撕裂类型有中央穿孔型（Ⅰ A 型）、远端撕裂型（Ⅰ C 型）和桡侧缘撕裂（Ⅰ D 型）。退化性缺损多见于 40 岁以上老年患者，可能与尺腕关节撞击有关。

常规 MRI 可用于诊断三角纤维软骨复合体损伤，但可能会遗漏周围尺侧的撕裂。MR 关节造影通常是首选的成像方式，特别是对有运动需求的年轻患者[4]。

处理三角纤维软骨复合体撕裂的手术方法包

括修复、清创、尺骨短缩和尺骨头切除术，这取决于症状、撕裂类型、尺骨远端异常突起和桡尺远侧关节稳定性[5]。Ⅱ型撕裂通常由尺腕撞击引起，通常通过清创合并尺骨短缩截骨术或尺骨头切除术进行治疗[6, 7]。

1. 正常的术后影像学表现

三角纤维软骨修复术或清创术会改变术后三角纤维软骨复合体及其周围区域的 MRI 表现，这种改变可随着时间的推移而变化。三角纤维软骨清创术后，肉芽组织最先形成，在 T₁ 加权 MRI 上可表现为低到中等信号（signal intensity，SI），T₂ 加权 MRI 上则表现为高信号。这些信号改变可能持续多年，因此不应视为异常（图 4-1）。清创术前就存在的中央穿孔，在术后会被视为较大的缺损，切勿将此表现解释为复发的撕裂或缺损（图 4-2）。因此，关节造影将显示桡腕关节和桡尺远侧关节间的持续性连通。静脉注射对比剂

后，肉芽组织可能表现为均匀增强信号。三角纤维软骨边缘不规则且边界模糊，在 T₁ 加权 MRI 上最为明显而在脂肪层面上是缺失的。

尺侧缘撕裂（ⅠB 型）最适合手术修复，因为这是三角纤维软骨血运最丰富的区域，也常与桡尺远侧关节不稳定相关。对于桡尺远侧关节稳定的三角纤维软骨中央缺损，清创术是首选治疗方法[8]。三角纤维软骨可修复时，可根据撕裂类型行缝合或止点重建治疗。可以用关节镜缝合修复局限于背侧的尺侧缘撕裂。较大的尺骨侧撕脱伤可行开放或关节镜手术复位，将三角纤维软骨用锚钉或缝线固定于尺骨切迹处（图 4-3）。MRI 显示止点重建部位常被肉芽组织包绕，同时肉芽组织信号通常随时间逐渐减少（图 4-4）。MRI 磁敏感伪影通常存在，一般在梯度回波和频谱脂肪抑制序列上更为明显（图 4-5）。伪影的程度取决于缝合材料或植入物的类型。重要的是要寻找

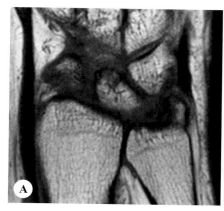
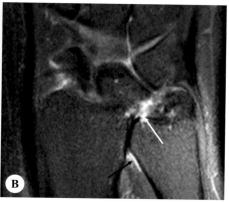

◀ 图 4-1　三角纤维软骨清创的术后冠状位 T₁ 加权 MRI（A）和 T₂ 加权脂肪抑制的 MRI（B）
三角纤维软骨边缘不规则，边界模糊，持续的中央缺损被 T₂ 高信号（白箭）填充，代表液体和肉芽组织的混合体，桡尺远侧关节中还有少量液体（黑箭），尺骨远端突起正常

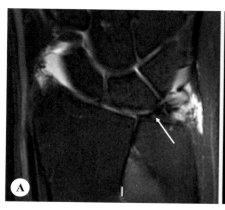
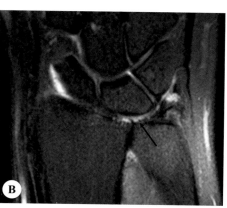

◀ 图 4-2　三角纤维软骨清创的术前冠状位 T₁ 加权脂肪抑制的 MRI（A）和术后冠状位 T₂ 加权脂肪抑制的 MRI（B）
术前图像显示三角纤维软骨仅有轻微的中央衰减（白箭）；术后图像显示有一个较大的中央缺损（黑箭），这是新发桡侧疼痛患者的正常可预期表现，但没有复发性腕尺侧疼痛

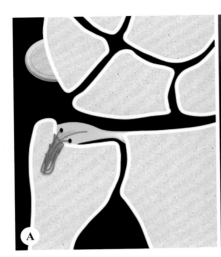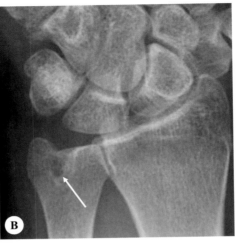

◀ 图 4-3 A. 三角纤维软骨止点重建的示意；B. 三角纤维软骨止点重建的术后常规 X 线片显示位于尺骨切迹凹陷处的锚定点（白箭），锚钉在 X 线片上不显像

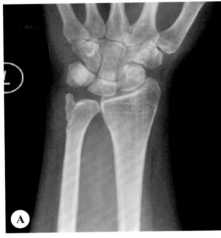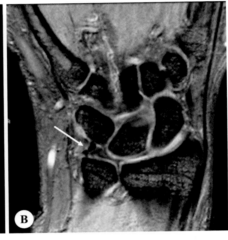

◀ 图 4-4 三角纤维软骨再植的术后 X 线片（A）和冠状位梯度回波 MRI（B）
三角纤维软骨再植后显示尺侧修复部位（白箭）周围有轻微的磁敏感伪影和肉芽组织，但位置正常且完好无损

常见的相应损伤迹象，如尺侧腕伸肌或桡尺远侧关节不稳。若存在损伤迹象，应将其与术前影像进行比对（图 4-5）。

目前尚无文献表明，在三角纤维软骨修复或止点重建后，腕关节造影显示的持续性三角纤维软骨破损或桡尺远侧关节与桡腕关节间连通是正常还是异常表现。未出现连通也许更能确保三角纤维软骨修复的完整性（图 4-6），然而，笔者认为对比剂出现在任一关节内且为孤立性表现时，也应将其当作正常表现（图 4-7）。与术前影像对比有助于分析，在腕尺侧复发性疼痛患者的术后扫描对比中，与术前相似或更大的缺损更有可能是一个重要表现。

Ⅱ型损伤的三角纤维软骨清创术通常与尺骨短缩术（USP）联合实施，尤其是存在尺骨突出畸形时。对于尺骨长度正常但三角纤维软骨损伤保守治疗失败，或者三角纤维软骨修复或清创术后仍尺侧疼痛的患者，也可行尺骨短缩术以减轻尺腕关节间负荷。术后影像学表现取决于所实施的手术。一种常用的尺骨短缩术是 Wafer 截骨术（图 4-8）。短缩尺骨 2～3mm，并可与三角纤维软骨清创或修复术联合实施，是其主要优势之一（图 4-9）。Wafer 截骨术可选择第五伸肌间隙背侧的开放式手术入路，或者在关节镜下使用小功率钻穿过三角纤维软骨的中央退行性缺损入路。与其他尺骨短缩术相比，Wafer 截骨术的好处是桡尺远侧关节的力学环境不受干扰。尺侧远端异常突起＜4mm 且无桡尺远侧关节不稳或桡尺远侧

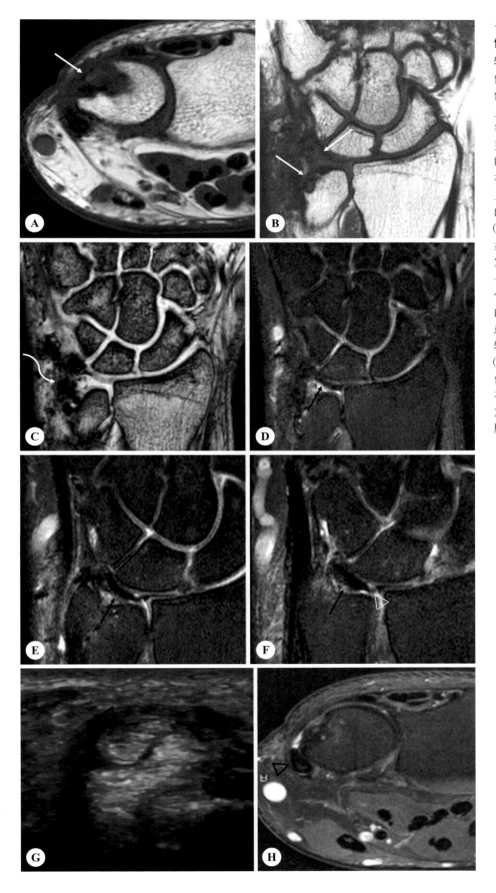

◀ 图 4-5　三角纤维软骨尺侧缘撕裂止点重建的术后影像

轴位 T₁ 加权 MRI（A）、冠状位 T₁ 加权 MRI（B）和冠状位梯度回波 MRI（C）显示止点重建部位周围为低到中等信号区域（白箭），代表肉芽组织和缝合材料引起的磁敏感伪影；这些磁敏感伪影在梯度回波图像（白曲线箭）上更为明显；在冠状位连续的质子密度脂肪抑制的 MRI（D～F）上可见三角纤维软骨盘（黑箭），未发现明显的复发性三角纤维软骨损伤，有一个小的退行性三角纤维软骨中央穿孔（白箭头），这样的影像没有临床意义；同一患者的横向平面超声（G）和轴位 T₂ 加权脂肪抑制的 MRI（H）显示尺侧腕伸肌的半脱位及肌腱病（黑箭头），这更有可能是该患者尺腕关节反复疼痛的原因；未行初次肌腱稳定术

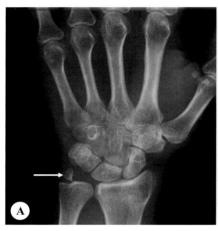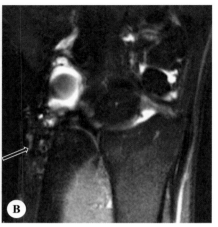

◀ 图 4-6　A. 尺骨茎突骨折不愈合（白箭）患者，因桡尺远侧关节不稳定而行切除及三角纤维软骨再植术；B. 术后 T_1 加权脂肪抑制的 MR 关节造影图像显示外周三角纤维软骨修复部位区域的磁敏感伪影（白空心箭），三角纤维软骨修复看起来完好无缺，桡腕关节和桡尺远侧关节间没有连通

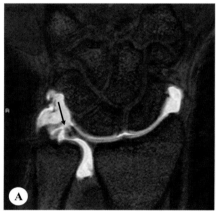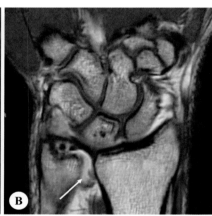

◀ 图 4-7　三角纤维软骨尺侧缘撕裂的术前冠状位 T_1 加权脂肪抑制的 MRI（A）和修复术后的质子密度 MR 关节造影（B）
术前对比剂渗漏至桡尺远侧关节，三角纤维软骨尺侧附着处全层缺损（黑箭）；术后图像显示完整的三角纤维软骨盘修复，但对比剂持续渗漏到桡尺远侧关节（白箭），这被认为是正常表现

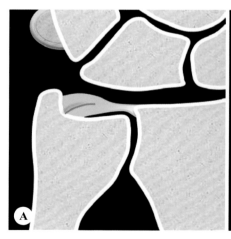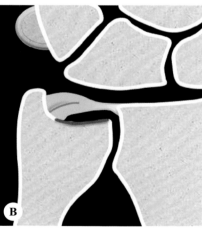

◀ 图 4-8　Wafer 截骨术的术前（A）和术后（B）示意
这种关节镜手术保留了韧带附着和桡尺远侧关节的功能，并可与三角纤维软骨盘清创或修复术联合

关节骨关节炎的患者适合此手术[9]。各种尺骨短缩截骨术均已被详细描述，术式的选择主要基于外科医师的偏好。开放性尺骨截骨术的缺点包括创伤更大、制动时间更长、瘢痕更大、不愈合风险和金属制品并发症。开放手术的优点是能够保持远端关节结构的完整，对尺骨短缩长度的限制较少（图 4-10）[10]。

2. 异常的术后影像学表现

三角纤维软骨修复的并发症包括缝线断裂或脱落，这可能导致复发性桡尺远侧关节不稳

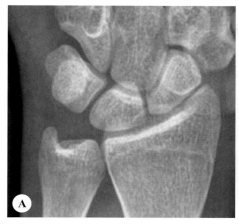
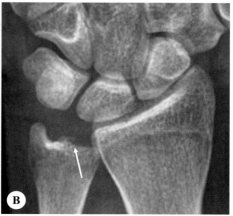

◀ 图 4-9　成功的 Wafer 截骨术的术前（A）和术后（B）X 线片

用钻头从尺骨头削去 2～3mm（白箭）；保持桡尺远侧关节的恰当对线

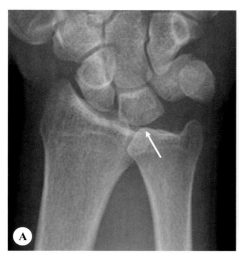
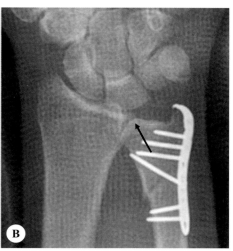

◀ 图 4-10　成功的开放性尺骨短缩术的术前（A）和术后（B）X 线片

尺骨突出畸形（白箭）已得到适当矫正（黑箭）

定，以及线结刺激导致相邻肌腱的肌腱炎或腱鞘炎[11]。缝线断裂或脱落可在影像学上表现为三角纤维软骨的复发性缺损，并可能出现锚钉或缝合材料的移位。然而，在缺乏术前影像的情况下，这种诊断将是十分困难的。如前所述，关节造影时桡尺远侧关节和桡腕关节的连通不一定是异常表现，因此结合患者症状和手术性质是必不可少的（图 4-11）。三角纤维软骨修复失败的诊断准确性有待进一步研究。

尺神经背侧支麻痹是一种相对常见的并发症，但这是临床诊断，通常不需要影像学检查，尽管在超声上可能会看到小的创伤后神经瘤。

若 FTC 手术时未纠正尺骨突出畸形，则可能出现尺腕撞击表现。这种现象可见于桡骨远端骨折合并桡骨短缩、伴或不伴三角纤维软骨损伤的患者，以及 Ⅱ 型三角纤维软骨撕裂患者仅三角纤维软骨清创术后（图 4-12）。尺骨短缩术的并发症包括短缩不足或过度短缩导致桡尺远侧关节不匹配、骨不愈合、金属制品相关并发症和尺侧腕伸肌不稳定（图 4-13 和图 4-14）。可能需要 CT 来评估尺骨截骨延迟愈合或不愈合的状态及任何相关的金属制品并发症（图 4-15）。术后腕关节僵硬可能是由于继发性骨关节炎或关节纤维化（图 4-16）。

（二）桡尺远侧关节

桡尺远侧关节（DRUJ）较为复杂，主要负责前臂旋转、尺腕运动和维持其稳定性[12]。桡尺

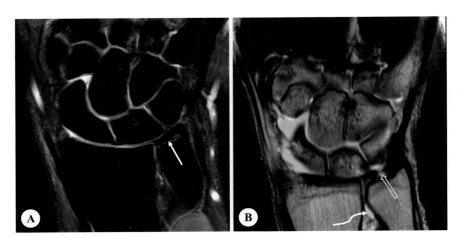

◀ 图 4-11　三角纤维软骨盘切迹止点处脱离（未显示）行止点重建术后的影像

A. 术后冠状位 T_1 加权脂肪抑制的 MR 关节造影显示完整的三角纤维软骨修复（白箭）；B. 术后患者遭受新的创伤，随后的质子密度 MR 关节造影显示三角纤维软骨关节盘有新的创伤后中心缺损（白空心箭），代表着撕裂复发；可见对比剂渗漏到桡尺远侧关节（白曲线箭）；中央凹附着修复部位完好无损

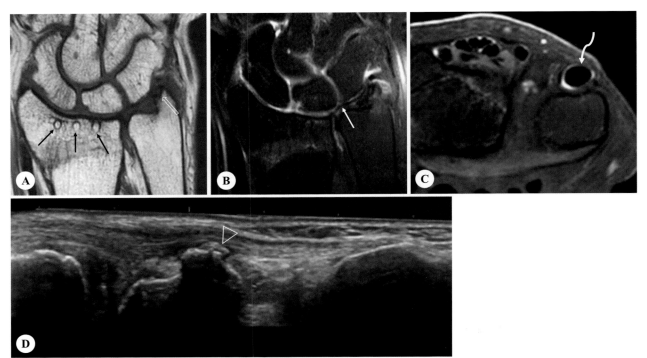

▲ 图 4-12　桡骨远端骨折后腕尺侧持续性疼痛的患者，继而行三角纤维软骨清创和掌侧钢板取出术病例的冠状位 T_1 加权 MRI（A）、冠状位 T_2 加权脂肪抑制的 MRI（B）、轴位质子密度脂肪抑制的 MRI（C）和纵向平面超声图像（D）

可见之前桡骨远端掌侧接骨板固定的螺钉束（黑箭）；清创术后三角纤维软骨有明显的中央衰减（白箭）；骨折引起的桡骨短缩导致了继发性尺骨突出畸形，进而引起的尺侧三角撞击，最终引发了患者的症状；由于骨撞击，尺骨茎突处有不规则的低信号，代表硬化，这在冠状位 T_1 加权 MRI 上（白空心箭）最为明显；尺侧腕伸肌也有严重增粗，这与尺侧腕伸肌肌腱撞击引起的肌腱病（白曲线箭）一致，尺侧三角撞击继发形成三角骨肥大，这在超声图像上（白箭头）最为明显

远侧关节的稳定性依赖于桡骨远端和尺骨间的骨接触，但也依赖于周围的软组织。这些软组织稳定结构包括内在稳定结构（三角纤维软骨关节盘、掌侧和背侧桡尺韧带）和前臂远端的外在稳定结构（骨间韧带和关节囊）。涉及掌侧和背侧桡尺韧带的三角纤维软骨复合体损伤最有可能导致桡尺远侧关节不稳定。三角纤维软骨复合体外周的血管相对丰富，该部位的撕裂可通过关节镜修

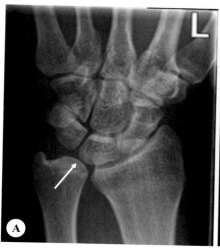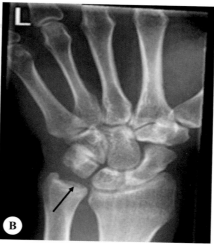

◀ 图 4-13　Wafer 截骨术的术前
（A）和术后（B）X 线片
由于尺骨短缩不足，患者有残留
症状；术前存在明显的尺骨突出
畸形（白箭）未得到充分矫正
（黑箭），并导致持续性的尺腕邻
接症状

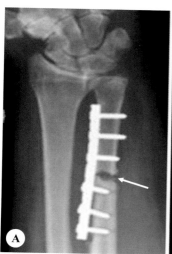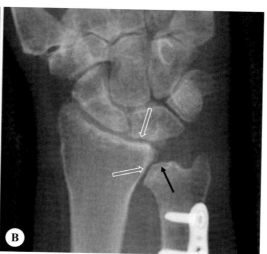

◀ 图 4-14　A. X 线片显示尺骨缩
短术后尺骨截骨处（白箭）不愈合，
该患者接受了额外的尺骨短缩和
骨移植术；B. 术后图像显示尺骨
过度短缩（黑箭），桡尺远侧关节
和桡腕关节的继发性退行性变化
（白空心箭）

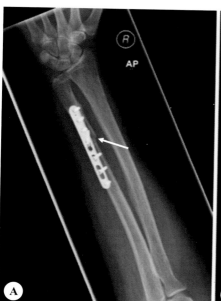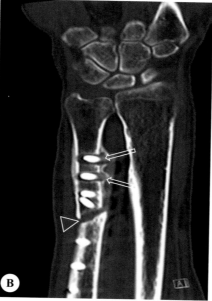

◀ 图 4-15　尺骨短缩术后的 X 线
片（A）和冠状位 CT 图像（B）
X 线片提示骨不完全愈合（白箭），
随后 CT 证实骨不愈合（白箭头），
远端螺钉周围可见透亮线（白空
心箭），表明植入物的松动可能与
微动有关

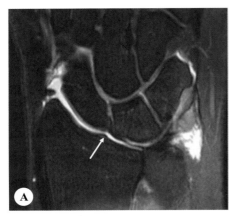
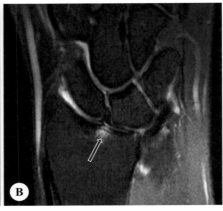

◀ 图 4-16 腕关节持续疼痛患者三角纤维软骨清创术前（A）和术后（B）的冠状位 T_2 加权脂肪抑制的 MRI

术后图像显示由于早期继发性 OA 导致桡骨远端软骨缺损（白箭）和软骨下骨髓水肿（白空心箭）；X 线片上不会出现这一表现

复。桡尺远侧关节不稳定可能与尺侧腕伸肌不稳定、尺腕关节撞击和桡尺远侧关节骨关节炎联合发生。所有这些因素都应在手术前进行影像学评估。三角纤维软骨复合体损伤和桡尺远侧关节不稳定通常合并尺骨茎突基底部的骨折和不愈合。

当骨折畸形愈合引起桡尺远侧关节不稳定时，需进行截骨矫形术。对于骨结构正常的桡尺远侧关节不稳定，三角纤维软骨修复术是首选的治疗方法，但当修复失败或组织无法修复时，可以进行桡尺远侧关节的解剖重建。文献中描述了几种重建技术[13-16]，其中使用 Adams 所述的肌腱移植物重建远端桡尺韧带是一种流行的手术技术（图 4-17）[13]。

1. 正常的术后影像学表现

术后 X 线片将显示手术隧道和尺骨畸形矫正状态（图 4-18）。当 X 线片不能确定时，CT 可更可靠地评估桡尺远侧关节匹配程度和隧道的精确位置。MRI 也可用于评估桡尺远侧关节的匹配程度和隧道位置，并有助于肌腱移植物的可视化以确认其完整性。然而，目前没有针对桡尺远侧关节重建术后的 MRI 表现的研究记录。移植物内部和周围的 T_2 高信号变化很可能会在术后早期出现，并且通常会在数月内消退。与其他健康肌腱相似，植入良好的移植物在 T_1 和 T_2 加权 MRI 上可能呈现低信号。由于仅在三角纤维软骨盘复合体损伤范围广泛且无法修复时才

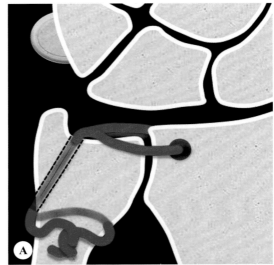
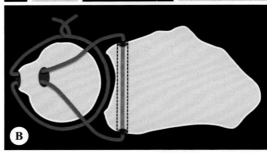

▲ 图 4-17 根据 Adams 所述技术使用肌腱移植物（通常为掌长肌）重建尺桡韧带的示意，桡骨和尺骨隧道的位置用虚线表示

需要进行韧带重建，因此预计桡尺远侧关节稳定术后的三角纤维软骨复合体将出现显著影像学异常。

2. 异常的术后影像学表现

桡尺远侧关节重建术后常见的并发症有持续

性或复发性不稳定、进行性骨关节炎、神经麻痹和神经瘤形成 [17]。进行性骨关节炎可通过 X 线片诊断，但对于不稳定和其他并发症可能需要横断面成像。CT 和 MRI 可对桡尺远侧关节不稳定的临床怀疑做出适当补充（图 4-19 和图 4-20）。动态 CT 可同时进行内旋和外旋扫描。MRI 能够显示大多数与移植物相关的并发症，如移植物断裂、脱位、隧道囊肿形成和感染，这些都可能是桡尺远侧关节复发性不稳定的原因（图 4-21）。创伤性神经瘤的形成可以通过超声或 MRI 进行诊断。

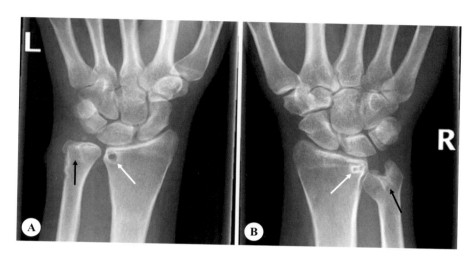

◀ 图 4-18　根据 Adams 所述技术进行的桡尺远侧关节重建的 2 例患者，术后 X 线片中桡骨和尺骨隧道分别用白箭和黑箭表示；术后尺骨分别呈阳性影像学表现（A）和阴性影像学表现（B），但这对任何 1 例患者都没有临床意义，2 例患者在其他方面都有良好的临床结果

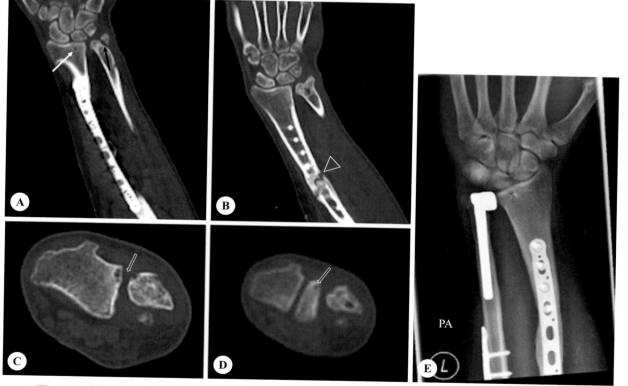

▲ 图 4-19　前臂骨折合并桡尺远侧关节修复失败患者的冠状位（A 和 B）和轴位（C 和 D）CT 图像；根据 Adams 所述技术实施韧带重建，在桡骨（白箭）和尺骨（黑箭）中可见隧道；存在持续的背侧桡尺远侧关节半脱位和继发性骨关节炎变化（白空心箭）；还有桡骨骨折延迟愈合（白箭头）；患者最终进行了尺骨远端假体植入（E）治疗骨关节炎相关疼痛；桡骨骨折随后愈合

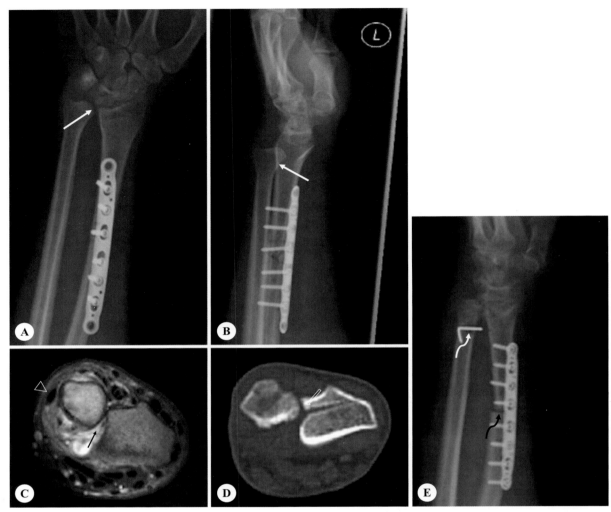

▲ 图 4-20　A 和 B. X 线片，患者曾因 Galeazzi 骨折进行桡骨固定，但不久后即出现桡尺远侧关节半脱位（白箭）；C. 桡尺远侧关节半脱位在轴位质子密度 MRI 上也可见（黑箭），也有尺侧腕伸肌肌腱脱位（白箭头），但没有相关的肌腱病变；D. 随后进行了 S 形切迹截骨术（白空心箭），以创造更一致的肌腱槽；然而，CT 图片显示桡尺远侧关节持续背侧半脱位，该手术失败；随后进行桡尺远侧关节融合和桡骨截骨术；E. 随访 X 线片显示桡尺远侧关节融合失败，克氏针周围有透亮线（白弯曲箭）；桡骨截骨术也有骨不连（黑弯曲箭）；患者在桡尺远侧关节出现了进行性的继发骨关节炎

（三）尺侧腕伸肌

尺侧腕伸肌肌腱通常位于尺骨远端的尺侧腕伸肌沟内。其稳定性依靠尺侧腕伸肌下鞘和伸肌支持带（图 4-22）。尺侧腕伸肌肌腱病包括尺侧腕伸肌不稳定、腱鞘炎、肌腱病和肌腱断裂。这些情况可以同时发生，也可以单独发生[18]。

尺侧腕伸肌下鞘的损伤会造成尺侧腕伸肌的不稳定。可能在创伤中急性发作，特别是在橄榄球等接触性运动中，也可能被视为慢性习惯性半脱位，这在高尔夫和网球运动员中很常见。当手腕从旋前向旋后移动时，一系列肌腱可能会发生移位，从肌腱全脱位到动力性半脱位。慢性习惯性肌腱半脱位通常是无症状的，但当其与肌腱断裂相关时，特别是当与肌腱病相关时[19]，它可能会引起尺侧腕部疼痛。

超声是评估尺侧腕伸肌不稳定性的主要成像手段，能够评估尺侧腕伸肌下鞘的完整性。与静态 MRI 或 CT 相比，在手腕旋前和旋后时进行超

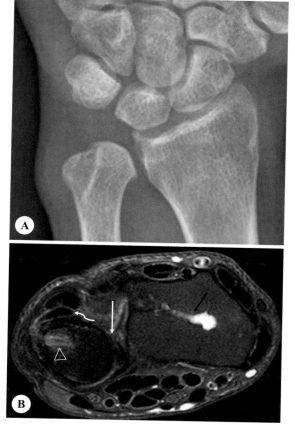

▲ 图 4–21　X 线片（A）和轴位质子密度脂肪抑制的 **MRI（B）** 显示失败的 **Adams** 手术，存在持续尺骨掌侧半脱位（白箭）；尺骨隧道内未见肌腱移植物（白箭头），但在尺侧腕伸肌肌腱深处可见一部分肌腱移植物（白弯曲箭）；放射状隧道的一部分也可见（黑箭）

引自 Campbell RSD & Campbell DA in *Imaging of the hand & Wrist: ed, Davies AM, Grainger AJ and James SJ*. Pub Springer ISBN:978-3-642-11146-4

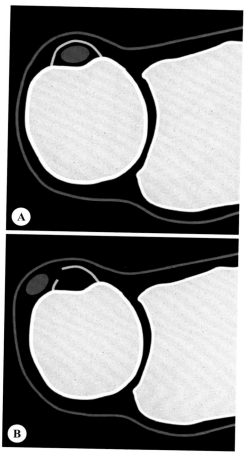

▲ 图 4–22　A. 尺侧腕伸肌肌腱（蓝色），正常情况下由鞘下（黄色）和伸肌支持带（红色）维持原位；B. 鞘下撕裂后尺侧腕伸肌肌腱半脱位；注：鞘下撕裂有多种不同的模式，具体取决于撕裂的确切位置

声检查更容易发现动力性肌腱半脱位。MRI 的优点是可以评估桡尺远侧关节和三角纤维软骨复合体的结构变化，这是超声无法评估的。

　　制动对于大多数患者来说是首选治疗方法。当症状持续时，医生可能会考虑手术。外科技术包括解剖修复和非解剖修复。尺侧腕伸肌下鞘的解剖学修复包括缝合下鞘的撕裂边缘或使用锚钉将下鞘重新连接到尺骨，这通常是急性损伤时的选择。或者，急性和慢性尺侧腕伸肌肌腱不稳均可采用非解剖性修复，相关的尺侧腕伸肌或其他尺腕病变也可同时治疗[20]。在这个过程中，尺

侧腕伸肌被外化到伸肌支持带上，并用来自支持带的一块组织瓣将尺侧腕伸肌肌腱保持在背部位置（图 4–23）。在大多数情况下，患者可能在手术后 8～10 周恢复运动。

1. 正常的术后影像学表现

　　超声检查的正常（术前）尺侧腕伸肌下鞘是一个薄的高回声结构，它将肌腱保持在尺骨沟内，但不是经常能看到。在 MRI 上，正常的下鞘表现为薄的带状结构，所有序列均呈低信号强度（图 4–24）。在非解剖性重建中，肌腱通常不会位于尺骨远端的凹槽内，而应该稳定在相对于尺骨远端背侧靠尺侧的位置。预计肌腱将被包含在代表伸肌支持带的低信号组织瓣内（图 4–25）。

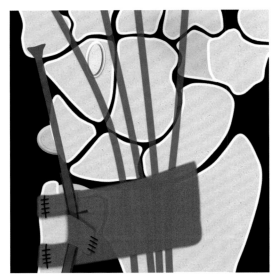

▲ 图 4-23　尺侧腕伸肌下鞘的非解剖学修复示意
肌腱外化到支持带上，并用伸肌支持带的放射状皮瓣固定；肌腱也可以缝合在支持带的内表面

解剖修复后，尺侧腕伸肌肌腱应位于尺骨沟内，但术后 MRI 上有可能出现低信号增厚的下鞘（图 4-26）。理想情况下，这两种手术中，尺侧腕伸肌肌腱在手腕旋前和旋后之间的动态超声表现应该是稳定的。在预后良好的患者中，可以看到持续的尺侧腕伸肌肌腱病变的影像特征。因此，寻找尺侧腕部疼痛的其他原因很重要。

2. 异常的术后影像学表现

解剖学和非解剖学修复的并发症包括不稳定、脱位或动力半脱位，尽管持续性肌腱脱位并非总会有临床症状。在初次解剖学修复术中，由于可供修复的残余鞘下组织不足，可能会发生鞘下组织过度收紧。这可能导致狭窄性腱鞘炎（图 4-26）。最终，肌腱可能在慢性肌腱病的情况下失效。

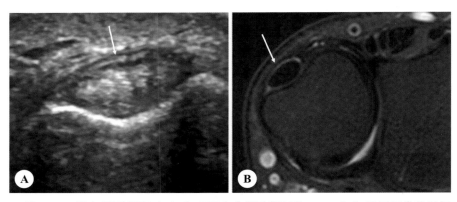

▲ 图 4-24　横向平面超声（A）和质子密度脂肪抑制的 MRI（B）显示正常的尺侧腕伸肌下鞘，看起来是一个细长的线性结构（白箭），将尺侧腕伸肌维持在所需位置

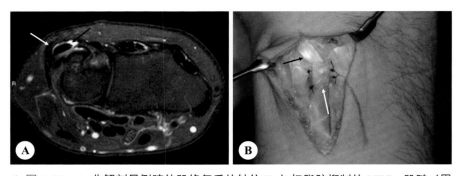

▲ 图 4-25　**A.** 非解剖尺侧腕伸肌修复后的轴位 T₂ 加权脂肪抑制的 MRI；肌腱（黑箭）不再位于远端尺骨的凹槽内，而是位于尺骨背侧的恰当位置；它包含在重建的伸肌支持带（白箭）增厚的低信号强度组织袖套中；尽管肌腱鞘内有少量的积液，但并不是肌腱病；**B.** 使用局部伸肌支持带皮瓣进行非解剖性鞘下修复后患者的围术期照片（白箭），尺侧腕伸肌（黑箭）位于其凹槽中

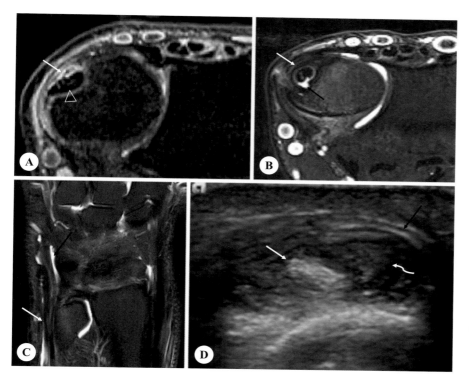

◀ 图 4-26　患者为高尔夫球手，接受尺侧腕伸肌下鞘解剖修复后，轴位和冠状位 T₂ 加权脂肪抑制的 MRI

A. 术前图像显示鞘下裂开（白箭）和尺侧腕伸肌肌腱轻微肌腱病（白箭头）；B 和 C. 术后图像显示修复后的鞘下结构正常，在轴位和冠状位图像（白箭）上均表现为明显粗大的低信号结构；患者存在轻度持续性肌腱病，但也有明显的腱鞘炎（黑箭），原因是鞘下过度收紧，导致尺侧腕关节残留疼痛；D. 横向平面超声图像显示与肌腱病一致的不均匀增厚的尺侧腕伸肌（白箭），以及修复术后鞘下的回声增厚（黑箭），也可见肌腱鞘内滑膜增厚（白弯曲箭）；患者在超声引导下进行肌腱鞘内注射治疗，取得了良好的临床效果

二、腕关节不稳定手术

腕关节内、外韧带是腕关节的重要结构，对腕关节的稳定性起着关键作用。固有韧带起止点都在同一排腕骨序列。腕关节外韧带起源于同一排腕骨序列，并止于另一排腕骨。手腕最重要的固有韧带是舟月韧带（scapholunate，SL）和月三角韧带（lunotriquetral，LT）。腕关节外韧带也有助于腕关节的稳定，但它们的确切作用更复杂，也不太为人所知。本章未完整描述和讨论腕关节稳定性或失稳的生物力学范围。

腕关节内或外韧带（或两者都有）的损伤可能导致腕关节不稳定。如果不治疗，患者可能会发展为继发性骨关节炎。从创伤到继发性骨关节炎发生的时间，与术前损伤的严重程度、所涉及的韧带及伴发骨折或脱位有关。疼痛、握力受限和活动度受限是常见的临床表现。因为合并损伤（如桡骨远端骨折）并不少见，所以腕关节韧带损伤很难在初次就诊时就被诊断出来。

（一）舟月韧带

舟月韧带为马蹄形韧带，由背侧、骨间和掌侧三部分组成。背侧部分是韧带最厚和功能最重要的部分，有症状的人最常出现这部分韧带的损伤[21]。当患者处于急性期（<4 周）时，大多数患者的舟月韧带撕裂是可以修复的。晚期（>4 周）通常进行舟月韧带重建或抢救手术。

当怀疑舟月韧带损伤时，X 线片是首选的初步影像检查。在孤立性舟月韧带损伤的患者中，静态图像上未见异常。可通过附加应力位片或动态透视图像观察到动态舟月韧带的不稳定。当次级稳定结构特别是外韧带也受到损伤时，在正位 X 线片上，静态舟月韧带不稳定会随着舟骨和月骨之间的距离（≥3mm）而进展。进一步的损伤将导致中间体背伸不稳（dorsal intercalated segment instability，DISI）畸形，在侧位 X 线片上可见月骨背侧倾斜 / 过伸，并伴有舟月骨角的增大。如果不及时治疗，会发展为继发性骨关节炎伴舟月骨进行性塌陷（scapholunate advanced collapse，SLAC）。MRI 或 MR 关节造影是更敏感的检测舟月韧带撕裂和其他损伤的成像技术，通常在 X 线检查结果不明确或需要手术时使用。

急性损伤患者的主要修复技术包括使用带线锚钉重建韧带止点，可同时做或不做囊膜分离。可用临时克氏针固定，通常是为了在愈合过程中稳定腕关节的腕骨序列，如果有其他重要的骨折的话，也可以用克氏针来固定。初次舟月韧带损伤的修复结果差异很大，导致不良结果的因素包括无法识别的关节外韧带损伤、软骨损伤和关节纤维化。部分舟月韧带撕裂的患者只能在关节镜下行清创术，临床结果通常更好。

对于慢性舟月韧带损伤的患者，可以在 SLAC 腕关节病形成之前进行软组织重建。文献中已经描述了几种重建技术。改良的 Brunelli 技术，包括对该技术的改良式式，是目前流行的方法[22]。该手术的目的是恢复舟状骨的伸展位置，并通过使用桡侧腕屈肌肌腱（flexor carpi radialis，FCR）的一束腱束来部分重建舟月韧带本身，桡侧腕屈肌肌腱束从腕舟骨极远端的掌侧表面通过隧道进入舟状骨近端的背侧表面，然后绕过桡骨背侧三角韧带缝合到自身上，或者固定在用来替代的月骨或舟骨上，以部分重建腕舟骨的韧带本身（图 4-27）。

在慢性舟月韧带损伤和 SLAC 腕关节病的患者中，韧带重建是禁忌，抢救性手术是首选的治疗方法。最常见的两种手术是腕舟骨切除加周围四角临近关节融合术和近排腕骨切除术。事实证明，这两种技术在缓解疼痛和充分保留功能方面都是有益的。

1. 正常的术后影像学表现

舟月韧带修复或重建术后随访时的主要影像手段是常规 X 线片检查。在舟月韧带修复或重建后，大多数患者舟骨和月骨之间的距离会缩小（图 4-28）。然而，舟骨和月骨之间持续的分离状态，甚至在随访时距离有进一步增大，并不一定与继发性骨关节炎的高风险相关，这不应该被解释为孤立的异常发现（图 4-29）[23]。持续性或不断增宽的可能原因是韧带松弛或肌腱移植物拉伸。在手术成功的舟月韧带修复或重建后，侧位 X 线片上也可以看到持续增加的舟月角（图 4-30）。因此，无论是否同时行关节造影，CT 或 MRI 对于术后症状复发的患者都是有用的辅助影像检查。CT 多平面三维重建能最好地显示移植物隧道的确切走行方向，并发现各种骨性异常。MRI 能够评估移植物的完整性和相关的软组织异常（图 4-31 和图 4-32）。

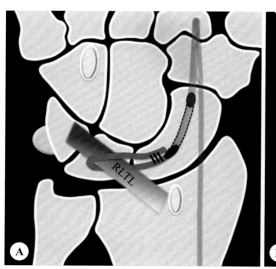
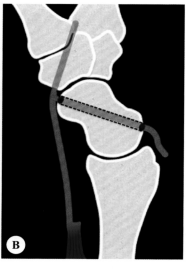

◀ 图 4-27 改进的 Brunelli 技术图解

桡侧腕屈肌肌腱束斜穿过舟状骨内的隧道，绕过桡月三角韧带（radiolunotriquetral ligament，RLTL）缝合

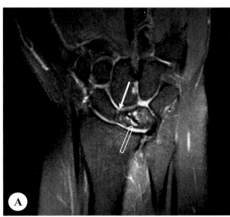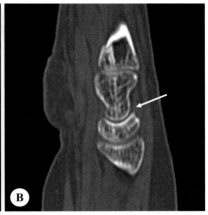

◀ 图 4-28　舟月韧带临床修复成功的患者的图像

A. 冠状位质子密度脂肪抑制的 MRI 显示月骨内有正常舟月韧带间隙（白箭）和骨锚钉（白空心箭）；B. 矢状位 CT 图像显示月骨排列正常（白箭），没有月骨背侧旋转

◀ 图 4-29　舟月韧带临床修复成功的患者的 X 线片

锚钉在月骨上（白箭），但显示舟骨和月骨之间存在持续的分离（黑箭）；随时间推移，该分离状态是稳定的，说明这是术后正常的影像表现

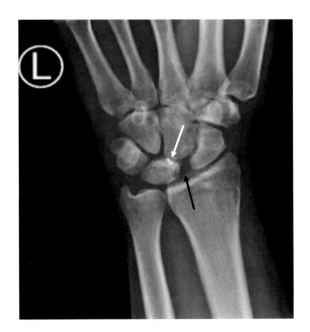

◀ 图 4-30　无症状患者舟月韧带修复后的冠状位（A）和矢状位（B）CT 图像

A. 冠状位图像上，舟骨和月骨之间有持续性的分离（白箭），随访时仍稳定；B. 矢状位图还显示了月骨的背侧旋转（黑箭）；这被认为是正常的术后影像，因为没有继发性骨关节炎或其他并发症的特征

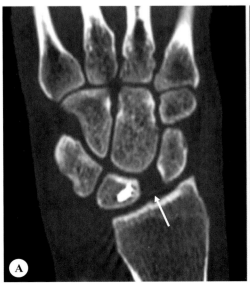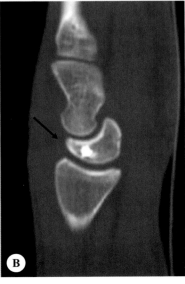

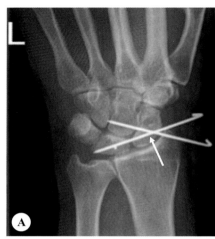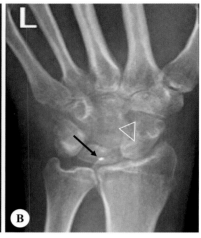

◀ 图 4-31 采用改良 Brunelli 技术重建舟月韧带

A. 术后即刻图像显示维持稳定的克氏针（白箭），6 周后取出；B. 在这个病例中，月骨上可以看到一个锚钉（黑箭），反映了桡侧腕屈肌肌腱束的固定点，舟状骨中的桡侧腕屈肌肌腱束的隧道（白箭头）也可见

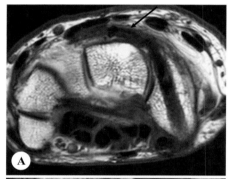

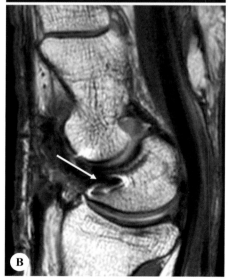

▲ 图 4-32 图 4-31 中同一患者的轴位（A）和矢状位（B）质子密度加权 MRI

肌腱移植物穿过桡骨隧道，穿过月骨背侧表面（黑箭），深入伸肌腱；固定点在月骨背侧可见一个易感性伪影区域（白箭）；可以看到月骨残留的背侧倾斜，通常认为这是可以接受的（引自 Campbell RSD & Campbell DA in *Imaging of the hand & Wrist: ed, Davies AM, Grainger AJ and James SJ.* Pub Springer ISBN:978-3-642-11146-4）

2. 异常的术后影像学表现

舟月韧带修复和舟月韧带重建后的并发症包括手术器械相关并发症、感染、舟骨缺血性坏死、关节纤维化、伴有渐进性舟月韧带增粗或随 SLAC 病发展而导致舟月角增大（DISI 畸形）的移植物失败（图 4-33 至图 4-42）[24]。然而，如前所述，持续性舟月韧带增粗不一定是有症状的，在没有继发其他并发症的情况下，要确定舟月韧带增粗的临床相关性可能很困难。植入物相关的并发症、进展性骨关节炎、骨不连和延迟愈合都可以在各种补救性手术中看到。

（二）月三角韧带

月三角韧带负责稳定月三角关节，它由三个不同的部分组成，这与舟月韧带相似。月三角韧带包括背束、膜束和掌束，但与舟月韧带不同的是，月三角韧带的掌侧区域是最厚的，在稳定关节方面也是最重要的。孤立性月三角韧带损伤是一种罕见的损伤，通常是由于手伸展时摔倒造成的。尺侧手腕疼痛和握力下降是最常见的症状。尽管月骨和三角肌之间的 Gilula 弧线在应力 X 线片中可能有断裂，但在单纯性月三角韧带损伤患者的 X 线片中，大多数病例可能没有异常发现。月骨和三角骨之间的彻底分离很少见。当存在额外的关节外韧带损伤时，会发生中间体掌屈不稳

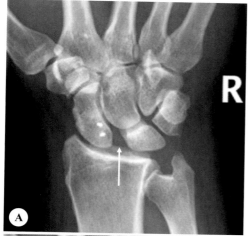

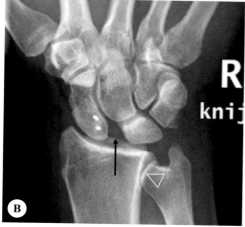

▲ 图 4-33　舟月韧带修复失败

与握拳位（黑箭）（B）相比，在中立位（白箭）（A）的 X 线片上，腕舟骨与月骨之间的分离增加，提示存在舟月韧带关节的动态不稳定；也有尺骨短缩的影像学表现和继发性桡尺远侧关节骨关节炎（白箭头），这可能是手腕疼痛的一个原因，需结合临床症状来确定

定（volar intercalated segment instability，VISI）畸形[25]。孤立的月三角损伤治疗选择取决于损伤的严重程度和慢性化，对于急性损伤的固定化，常进行关节镜清创和韧带修复。在慢性损伤软组织重建患者中，关节融合术和尺骨短缩术是公认的治疗选择[26, 27]（图 4-43）。月三角关节术后并发症与舟月关节术后相似，包括移植韧带失效、植入物相关并发症、感染和骨关节炎的发生或进展。可在补救性手术中看到延迟愈合或不愈合。本文不再单独讨论正常或异常的术后影像学表现，因为它们与前面所描述的发现相差无几。

三、拇指手术中尺侧副韧带的处理

第一掌指关节的尺侧副韧带（ulnar collateral ligament，UCL）是限制拇指过度外翻的最重要稳定结构之一。最早对尺侧副韧带损伤的描述是苏格兰猎场看守人的慢性拉伸损伤，通常也是发生于滑雪和其他外伤的一种常见的急性损伤。损伤机制为过度外展的同时伴有不同程度的过伸。患者在急性期常出现疼痛、肿胀和握力下降，特别是手指的捏合力。临床检查可通过应力试验显示关节不稳定。未经治疗的尺侧副韧带损伤可能导致慢性不稳定、慢性疼痛和早期骨关节炎。

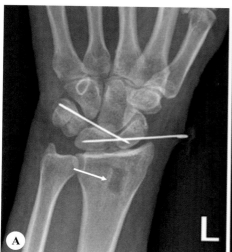

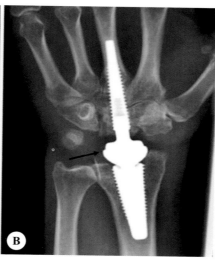

◀ 图 4-34　**A.** 单纯性舟月韧带损伤的患者，接受了从桡骨远端获取植骨（白箭）的舟月关节融合术；**B.** 由于 DISI 畸形导致融合失败并加重，随后进行了腕关节近端切除和关节成形术（黑箭）

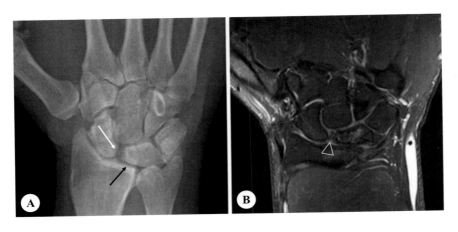

◀ 图 4-35　舟月韧带修复成功的患者

A. X 线片显示舟骨和月骨之间持续的分离（白箭），这被认为是一个不明显的影像；然而，有早期桡腕骨关节炎的发生，关节间隙变窄（黑箭）；B. 冠状位质子密度脂肪抑制的 MRI 证实修复的舟月韧带的完整性，舟月关节内可见修复组织（白箭头），桡腕关节有关节软骨缺损和骨髓水肿（黑箭头），这证实了继发性骨关节炎改变

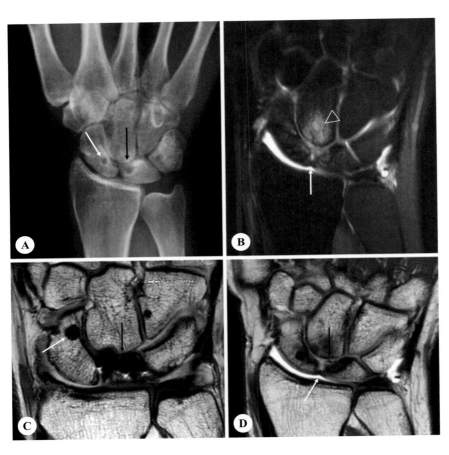

◀ 图 4-36　根据改良 Brunelli 技术进行舟月韧带重建（白箭）的患者的 X 线片（A）、冠状位 T_1 加权脂肪抑制的 MRI（B）和冠状位质子密度加权的 MR 关节造影（C 和 D）；移植物完好无损，但继发性骨关节炎主要发生在腕关节中部（黑箭），伴有软骨缺损和反应性骨髓水肿（白箭头）

引自 Campbell RSD & Campbell DA in *Imaging of the hand & Wrist: ed, Davies AM, Grainger AJ and James SJ.* Pub Springer ISBN:978-3-642-11146-4

（一）尺侧副韧带

尺侧副韧带起自第一掌骨尺侧，从背侧斜向止于近节指骨内侧结节。尺侧副韧带损伤主要有三种类型。第一种类型是近节指骨基部撕脱骨折。可以在标准的正位 X 线片上看到移位的程度，通常不需要额外的影像学检查。在急性损伤中，当骨折碎片明显移位时（≥2mm），需进行手术复位和固定。第二种类型损伤为无移位的韧带断裂，从拉伤到完全断裂损伤程度不等。远端止点最常见韧带断裂，但中、近端也会发生断裂。这种类型损伤可以通过非手术制动来治疗。制动的时间取决于损伤严重程度，拉伤大约需要 10 天，完全断裂大约需要 6 周。第三种类型损伤是远端韧带断裂，并在拇收肌腱膜的近端边缘发

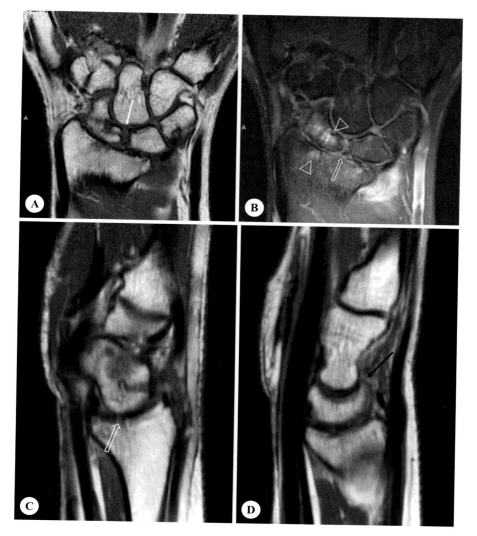

◀ 图 4-37　对急性损伤史且疑似无移位桡骨骨折的患者 **Brunelli** 手术后行冠状位 T_1 加权（**A**）MRI、冠状位 T_2 加权脂肪抑制的（**B**）MRI 和矢状位质子密度（**C** 和 **D**）MRI；移植物完好无损，舟月关节间隙正常（白箭），月骨排列正常（黑箭）；然而，桡腕关节周围有迟发性继发骨关节炎，伴有关节软骨缺损（白空心箭）和反应性骨髓水肿（白箭头）

生回缩和移位，也称"Stener 损伤"[28]。区分无移位的尺侧副韧带断裂和 Stener 损伤是至关重要的，Stener 损伤因为受伤韧带的两条断裂缘被插入的内收肌腱膜分开，永远不会愈合，因此具有手术修复指征。超声和 MRI 都可以用来评估尺侧副韧带损伤，并能可靠地区分无移位的尺侧副韧带断裂和 Stener 损伤。大多数急性损伤可以进行一期修复。慢性损伤（＞6 周）或组织质量不佳、长度不足时，如果掌指关节没有继发性骨关节炎，可进行重建。通过肌腱移植来完成尺侧副韧带重建。掌长肌肌腱是最常用的肌腱。修复和重建的结果一般都是优良的。合并掌指关节不稳和骨关节炎的患者最好采用关节融合术。

1. 正常的术后影像学表现

尺侧副韧带修复后的影像学检查并非常规检查，但对于持续性或复发性疼痛及存在不稳定的患者可能需要检查。X 线片是评估植入骨的锚钉、关节半脱位状态和位置的最佳方法。X 线片也用于识别继发性骨关节炎。超声和 MRI 可以评估尺侧副韧带修复或重建的完整性。超声检查可以动态检查尺侧副韧带。MRI 质量可能由于磁化率伪影而受到不同程度的影响。术后韧带通常比原始韧带更厚、边界更不清晰、外观更不均匀（图 4-44）。缝线材料可能在超声检查中表现为明显的回声区，应与小的骨碎片相鉴别（图 4-45）。

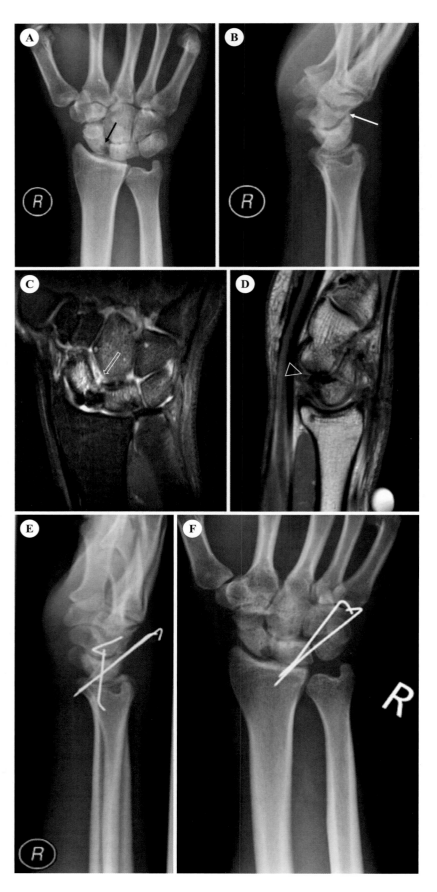

◀ 图 4-38　近期接受修复术的舟月韧带复发性损伤和第五掌骨骨折的拳击手的术后正位（A）和侧位（B）X线片；舟骨内可见锚钉位置（黑箭），未见舟月韧带分离；然而，侧位片（白箭）显示月骨和头状骨之间存在关节间隙狭窄，这与新发的月骨屈曲和头状骨过伸变化有关；冠状位质子密度脂肪抑制的 MRI（C）显示植骨部位连续，腕中关节变窄，反应性骨髓水肿和关节积液（白空心箭）；矢状位质子密度 MRI（D）证实了异常的头月关节力线（白箭头）；随后通过关节镜确诊其原因是关节外掌侧韧带撕裂；正位片（E）和侧位片（F）显示手法复位和克氏针固定后腕中关节力线满意，期望能使掌侧韧带愈合并延迟骨关节炎的进展，移除穿过舟头关节的克氏针

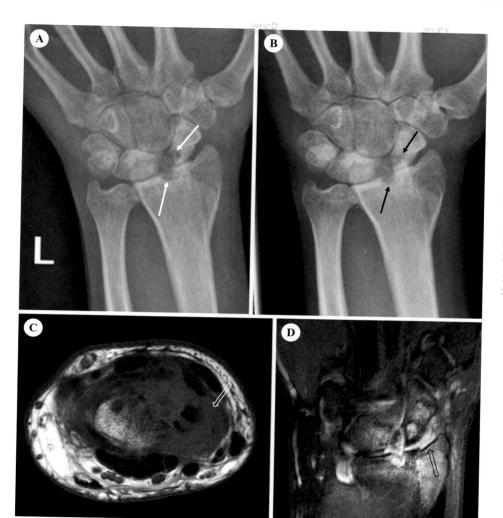

◄ 图 4-39 舟月韧带修复术后患者出现疼痛、肿胀和炎症的影像

X 线片显示舟骨和桡骨被侵蚀（白箭）（A），几周后随访影像学表现进一步加重（黑箭）（B）；轴位 T_1 加权 MRI（C）和冠状位 T_2 加权脂肪抑制的 MRI（D）显示关节积液、滑膜炎（白空心箭）、骨髓水肿或侵蚀和软骨缺损（黑空心箭）；怀疑感染但从未得到证实，因为确定为反应性无菌性滑膜炎；在随访的 X 线片上没有发现骨侵蚀加重

2. 异常的术后影像学表现

尺侧副韧带修复术和重建术均有良好的临床效果，术后并发症很少[29]。确实发生的并发症包括初次修复失败，以及由于移植物过度收紧或存在尺侧副韧带和内收肌腱膜之间的粘连而导致的僵硬（图 4-46）。超声动态成像可以通过屈曲拇指末节指骨显示在尺侧副韧带移植/修复部位的内收肌腱膜正常偏移的界限（图 4-47）。其他并发症包括感染、桡侧感觉神经损伤伴神经瘤形成和继发性骨关节炎。特定区域内的软组织可能发生伴随的病理改变，这可能是残留症状的原因之一，而在之前往往被忽视（图 4-48）。

四、腕部肌腱修复

肌腱断裂可能导致各种功能障碍和畸形，其程度取决于受损肌腱功能的重要性。损伤可以是急性、慢性或慢性合并急性发作，由直接或间接创伤引起。由断裂伤或挫伤造成的直接创伤会影响肌腱的中部。间接创伤与远端肌腱止点撕脱伤有关[30]。手和腕背侧的伸肌腱位置较浅，因此比屈肌腱更容易受到直接创伤。慢性或慢性合并急性发作损伤见于存在隐匿性肌腱疾病和有其他易感因素的患者，且通常在没有任何外伤的情况下发生。类风湿关节炎和既往手术后产生的骨性突起或硬物的慢性摩擦是自发性肌腱断裂的常见原因。

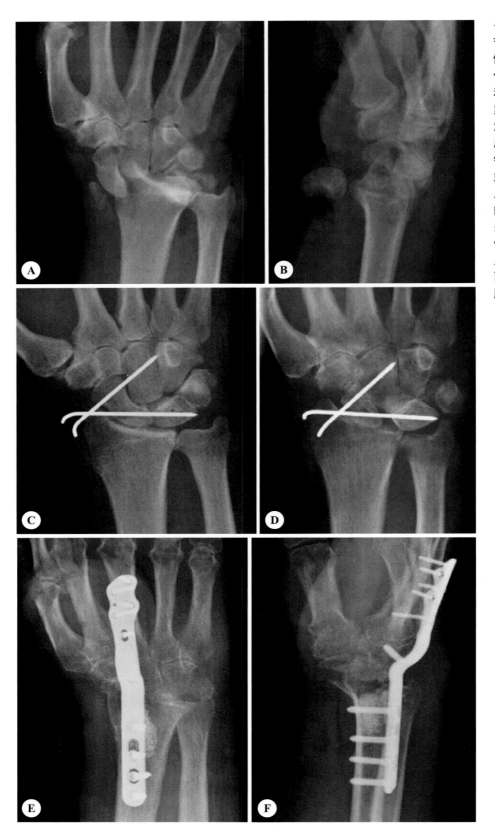

◀ 图 4-40 发生复杂腕关节损伤患者的正位（A）和侧位（B）X 线片，包括月骨脱位、腕关节向桡侧移位和桡骨茎突骨折；治疗方案是复位和克氏针固定，但没有进行舟月韧带修复；术后早期影像（C）显示克氏针和腕关节的位置和排列良好；然而，术后 5 周的 X 线片（D）显示舟骨和月骨之间变宽，桡腕关节和腕骨间关节骨关节炎迅速进展；正位（E）和侧位（F）X 线片显示后期为治疗顽固性腕痛而进行的近排腕骨切除术和腕关节融合术

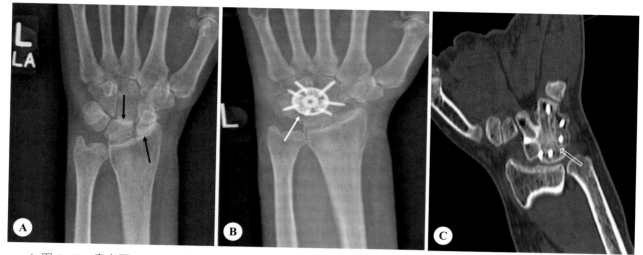

▲ 图 4-41　患者因 SLAC 腕合并继发性桡腕和腕骨间骨关节炎（黑箭）而行四角融合术（白箭）的术前（**A**）和术后（**B**）X 线片；冠状位 CT 图像（**C**）显示术后外观正常，骨完全融合（白空心箭）

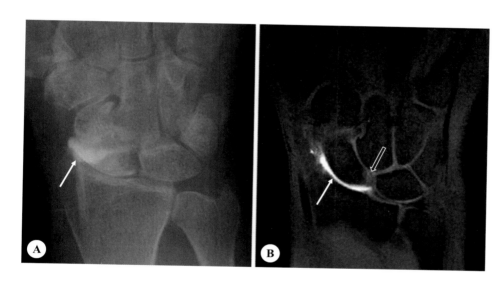

◀ 图 4-42　舟月韧带修复后持续性腕关节疼痛的患者常规关节造影图像（A）和冠状位 T_1 加权脂肪抑制的 MRI（B）显示桡腕关节有对比剂（白箭），尺腕关节没有对比剂但存在关节纤维化；修复完整的舟月韧带也在图中显示（白空心箭）（图片由南佛罗里达大学医学院 Laura Bancroft 馈赠）

在大多数急性损伤（<3 周），如果肌腱质量良好且肌腱回缩有限，可以进行修复。慢性合并急性发作肌腱损伤和慢性肌腱损伤往往不能修复，肌腱转位手术是首选的选择。有多种不同的肌腱转位方式恢复肌腱功能。讨论肌腱移植技术的全部范围超出了本章的范围。常见的手术之一是拇长伸肌（extensor pollicis longus，EPL）破裂后示指固有伸肌（extensor indicis proprius，EIP）转位。

术前通常需要进行影像学检查来证实临床怀疑的肌腱损伤。超声和 MRI 都能诊断肌腱断裂，并能确定肌腱回缩的程度。在急性创伤性肌腱断裂中，可见腱鞘内因渗入液体而形成局灶性不连续。在急性—慢性损伤和慢性损伤中，腱鞘内可能只有少量液体或没有液体，肌腱末端可能显示不清，这可能使得图像辨识更加困难，特别是当断裂的肌腱末端仍然由一串腱鞘"连接"时。

（一）正常的术后影像学表现

影像学检查不是评估肌腱修复或转位术后修复部位完整性的常规方法。超声检查通常是临床进展失败和运动受限患者的主要影像学检查方式，但有时也需要 MRI 检查（图 4-49）。如果手指活

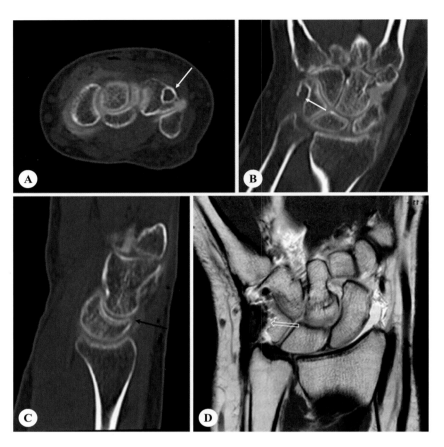

◀ 图 4-43　慢性月三角关节不稳的患者使用部分尺侧腕伸肌肌腱进行软组织重建的术后影像

在此过程中，切断部分尺侧腕伸肌并保留其远端附着部位；获取的肌腱绕过三角骨形成环状，骨隧道（白箭）在轴位（A）和冠状位（B）CT 关节造影图像上可见，肌腱末端与肌腱自身缝合；矢状位 CT 图像（C）上未见 VISI 畸形（黑箭）；冠状位质子密度 MRI（D）与 CT 同时获得的图像显示尺侧腕伸肌腱的 2 个组成部分，锚定位置位于三角骨（白空心箭）；没有继发性骨关节炎改变

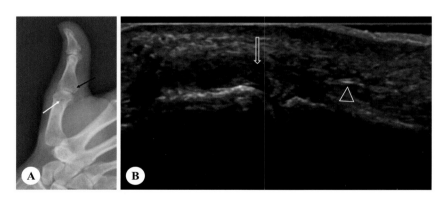

◀ 图 4-44　A. 尺侧副韧带修复后的 X 线片显示近节指骨基底部（黑箭）和掌骨头（白箭）有透光的锚钉位点；B. 纵向平面超声图像显示完整的增厚且不均匀的尺侧副韧带（白空心箭），近节指骨基底部线性回声结构为缝线材料（白箭头）

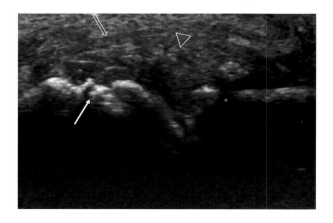

◀ 图 4-45　修复后增厚但完整的尺侧腕伸肌肌腱的纵向平面超声图像

掌骨头部皮质不规则（白箭）对应于尺侧腕伸肌肌腱的缝合固定位置，近节指骨基底部小回声区为缝线材料（X 线片未见骨撕脱）；内收肌腱膜（白空心箭）位于尺侧腕伸肌肌腱修复表面（白箭头）

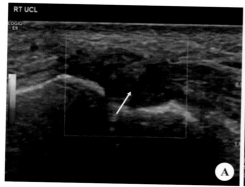
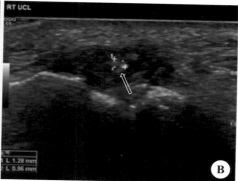

◀ 图 4-46　尺侧副韧带修复术后复发不稳定患者的纵向平面（矢状面）超声图像

动态影像显示局部松弛，有修复失败的证据；回声不均匀代表尺侧副韧带修复失败（白箭），回声物质（白空心箭）代表回缩的锚钉

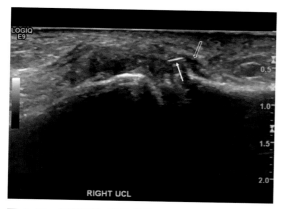

▲ 图 4-47　尺侧副韧带原位修复术后（白箭）因粘连导致的内收肌腱膜活动受限（白空心箭）

动受限，使用微型探头对评估肌腱非常有帮助。MRI 不能评估肌腱的运动，而且容易出现术后伪影。正常完整的肌腱修复术后即刻显示为不同程度的肌腱增粗和不均匀的低回声纹理。局灶性肌腱不连续通常不存在，但滑膜腱鞘分化不良是可能的。在 3～6 个月的过程中，随着肉芽组织的成熟，肌腱的外观通常会恢复正常。缝合材料在超声上最容易识别，表现为线性回声或病灶。

（二）异常的术后影像学表现

　　肌腱修复后的严重并发症包括修复部位断裂、粘连和感染。当肌腱和腱鞘逐渐增厚，粘连会越来越明显（图 4-50）。在动态成像中，肌腱的移动可能会受到限制，但在屈伸时应该有肌腱"穿过"（图 4-51）。无痛性腕关节运动会使手指肌腱产生滑动。主动运动比被动运

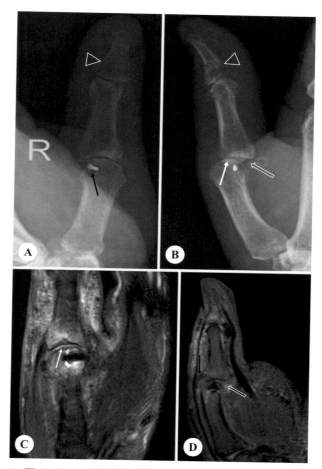

▲ 图 4-48　A. 尺侧副韧带修复术后患者拇指的正位 X 线片，术后残留不稳定表现和疼痛加重；在尺侧副韧带近端撕脱伤后，固定在掌骨头尺侧（黑箭）的锚钉位置满意；B. 随访侧位 X 线片显示继发性骨关节炎（白箭）和掌指关节向掌侧半脱位（白空心箭），原因是忽略了桡侧副韧带损伤和拇短伸肌远端撕脱伤，X 线片上可见远节指骨骨折（白箭头）；C. 术后冠状位 T_2 加权脂肪抑制的 MRI 证实了桡侧副韧带损伤，显示了骨关节炎继发的软骨缺损并伴有骨髓水肿（白箭）；D. 矢状位 T_2 加权脂肪抑制的 MRI 显示掌指关节掌侧半脱位（白空心箭），拇短伸肌远端（黑箭）表现不均匀，与永久性撕脱伤一致

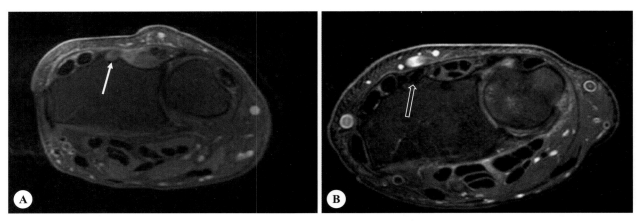

▲ 图 4-49　**A.** 术前轴位 T_2 加权脂肪抑制的 **MRI** 显示由于拇长伸肌肌腱断裂，第三伸肌间隔室空虚（白箭）；采用了示指固有伸肌转位拇长伸肌治疗，患者经历了复发性损伤，并通过 **MRI** 评估移植物的完整性；**B.** 术后轴位 T_2 加权脂肪抑制的 **MRI** 显示第三伸肌间隔室内完整肌腱，代表完整转位的伸直示指固有伸肌肌腱（白空心箭）

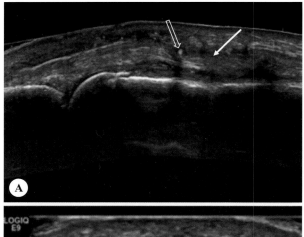

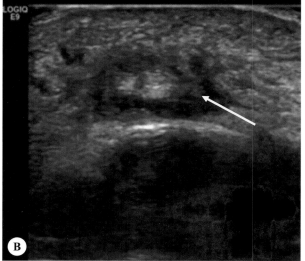

▲ 图 4-50　中指伸肌肌腱修复术后的纵向平面（**A**）和横向平面（**B**）超声图像；术后肌腱和腱鞘增粗（白箭），可见缝合材料（白空心箭）

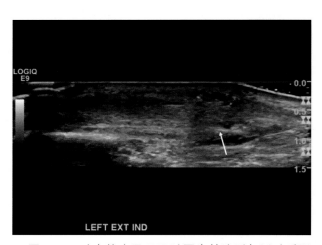

▲ 图 4-51　动态检查显示肌腱因为粘连引起活动受限（白箭），但没有发生再次断裂

动产生更大的滑动偏移，使超声更容易识别。识别缝合肌腱末端的分离十分重要，这表明修复失败，观察缝合材料区域的分离可以辅助诊断修复失败（图 4-52）。在屈肌腱远端损伤时，重要的是寻找任何相关的和以前未识别的肌腱滑车损伤（图 4-53）。术后感染表现为修复部位周围有积液，可在近端和远端腱鞘内发现积液。如怀疑感染，应行超声引导抽吸。在金属植入物固定肌腱撕脱伤的情况下，X 线片是怀疑植入失败和植入物移位的一线检查。CT 用于评估骨融合情况。

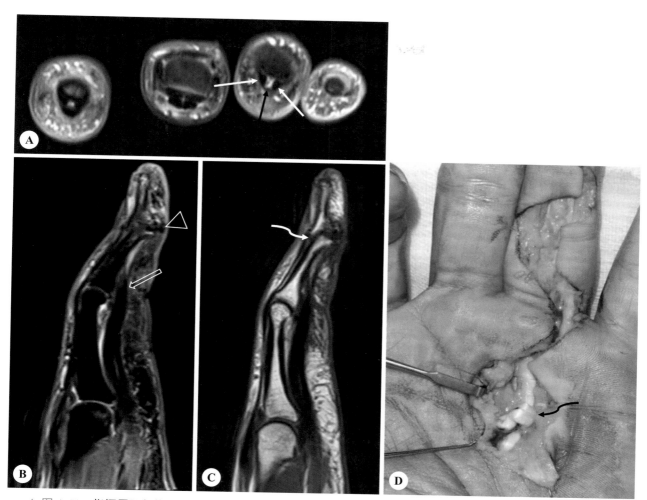

▲ 图 4–52　指深屈肌复位失败后的轴位 T_2 加权脂肪抑制的 **MRI**（**A**）、矢状位 T_2 加权脂肪抑制的 **MRI**（**B**）和质子密度 **MRI**（**C**）；中指指骨水平的轴位图像显示周围有两束指浅屈肌（白箭），中央有一束指深屈肌缺失（黑箭）；矢状位图像显示指深屈肌缩回部位（白箭头），在近节指间关节和第三滑车水平处，指深屈肌复位处有磁敏感伪影（白空心箭）；远节指间关节也存在过伸，伴有关节畸形（白弯曲箭）；另一名患者的围术期影像（**D**）显示掌指关节水平的指深屈肌肌腱（黑弯曲箭）从第一滑车水平的屈肌腱鞘中脱出

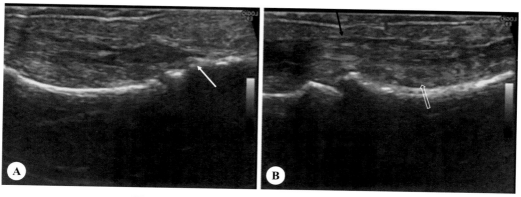

▲ 图 4–53　患者指深屈肌再植后的纵向平面超声图像

A. 远节指骨再植部位有轻微的骨膜抬高（白箭），但肌腱本身完好无损；B. 然而，在中指指骨水平处有第四滑车病变伴轻微肌腱弓弦现象（白空心箭），这可以解释患者的症状，在近节指间关节处的第三滑车（黑箭）是完整的，没有弓弦现象

参 考 文 献

[1] Palmer AK, Werner FW. The triangular fibrocartilage complex of the wrist: anatomy and function. J Hand Surg Am. 1981;6: 153–62.

[2] Yamabe E, Nakamura T, Pham P, Yoshioka H. The athlete's wrist: ulnar-sided pain. Semin Musculoskelet Radiol. 2012;16(4):331–7.

[3] Atzei A, Luchetti R, Garagnani L. Classification of ulnar triangular fibrocartilage complex tears. A treatment algorithm for Palmer type IB tears. J Hand Surg Eur Vol. 2017;42(4):405–14.

[4] Ruegger C, Schmid MR, Pfirmann CW, Nagy L, Gilula LA, Zanetti M. Peripheral tear of the triangular fibrocartilage: depiction with MR arthrography of the distal radioulnar joint. AJR. 2007;188(1):187–92.

[5] Mannil L, Martin W, Dahmen J, Witte T, Jutten PG, Deneken F, Rader M, Homann HH. Arthroscopic treatment for ulnar-sided TFCC-tears. Eur J Trauma Emerg Surg. 2016;42(1):29–35.

[6] Henry MH. Management of acute triangular fibrocartilage complex injury of the wrist. J Am Acad Orthop Surg. 2008;16(6):320–9.

[7] Bickel K. Arthroscopic treatment of ulnar impaction syndrome. J Hand Surg Am. 2008;33(8):1420–3.

[8] Bednar JM, Osterman AL. The role of arthroscopy in the treatment of traumatic triangular fibrocartilage injuries. Hand Clin. 1994;10:605–14.

[9] Griska A, Feldon P. Wafer resection of the distal ulna. J Hand Surg. 2015;40(11):2283–8.

[10] Stockton DJ, Pelletier ME, Pike JM. Operative treatment of ulnar impaction syndrome: a systematic review. J Hand Surg. 2015;40(5):470–6.

[11] Luchetti R, Atzei A, Cozzollino R, Fairplay T, Badur N. Comparison between open and arthroscopic-assisted foveal triangular fibrocartilage complex repair for post-traumatic distal radio-ulnar joint instability. J Hand Surg. 2014;39(8):845–55.

[12] Linscheid RL. Biomechanics of the distal radioulnar joint. Clin Orthop Relat Res. 1992;275:46–55.

[13] Adams BD. Anatomic reconstruction of the distal radioulnar ligaments for DRUJ instability. Tech Hand Up Extrem Surg. 2000;4(3):154–60.

[14] Pürisa H, Sezer I, Kabakas F, Tunçer S, Ertürer E, Yazar M. Ligament reconstruction using the Fulkerson-Watson method to treat chronic isolated distal radioulnar joint instability: short-term results. Acta Orthop Traumatol Turc. 2011;45(3):168–74.

[15] Hui FC, Linscheid RL. Ulnotriquetral augmentation tenodesis: a reconstructive procedure for dorsal subluxation of the distal radio- ulnar joint. J Hand Surg Am. 1982;7(3):230–6.

[16] Tsai T-M, Stilwell JH. Repair of chronic subluxation of the distal radioulnar joint (ulnar dorsal) using flexor carpi ulnaris tendon. J Hand Surg Br. 1984;9(3):289–93.

[17] Gillis JA, Soreide E, Khouri JS, Kadar A, Berger RA, Moran SL. Outcomes of the Adams-Berger ligament reconstruction for the distal radioulnar joint instability in 95 consecutive cases. J Wrist Surg. 2019;8:268–75.

[18] Campbell D, Campbell R, O'Connor P, Hawkes R. Sports-related extensor carpi ulnaris pathology: a review of functional anatomy, sports injury and management. Br J Sports Med. 2013;47(17):1105–11.

[19] Montalvan B, Parier J, Brasseur JL, Le Vliet D, Drape JL. Extensor carpi ulnaris injuries in tennis players: a study of 28 cases. Br J Sports Med. 2006;40(5):424–9.

[20] Ruchelsman DE, Vitale MA. Extensor carpi ulnaris subsheath reconstruction. J Hand Surg Am. 2016;41(11):e433–9.

[21] Bateni CP, Bartolotta RJ, Richardson ML, Mulcahy H, Allan CH. Imaging key wrist ligaments: what the surgeon needs the radiologist to know. Am J Roentgenol. 2013;200(5):1089–95.

[22] Garcia-Elias M, Lluch AL, Stanley JK. Three-ligament tenodesis for the treatment of scapholunate dissociation: indications and surgical technique. J Hand Surg Am. 2006;31(1):125–34.

[23] Bickert B, Sauerbier M, Germann G. Scapholunate ligament repair using the Mitek bone anchor. J Hand Surg Br. 2000;25(2):188–92.

[24] Kani KK, Mulcahy H, Porrino J, Daluiski A, Chew FS. Update on operative treatment of scapholunate (SL) instability for radiologists: part 1–SL ligament repair, dorsal capsulodesis and SL ligament reconstruction. Skelet Radiol. 2017;46(12):1615–23.

[25] Nicoson MC, Moron SL. Diagnosis and treatment of acute lunotriquetral ligament injuries. Hand Clin. 31(3):467–76.

[26] Van de Grift TC, Ritt MJ. Management of lunotriquetral instability: a review of the literature. J Hand Surg Eur. 2016;41(1):72–85.

[27] Shahane SA, Trail IA, Takwale VJ, Stilwell JH, Stanley JK. Tenodesis of the extensor carpi ulnaris for chronic, post-traumatic lunotriquetral instability. J Bone Joint Surg Br. 2005;87–B(15):1512–5.

[28] Stener B. Displacement of the ruptured ulnar collateral ligament of the metacarpo-phalangeal joint of the thumb. J Bone Joint Surg. 1962;68B:1320–5.

[29] Samora JB, Harris JD, Griesser MJ, Ruff ME, Awan HM. Outcomes after injury to the thumb ulnar collateral ligament: a systematic review. Clin J Sport Med. 2013;23(4):247–54.

[30] Plotkin B, Sampath SC, Sampath SC, Motamedi K. MR imaging and US of the wrist tendons. Radiographics. 2016;36(6):1688–700.

第 5 章　髋关节术后成像
Postoperative Imaging of the Hip

Franca Boldt　Reto Sutter　著
林杨景　古凌川　译　　郭　林　傅德杰　校

自 21 世纪初以来，保髋手术的数量在激增。在运动员中，保髋手术最常见的适应证是治疗股骨髋臼撞击症。其手术目的是纠正潜在的骨性异常，以减轻疼痛、恢复活动范围、预防早期髋关节骨关节炎。术后影像学的重点在于评估骨结构、手术矫正程度、盂唇和软骨的完整性，以及对术后并发症的识别[1]。髋关节术后影像学通常包括 X 线片。此外，MR 关节造影适用于术后症状持续存在或复发的患者。

一、保髋手术

在回顾术后影像学时，至关重要的是认识所进行的手术，以便更好地了解预期的术后表现。以下对最常见的保髋手术进行简要概述。

（一）股骨髋臼撞击症骨性畸形的矫正

在身体活跃的年轻人中，股骨髋臼撞击症（femoroacetabular impingement，FAI）是导致髋关节疼痛和活动范围受限的主要原因[2]。虽然在"混合型" FAI 中可以看到两种类型撞击的结合，但还是可以识别出两类撞击。

- 在 Cam 型（凸轮型）撞击中，股骨头形态异常，骨性突起最常见于头颈联合部前外侧。这种形态导致股骨头撞击髋臼，并导致软骨磨损和盂唇损伤，这在屈髋活动时尤为明显。

- 在 Pincer 型（钳夹型）撞击中，骨性异常是由于髋臼对股骨头的过度覆盖。在运动过程中，髋臼和股骨头颈联合部之间发生撞击，盂唇在两者之间反复挤压。髋臼边缘发生反应性骨化，进一步加重过度覆盖。

这两种类型的 FAI 和混合型 FAI 都会导致盂唇撕裂和软骨损伤。如果不及时治疗，会加速关节退变。由于保守治疗的成功率有限，通常都必须行矫正手术，特别是当患者对髋关节功能有高需求时，如高水平运动员[2-4]。

FAI 手术旨在通过纠正潜在的骨性异常来改善髋关节运动。这个过程被称为"股骨骨软骨成形术"。

凸轮型撞击，需要手术切除股骨头颈联合部前外侧的非球形部分，改善股骨颈偏心距，减少股骨头的撞击。

对于钳夹型撞击，旨在手术切除髋臼前外侧的过度覆盖，也称为"髋臼边缘切除术"或"髋臼成形术"。这是通过切除髋臼边缘的骨性突起实现的。

在 FAI 的治疗中，髋关节镜目前比开放性髋外科脱位术更受欢迎[3]。软组织异常，如盂唇和软骨损伤，可以通过开放手术或关节镜下使用软组织修复技术来解决[5]。

（二）开放髋外科脱位术

开放髋外科脱位手术早期被认为是 FAI 治疗的首选方法。

通过外科脱位暴露髋关节可以达到 360° 显露股骨头和髋臼。一个优点是无限制的手术入路可以更准确地矫正 FAI 的骨性畸形[6]。并发症包括医源性肌腱和肌肉的损伤，导致瘢痕和肌肉脂肪变性。特别是，外展肌腱和肌肉的损伤可能导致慢性疼痛和髋关节在运动过程中不稳定[6–8]。

（三）关节镜手术

关节镜检查现在已经成为 FAI 矫正、清理或重建撕裂盂唇的首选方法。这种方法创伤小、住院时间短、恢复快、短期疗效好。然而，涉及骨性异常可能更具挑战性，在某些情况下也许无法完成，特别是当这些骨性异常位于后方时。由于视野受限，与髋外科脱位入路相比，头颈联合部的凸轮型有骨性过度矫正的倾向。此外，在髋关节镜检查中，盂唇修复的情况比较少，削弱了盂唇作为的密封圈的功能，可能对长期结果产生负面影响[9, 10]。

对于仰卧位的患者，首选前外侧或内侧正中入路，目的是尽量减少对韧带和关节囊的损伤，以避免医源性的术后关节松弛。

二、影像技术

（一）X 线片

通常在手术完成后和术后随访期间进行骨盆正位 X 线和髋关节穿桌侧位 X 线摄片。这是一种快速、简便、经济的骨性结构评估方法。然而，软组织并发症，如涉及盂唇和软骨，或关节粘连的发展程度无法评估。此外，残余骨畸形的程度往往在 X 线片上表现不足。

（二）磁共振

MRI 不是常规术后随访的一部分，术后持续或反复发生疼痛的患者可行 MRI 检查。由于非影像对比剂或静脉注射的造影增强 MRI 缺乏关节扩张，使得关节囊缺损和关节囊与股骨头之间的粘连难以显示，因此最好采用 MRI 关节造影。在图像采集过程中对腿部进行牵引也有帮助，这种技术能够更好地评估股骨髋臼软骨和盂唇。MR 关节造影是评估大多数术后并发症的首选影像学检查方法。

表 5–1 总结了一个有用的 MR 关节造影成像方案。

透视引导下关节内注射 12～20ml 2mmol/L 的钆剂后，获得了一个横断倾斜、平行于股骨颈轴的三维数据集，并用稳态进动梯度回波序列（FISP）进行了真实快速成像。该数据集将用于重新格式化垂直于股骨颈短轴的径向图像。这些径向重建在术后检测残余凸轮畸形及术后粘连方面很有价值[11]。

接下来采集冠状位 T_1 加权自旋回波（SE）序列和冠状位脂肪抑制的中等平衡快速自旋回波序列，然后采集冠状位质子密度加权（3D）水激发双回波稳态序列（1.5T MR 扫描仪）或矢状位脂肪抑制的中等加权快速 SE 图像（3.0T MR 扫描仪）。

为了确定股骨扭转情况，我们采集了以下两个短序列：股骨头和股骨颈部的横向 T_2 加权快速自旋回波序列和股骨髁上的横向 T_2 加权序列。

当存在金属植入物时，应修改 MRI 参数以减少金属伪影，将上述梯度回波序列替换为 T_1 加权序列。

所采用的磁共振线圈是体矩阵相控阵线圈和脊柱阵列线圈。

术前影像学，特别是术前 MRI 的应用，对于评估术后影像学时是非常有价值的。

表 5-1　髋关节术后 MR 成像的常规方案

参　数	冠状位 T$_1$ 加权 TSE	冠状位中等加权 FS-TSE	斜横真 FISP	矢状位真 FISP	横向 T$_2$ 加权 HASTE：髋	横向 T$_2$ 加权 HASTE：膝
重复时间（ms）/ 回波时间（ms）	600/13	2500/25	10.76/4.66	25.01/8.56	1000/93	1400/93
截面厚度（mm）	3	3	1	1.7	5	5
视野（mm）	180×180	180×180	170×170	159×159	240×240	240×240
矩阵	269×384	320×320	269×384	269×384	256×256	256×256
回波序列长度	3	7	1	2	126	154
像素带宽（赫兹 / 像素）	130	130	200	130	700	700
采集的信号数	2	1	1	1	1	1
采集时间	3'39″	3'57″	4'15″	4'22″	25″	14″

FS. 脂肪抑制；TSE. 快速自旋回波；FISP. 稳态进动梯度回波序列；HASTE. 单次激发快速自旋回波

骨科医师很少要求做 CT 检查。然而，在术后它可以用来评估截骨术后延迟愈合或不愈合。

超声检查可用于评估和抽吸术后积液。

三、术后表现及并发症

成功的手术应能减轻髋关节疼痛，并恢复其足够的活动范围。FAI 手术后的中长期结果良好，82% 接受髋关节镜手术的患者对结果满意[12]。然而，髋关节手术失败的标志是持续或复发性腹股沟区域疼痛和活动度降低。最常见的原因是术后关节囊粘连、关节囊缺损和 FAI 术后潜在的骨畸形矫正不足[13]。研究表明，约 6% 的患者需要再次手术[14, 15]。

最常见的轻微手术并发症是医源性软骨、盂唇损伤和暂时性神经损伤。轻微并发症体现出外科医师的经验不足，随着经验的增加和谨慎的适应证选择会令并发症下降。一项 Meta 分析发现，轻微并发症发生率为 7.9%，严重并发症发生率为 0.45%[16]。

（一）盂唇旁沟闭塞

盂唇旁沟是正常解剖结构，可在 MR 关节造影图像中观察到，是位于盂唇和关节囊之间一条狭窄的沟。

手术治疗后，盂唇旁沟常因术后发生的粘连而消失（图 5-1），这应视为正常表现，因为在 FAI 术后绝大多数无症状的患者中都可以观察到这种情况。目前尚不清楚盂唇旁沟的消失是否有远期不良后果，但有人认为可能会对盂唇的密封圈功能造成影响[17, 18]。

（二）关节囊内粘连

粘连由关节内的纤维瘢痕组织造成。瘢痕通常发生在骨成形术部位和关节囊之间，最常发生在前部位置（图 5-2 和图 5-3）。MRI 上可见关节囊与股骨颈切除区之间有一广泛的接触区。盂唇手术后，修复或切除部位与关节囊之间也可观察到瘢痕组织。

无论是髋关节开放手术还是关节镜手术后，都会出现一定程度的粘连。这一常见现象影响了

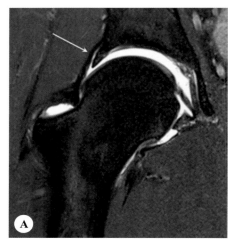 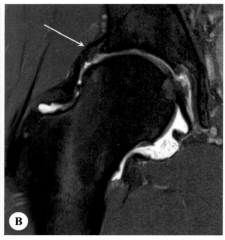

◀ 图 5-1　A. 在冠状位 MR 关节造影的术前图像中，正常盂唇旁隐窝位于盂唇和关节囊（箭）之间；B. 术后盂唇旁隐窝闭塞（箭）是术后正常影像表现

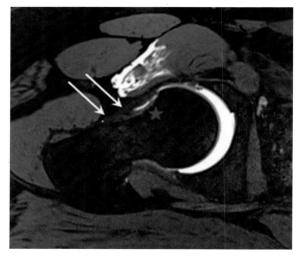

▲ 图 5-2　23 岁女性患者，在横斜位 MR 关节造影图像上可见在骨软骨成形术（星号）和前关节囊皱襞（箭）在股骨头颈前上交界处的囊内粘连

约 1/3 的术后患者，无论有无症状的患者中都可以看到。中度的瘢痕形成通常不会导致严重的后果。然而，更广泛的粘连可能会导致软组织撞击产生疼痛及活动范围受限 [17-21]。当粘连位于盂唇和关节之间的中心位置时，撞击发生的频率更高。粘连也可能移位，并嵌入髋臼和股骨头之间。在严重的情况下，可能需要行粘连外科松解术。关节内粘连在 MR 关节造影中最清晰可见。

经股骨头颈交界处径向重建的 MRI 有助于发现更多位于上方的粘连 [11, 17, 18, 20, 22]。

（三）关节囊缺损

髋关节外科脱位手术通常包括关节囊切开术。在髋关节镜检查中，为了置入器械仍然需要破坏关节囊，尽管程度较轻。在术后影像学检查中，在前关节囊中发现一个小间隙是很常见的，也可以看到较大的缺陷（图 5-4）。MR 关节造影对比剂可以通过关节囊缺损或解剖间隙从髋关节渗漏到髂腰肌囊（图 5-5）。

对于手术操作后的关节囊修复还没有明确的指南。一些外科医师通常在关节镜检查后修复关节囊，因为这些结构如轮匝带等可以维持髋关节稳定性。修复已知不稳定、过度松弛或髋关节发育不良的患者尤其有益。另外，对于可能从松解关节囊中获益的患者，如髋关节骨关节炎或炎症性疾病的患者，可以不修复关节囊 [23, 24]。

目前，关节囊缺损及关节囊修复的临床作用尚不清楚。巨大的关节囊缺损可能是髋关节疼痛和髋关节不稳定的原因 [25, 26]。若不修复关节囊，导致不良预后的潜在因素包括女性患者、髋臼发育不良和韧带松弛等。

（四）圆韧带

在髋关节外科脱位手术中，分离圆韧带是必要的，因此在术后影像学检查中，圆韧带可能

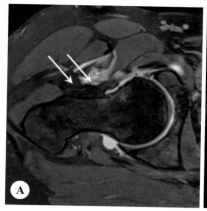
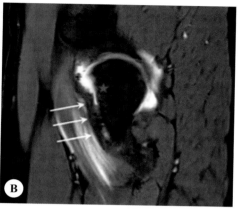

◀ 图 5-3　29 岁女性患者，横斜位（A）和矢状位（B）MR 关节造影显示关节囊和股骨颈前部之间的广泛粘连；髋关节镜下矫正凸轮型畸形后持续主诉不适（星号）

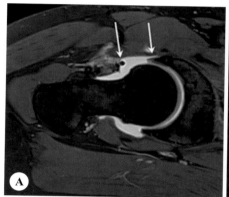
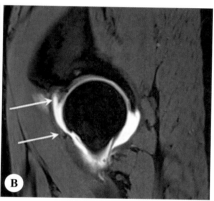

◀ 图 5-4　2 年前接受髋关节镜检查的 32 岁女性患者，横斜位（A）和矢状位（B）MR 关节造影显示的前关节囊缺损（箭）；注意到早期髋关节退变伴有股骨头骨赘

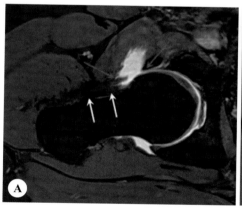
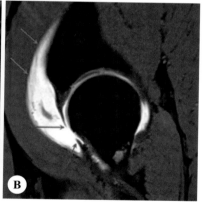

◀ 图 5-5　混合型 FAI 关节镜术后的 26 岁男性患者，关节囊缺损（红箭），对比剂溢出到髂腰肌囊（绿箭）；另外，在横斜位（A）和矢状位（B）MR 关节造影显示股骨颈前部粘连（白箭）

会丢失；但在关节镜检查中，圆韧带不应受到影响。

（五）软骨损伤

FAI 手术的主要目的之一是预防髋关节早期骨关节炎。

然而，即使已经存在的关节损伤无法减缓或

避免，也可以对已经存在软骨损伤的患者进行手术，以改善关节活动范围并缓解疼痛。

手术中完全清除了髋臼原有的软骨缺损，因此术后无法观察到。在广泛软骨病变的病例中需要采取手术清创。在 FAI 患者中，软骨缺损通常发生在髋臼边缘与盂唇的交界处，称为盂唇软骨过渡区。这些软骨病变区常常需要清理。很难在术中观察到浅表软骨纤维化。它们通常不需要手术治疗，因此可在术后成像中观察到。

在软骨分层的情况下，可以对局灶性软骨剥脱进行手术修复。有些位于髋臼中央的软骨缺损，可能无法通过手术治疗。

与术前影像学的比较，对于确定术后影像学上的软骨损伤是术后新发的、陈旧的还是进行性的，以及区分进行性损伤和医源性缺损，都是至关重要的。

术后软骨进行性退变意味着手术保护关节的失败，这种情况可能会导致未来进行关节置换（图 5-6）。保髋手术治疗失败的潜在因素是术前存在的退行性变和髋臼软骨下囊肿。这两项发现都应及时报告。

（六）医源性软骨损伤

髋关节镜手术置入器械过程中，可能导致股骨及髋臼侧软骨损伤。这些损伤有时被称为镜下损伤。据报道关节镜下软骨损伤的发生率为 7%～41%[15]。植入修复盂唇的髋臼锚钉手术时同样可能损伤软骨。由于股骨头呈球形，发生镜下软骨损伤的风险较高（图 5-7）。镜下损伤产生的髋臼软骨缺损通常出现在前上方、上方或后上方。

（七）盂唇的术后表现

盂唇损伤的手术治疗取决于损伤程度。盂唇切除术用于盂唇较短的分离撕裂、盂唇骨化、广泛瘢痕或变性的病例。盂唇较小范围的不规则撕裂通常需行清理术。微小的损伤或线性撕裂通常

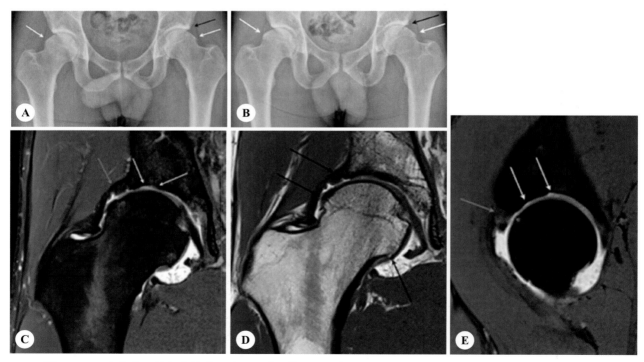

▲ 图 5-6 **29 岁患者，前职业篮球运动员，髋关节早期退变主要是由凸轮型 FAI 引起；尽管术前已有骨关节炎的迹象，患者仍接受了髋臼修整、凸轮畸形切除和盂唇切除的姑息性髋关节镜手术**

A. 髋关节镜手术 4 年后的 X 线片，进行性关节退变伴股骨头（白箭）及左髋臼（黑箭）骨赘；B. 25 岁时术前 X 线片显示已存在轻度关节退变，伴有股骨头（白箭）和左髋臼（黑箭）骨赘；C. 髋关节镜术后 4 年 MR 关节造影显示股骨头顶端及对应的髋臼表面（白箭）深层软骨缺损，伴随一些骨髓水肿；绿箭表示冠状位 MR 关节造影上的盂唇退变；D. 冠状位 T_1 加权 MRI 显示盂唇骨化及股骨头骨赘（黑箭）；E. 矢状位 MRI 显示髋臼、股骨头软骨缺损（白箭）和严重的盂唇退变（绿箭）

不需要手术处理。

由于盂唇在髋关节功能中起着重要的作用，因此切除时应局限于损伤区域。盂唇切除术并不是整个盂唇的切除，而只是涉及损伤组织的部分切除。该部位盂唇切除范围不会达到髋臼骨质，盂唇基底部通常得到保留。可以在术后 MR 关节造影上看到这一表现。切除后的区域部分由瘢痕组织替代[27]。与完整盂唇尖锐的边缘相比，盂唇切除的部分缩短、变圆或变钝（图 5-8）。

可以通过手术将较大的撕裂盂唇用锚钉重新固定在髋臼上。当进行髋臼缘清理时，需首先分离盂唇，然后以类似的方式固定于髋臼。在 X 线片上并非能见到所有的锚钉，但不管在 X 射片上锚钉是否可见，都可以在 MRI 上识别出来

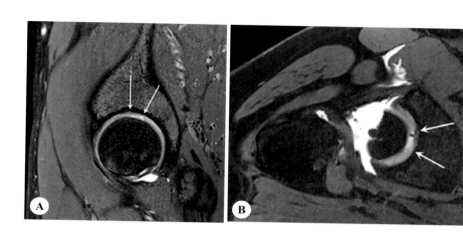

◀ 图 5-7　关节镜术后伴有髋关节疼痛性运动障碍的 32 岁女性患者，矢状位（A）和横斜位（B）MR 关节造影显示股骨头中央的医源性软骨缺损（箭）

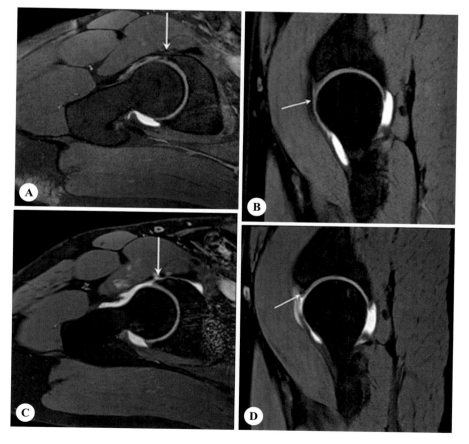

◀ 图 5-8　A. 前方盂唇撕裂的术前横斜位 MR 关节造影图像（箭）；B. 矢状位 MR 关节造影图像显示盂唇边缘尖锐的外观（箭）；C. 盂唇缝合术后的横斜位 MR 关节造影图像（箭）上没有残留撕裂的迹象；D. 与术前影像相比，术后矢状位 MRI 可见盂唇（箭）变短变圆

（图 5-9）。当已知使用的是金属锚钉时，应调整 MRI 序列以减少金属伪影。

盂唇修复、切除或清理术成功后，在所有序列上均应呈现低信号[5]。盂唇切除术后，髋臼边缘可能出现反应性髋臼骨形成或致密纤维组织增生。

四、残余和复发的盂唇撕裂

盂唇和软骨一样，可能会受到医源性损伤，尽管其损伤的发生率较低[28]。在一项包含 1615 例关节镜手术的系列研究中，0.9% 的病例盂唇被意外损伤[15]。在髋臼缘切除过程中，同样有无意中盂唇撕裂或分离的可能性。

由于盂唇撕裂没有完全切除，术后常常发现残余撕裂。

当术后确认仍有盂唇撕裂时，与术前影像的对比是必不可少的。选择的诊断方法是 MR 关节造影。新发或复发盂唇撕裂的标志包括之前未观察到的对比剂在盂唇表面扩散、新的髋臼缘囊肿形成或盂唇新近出现的增大和扭曲[5, 29]（图 5-10 和图 5-11）。

五、结构性骨畸形的矫正

FAI 手术的目的是通过纠正基础骨性异常来改善髋关节的活动，这个过程被称为股骨骨软骨成形术。

（一）股骨颈

在凸轮型 FAI 中，股骨骨软骨成形术包括手术切除股骨前外侧头颈联合部的非球形凸轮畸形，以增加股骨颈偏心距，减少股骨头对髋臼的撞击（图 5-2、图 5-3 和图 5-12）。

在术前 MR 关节造影的影像里，在股骨头颈联合部的放射状重建中，可以对凸轮畸形的位置和严重程度作出最好的评价。这有助于确定必要的矫正范围，并避免术中遗漏骨性畸形[30-33]。术后放射状重建有助于确定凸轮畸形部位是否得到了充分的矫正，以及评估切除的骨量。

骨凸轮畸形切除不完全可能导致持续的疼痛和活动范围受限（图 5-13）。矫形不足的一个原因是术中视野不足。在这方面，与关节镜相比，开放手术对于股骨头颈联合部的视野更具优势。据报道，轻微过度矫正骨结构在改善活动范围方面是有利的。然而，过度切除 FAI 凸轮畸形可能会削弱股骨颈强度。在极少的情况下（0.1%～1.9%）会导致股骨颈不全骨折[9]。在成形骨区域有一定程度的新骨形成（即骨重塑），可一直持续至术后 2 年。

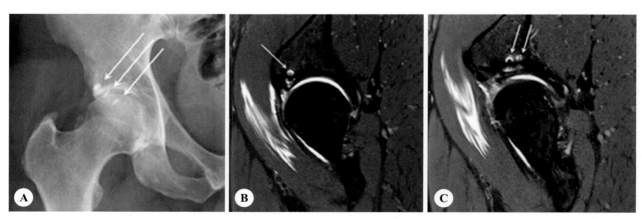

▲ 图 5-9　A. 33 岁男性患者，X 线片显示用于固定盂唇的 3 枚锚钉；B 和 C. 在连续的矢状位 MR 关节造影图像上可以识别相同的锚钉

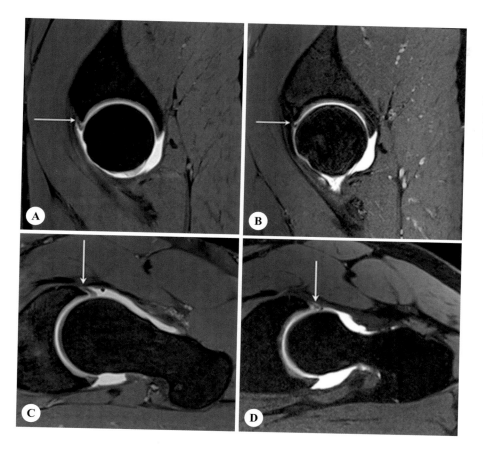

◀ 图 5-10　A 和 B. 30 岁男性患者，混合型 FAI 的术前矢状位（A）和横斜位（B）MR 造影显示前上方盂唇撕裂（箭）；C 和 D. 同一患者在关节镜下髋臼修整和盂唇缝合后仍存在持续症状，术后 MR 关节造影显示盂唇残余撕裂（箭）

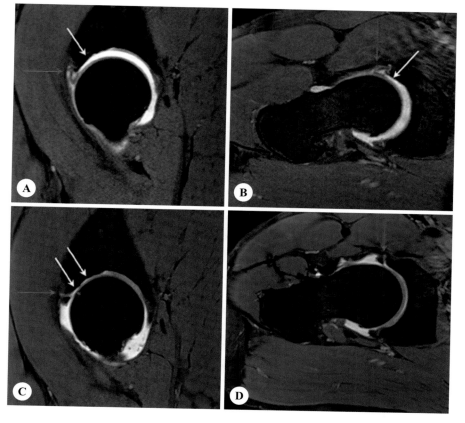

◀ 图 5-11　A 和 B. 25 岁健身教练，患有混合型 FAI 和早期髋关节退变，术前矢状位（A）和横斜位（B）MR 关节造影显示盂唇退行性改变和前方撕裂（红箭），注意髋臼前上方的软骨深部缺损（白箭）；C 和 D. 同一患者行关节镜下盂唇保守切除、髋臼修整和骨软骨成形术后 3 年 9 个月的矢状位（C）和横斜位（D）MR 关节造影显示前方盂唇（红箭）有复发性撕裂，持续存在的髋臼及股骨侧软骨深部缺损（白箭）

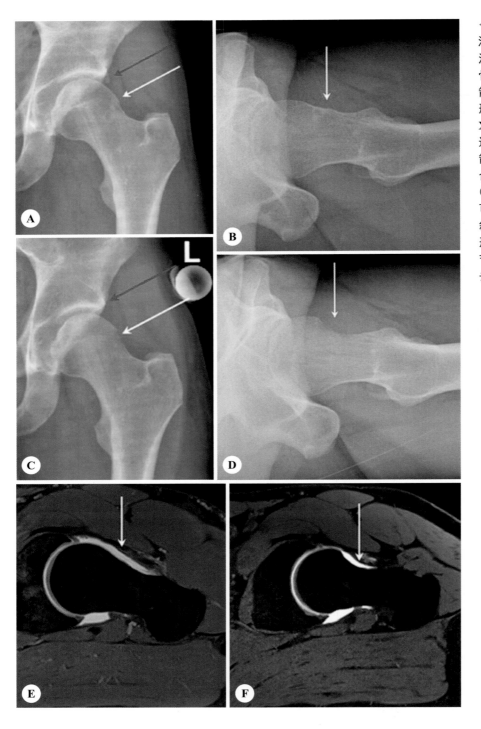

◀ 图 5-12　A. 31 岁男性患者，混合型 FAI 的术前正位 X 线片，注意髋臼过度覆盖（红箭）和股骨头颈联合部的凸轮畸形（白箭）；B. 轴位 X 线片显示凸轮畸形（白箭）；C. 同一患者的术后 X 线片显示术后效果良好，髋臼边缘削减后髋臼覆盖减少（红箭），凸轮畸形通过股骨头颈联合部的骨软骨成形术得到矫正（白箭）；D. 术后轴位 X 线片也可以看出效果良好；E. 术前横斜位 MR 关节造影显示凸轮畸形（箭）；F. 术后横斜位 MR 关节造影显示凸轮畸形得到适当的去除（箭）

（二）髋臼缘

在钳夹畸形的情况下，手术的目的是去除髋臼前外侧过度覆盖，称为髋臼缘切除或髋臼修整（图 5-12）。这是通过切除髋臼缘的骨性突起来实现的。可以通过比较术前和术后 X 线片来确定切除的髋臼骨量。也可以通过 MRI 对髋臼的形态进行评估。

髋臼缘的过度切除可导致髋臼继发性或医源性发育不良[26]。过度矫正 FAI 的骨畸形和矫正不足均会导致长期疗效较差，可能导致不稳定和随

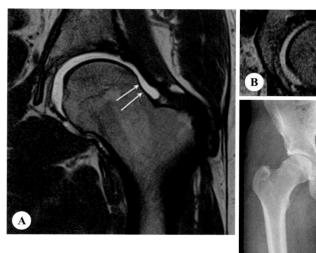

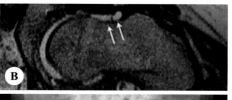

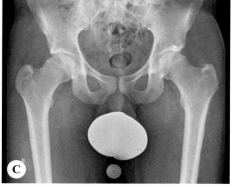

◀ 图 5-13　A. 冠状位 T_1 加权 MR 关节造影显示股骨头颈联合部矫正不足，残留凸轮畸形（箭）；B. 放射状重建；C. 对应的 X 线片

后的早期关节退变[34-37]。

（三）异位骨化

异位骨化是由手术中肌肉损伤或骨软骨成形术中骨碎片移位引起的[38, 39]，最常见于邻近大转子上方的位置。关节周围少量的软组织骨化影响不大，不需要治疗。少数情况下可发生广泛的异位骨化并影响髋关节运动[6]（图 5-14）。预防性使用吲哚美辛可降低发生异位骨化的风险[40]。

（四）并发症少见

保髋手术后出现的严重并发症非常少见。据报道，髋关节关节镜术后严重并发症的发生率为 0.58%[14, 16]。

（五）股骨头缺血性坏死

FAI 矫正术后发生股骨头缺血性坏死（AVN）极为罕见[6]（图 5-15）。可疑病因为旋股内侧动脉损伤，其在股骨头的血液供应中起重要作用。该动脉贯穿股骨颈外侧的滑膜皱襞，可能在关节囊切开或后外侧局部凸轮畸形切除时受损。禁用后外侧关节镜入路可降低 AVN 的风险[41]。其他导致 AVN 的原因包括术中长时间的髋关节牵引，这可能使关节内压力增加，导致股骨头血供堵塞[42, 43]。

（六）关节内游离体

关节内游离体可能是医源性导致的，包括移位的锚钉、螺钉或断裂的手术器械（图 5-16）。截骨术后骨愈合不良或骨不连可产生骨性游离体。在 X 线片上金属游离体很容易发现，而骨性游离体则可能被投影掩盖，但 MRI 和 CT 对骨性和金属游离体均能显示。

（七）神经损伤

永久性神经损伤非常罕见，暂时性的神经功能障碍或神经失用更为常见，但通常在术后 4 个月内即可恢复。损伤可能发生在髋关节牵引或通过手术入路置入器械时[14, 15]。术中减少牵引时间及使用适当的会阴部软垫有助于防止损伤。

（八）腹腔液外渗

虽然邻近软组织的关节外积液并不令人担忧，但液体渗入腹腔甚至胸腔则是一种罕见但却严重的并发症[44]。有报道称液体可能沿骨折的髋臼及松弛的髂腰肌渗出[14, 45, 46]。

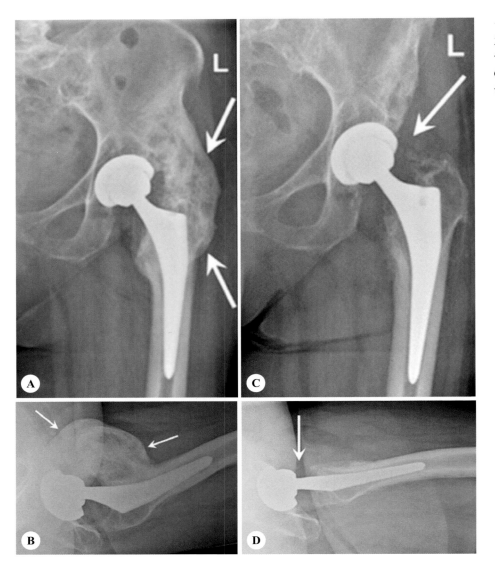

◀ 图 5-14　A 和 B. 髋关节置换术后 8 个月广泛异位骨化（箭）导致髋关节强直；C 和 D. 同一患者病灶手术切除后

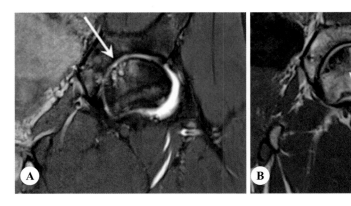

◀ 图 5-15　25 岁男性患者，关节镜下切除凸轮畸形后股骨头坏死

A. 冠状位 MR 关节造影显示周围骨髓水肿的软骨下骨囊肿和股骨侧软骨缺损（箭）；B. T₁ 加权 MRI

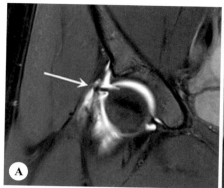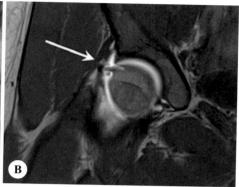

◀ 图 5-16 **24 岁女性患者，髋关节镜术后持续疼痛，内固定锚钉移位（箭）**

A. 冠状位质子密度脂肪抑制的快速自旋回波 MRI；B. T$_1$ 加权 MRI

参 考 文 献

[1] Sutter R, Zanetti M, Pfirrmann CW. New developments in hip imaging. Radiology. 2012;264(3):651–67.

[2] Ganz R, Parvizi J, Beck M, Leunig M, Notzli H, Siebenrock KA. Femoroacetabular impingement: a cause for osteoarthritis of the hip. Clin Orthop Relat Res. 2003;417:112–20.

[3] Clohisy JC, St John LC, Schutz AL. Surgical treatment of femoroacetabular impingement: a systematic review of the literature. Clin Orthop Relat Res. 2010;468(2):555–64.

[4] Peters CL, Anderson LA, Erickson JA, Anderson AE, Weiss JA. An algorithmic approach to surgical decision making in acetabular retroversion. Orthopedics. 2011;34(1):10.

[5] Blankenbaker DG, De Smet AA, Keene JS. MR arthrographic appearance of the postoperative acetabular labrum in patients with suspected recurrent labral tears. AJR Am J Roentgenol. 2011;197(6):W1118–22.

[6] Ganz R, Gill TJ, Gautier E, Ganz K, Krugel N, Berlemann U. Surgical dislocation of the adult hip a technique with full access to the femoral head and acetabulum without the risk of avascular necrosis. J Bone Joint Surg. 2001;83(8):1119–24.

[7] Botser IB, Smith TW Jr, Nasser R, Domb BG. Open surgical dislocation versus arthroscopy for femoroacetabular impingement: a comparison of clinical outcomes. Arthroscopy. 2011;27(2):270–8.

[8] Kuhns BD, Frank RM, Pulido L. Open and arthroscopic surgical treatment of femoroacetabular impingement. Front Surg. 2015;2:63.

[9] Zingg PO, Ulbrich EJ, Buehler TC, Kalberer F, Poutawera VR, Dora C. Surgical hip dislocation versus hip arthroscopy for femoroacetabular impingement: clinical and morphological short-term results. Arch Orthop Trauma Surg. 2013;133(1):69–79.

[10] Zhang D, Chen L, Wang G. Hip arthroscopy versus open surgical dislocation for femoroacetabular impingement: a systematic review and meta-analysis. Medicine. 2016;95(41): e5122.

[11] Dudda M, Mamisch TC, Krueger A, Werlen S, Siebenrock KA, Beck M. Hip arthroscopy after surgical hip dislocation: is predictive imaging possible? Arthroscopy. 2011;27(4): 486–92.

[12] Sansone M, Ahlden M, Jonasson P, Thomee C, Sward L, Ohlin A, et al. Outcome after hip arthroscopy for femoroacetabular impingement in 289 patients with minimum 2–year follow- up.

Scand J Med Sci Sports. 2017;27(2):230–5.

[13] Mills MK, Strickland CD, Jesse MK, Lowry PA, Mei-Dan O, Flug JA. Postoperative imaging in the setting of hip preservation surgery. Radiographics. 2016;36(6):1746–58.

[14] Harris JD, McCormick FM, Abrams GD, Gupta AK, Ellis TJ, Bach BR Jr, et al. Complications and reoperations during and after hip arthroscopy: a systematic review of 92 studies and more than 6,000 patients. Arthroscopy. 2013;29(3):589–95.

[15] Larson CM, Clohisy JC, Beaule PE, Kelly BT, Giveans MR, Stone RM, et al. Intraoperative and early postoperative complications after hip arthroscopic surgery: a prospective multicenter trial utilizing a validated grading scheme. Am J Sports Med. 2016;44(9): 2292–8.

[16] Weber AE, Harris JD, Nho SJ. Complications in hip arthroscopy: a systematic review and strategies for prevention. Sports Med Arthrosc Rev. 2015;23(4):187–93.

[17] Beck M. Groin pain after open FAI surgery: the role of intraarticular adhesions. Clin Orthop Relat Res. 2009;467(3):769–74.

[18] Kim CO, Dietrich TJ, Zingg PO, Dora C, Pfirrmann CWA, Sutter R. Arthroscopic hip surgery: frequency of postoperative MR arthrographic findings in asymptomatic and symptomatic patients. Radiology. 2017;283(3):779–88.

[19] Krueger A, Leunig M, Siebenrock KA, Beck M. Hip arthroscopy after previous surgical hip dislocation for femoroacetabular impingement. Arthroscopy. 2007;23(12):1285–9.e1.

[20] Philippon MJ, Schenker ML, Briggs KK, Kuppersmith DA, Maxwell RB, Stubbs AJ. Revision hip arthroscopy. Am J Sports Med. 2007;35(11):1918–21.

[21] Newman JT, Briggs KK, McNamara SC, Philippon MJ. Outcomes after revision hip arthroscopic surgery in adolescent patients compared with a matched cohort undergoing primary arthroscopic surgery. Am J Sports Med. 2016;44(12):3063–9.

[22] Ruhmann O, Wunsch M, Lipka W, Stark DA, Lerch S. [Arthroscopic arthrolysis of the hip]. Oper Orthop Traumatol. 2014;26(4):341–52.

[23] Chow RM, Engasser WM, Krych AJ, Levy BA. Arthroscopic capsular repair in the treatment of femoroacetabular impingement. Arthrosc Tech. 2014;3(1):e27–30.

[24] Ortiz-Declet V, Mu B, Chen AW, Litrenta J, Perets I, Yuen

LC, et al. Should the capsule be repaired or plicated after hip arthroscopy for labral tears associated with femoroacetabular impingement or instability? A systematic review. Arthroscopy. 2018;34(1):303–18.

[25] Matsuda DK. Editorial commentary: hip capsule: to repair or not? Arthroscopy. 2017;33(1):116–7.

[26] Yeung M, Memon M, Simunovic N, Belzile E, Philippon MJ, Ayeni OR. Gross instability after hip arthroscopy: an analysis of case reports evaluating surgical and patient factors. Arthroscopy. 2016;32(6):1196–204.e1.

[27] Miozzari HH, Celia M, Clark JM, Werlen S, Naal FD, Notzli HP. No regeneration of the human acetabular labrum after excision to bone. Clin Orthop Relat Res. 2015;473(4): 1349–57.

[28] Tresch F, Dietrich TJ, Pfirrmann CWA, Sutter R. Hip MRI: prevalence of articular cartilage defects and labral tears in asymptomatic volunteers. A comparison with a matched population of patients with femoroacetabular impingement. J Magn Reson Imaging. 2017;46(2): 440–51.

[29] Aprato A, Jayasekera N, Villar RN. The accuracy of magnetic resonance arthrography in hip arthroscopic labral revision surgery. Hip Int. 2013;23(1):99–103.

[30] Bogunovic L, Gottlieb M, Pashos G, Baca G, Clohisy JC. Why do hip arthroscopy procedures fail? Clin Orthop Relat Res. 2013;471(8):2523–9.

[31] Clohisy JC, Nepple JJ, Larson CM, Zaltz I, Millis M, Academic Network of Conservation Hip Outcome Research (ANCHOR) Members. Persistent structural disease is the most common cause of repeat hip preservation surgery. Clin Orthop Relat Res. 2013;471(12): 3788–94.

[32] Sardana V, Philippon MJ, de Sa D, Bedi A, Ye L, Simunovic N, et al. Revision hip arthroscopy indications and outcomes: a systematic review. Arthroscopy. 2015;31(10):2047–55.

[33] Zhuo H, Wang X, Liu X, Song GY, Li Y, Feng H. Quantitative evaluation of residual bony impingement lesions after arthroscopic treatment for isolated pincer-type femoroacetabular impingement using three-dimensional CT. Arch Orthop Trauma Surg. 2015;135(8):1123–30.

[34] Steppacher SD, Anwander H, Zurmuhle CA, Tannast M, Siebenrock KA. Eighty percent of patients with surgical hip dislocation for femoroacetabular impingement have a good clinical result without osteoarthritis progression at 10 years. Clin Orthop Relat Res. 2015;473(4):1333–41.

[35] Dietrich TJ, Dora C, Pfirrmann CW. Postoperative imaging in femoroacetabular impingement. Semin Musculoskelet Radiol. 2013;17(3):272–8.

[36] Suter A, Dietrich TJ, Maier M, Dora C, Pfirrmann CW. MR findings associated with positive distraction of the hip joint achieved by axial traction. Skeletal Radiol. 2015;44(6):787–95.

[37] Zumstein M, Hahn F, Sukthankar A, Sussmann PS, Dora C. How accurately can the acetabular rim be trimmed in hip arthroscopy for pincer-type femoral acetabular impingement: a cadaveric investigation. Arthroscopy. 2009;25(2):164–8.

[38] Oak N, Mendez-Zfass M, Lesniak BP, Larson CM, Kelly BT, Bedi A. Complications in hip arthroscopy. Sports Med Arthrosc Rev. 2013;21(2):97–105.

[39] Sampson TG. Complications of hip arthroscopy. Clin Sports Med. 2001;20(4):831–5.

[40] Bedi A, Zbeda RM, Bueno VF, Downie B, Dolan M, Kelly BT. The incidence of heterotopic ossification after hip arthroscopy. Am J Sports Med. 2012;40(4):854–63.

[41] Ilizaliturri VM Jr. Complications of arthroscopic femoroacetabular impingement treatment: a review. Clin Orthop Relat Res. 2009;467(3):760–8.

[42] Scher DL, Belmont PJ Jr, Owens BD. Case report: osteonecrosis of the femoral head after hip arthroscopy. Clin Orthop Relat Res. 2010;468(11):3121–5.

[43] Sener N, Gogus A, Akman S, Hamzaoglu A. Avascular necrosis of the femoral head after hip arthroscopy. Hip Int. 2011;21(5):623–6.

[44] Kocher MS, Frank JS, Nasreddine AY, Safran MR, Philippon MJ, Sekiya JK, et al. Intra-abdominal fluid extravasation during hip arthroscopy: a survey of the MAHORN group. Arthroscopy. 2012;28(11):1654–60.e2.

[45] Bartlett CS, DiFelice GS, Buly RL, Quinn TJ, Green DS, Helfet DL. Cardiac arrest as a result of intraabdominal extravasation of fluid during arthroscopic removal of a loose body from the hip joint of a patient with an acetabular fracture. J Orthop Trauma. 1998;12(4):294–9.

[46] Ladner B, Nester K, Cascio B. Abdominal fluid extravasation during hip arthroscopy. Arthroscopy. 2010;26(1):131–5.

第 6 章　膝关节：韧带重建
Knee: Ligament Reconstruction

James P. Baren　Emma Rowbotham　Scott D. Wuertzer　Andrew J. Grainger　著

谢　勇　陈冠宇　译　　郭　林　彭　阳　校

一、前交叉韧带

前交叉韧带（anterior cruciate ligament，ACL）是膝关节内最常发生撕裂的韧带，常发生在足球、滑雪等需要膝关节扭转的运动中[1]。ACL 撕裂可导致膝关节不稳定，从而在运动或日常活动中出现"打软腿"的症状，同时还会增加半月板和软骨损伤的风险，最终导致早期骨关节炎[2]。目前公认的治疗症状性 ACL 缺失的办法是 ACL 移植重建术，其目的是恢复膝关节稳定性并减少远期并发症[3]。美国每年大约进行 10 万例 ACL 重建手术，其比例还在与日俱增，特别是在一些年轻人群中[1, 4]。大部分接受了 ACL 重建手术的患者获得了良好的初始疗效。然而，在长期随访中，文献报道这些患者中 ACL 的再断裂率高达 1.3%，而且高达 1/9 患者的移植物发生了临床失效[5, 6]。因此，放射科医师必须熟悉常见的重建技术、术后正常的 ACL 形态及相关并发症的成像表现。

二、移植物的选择和手术技术

目前，多种自体和同种异体移植物适用于 ACL 重建手术。其中最常用的技术是自体骨 – 髌腱 – 骨和自体腘绳肌肌腱移植；当然本书中也会介绍其他的手术技术（包括 ACL 初次修复术）。不同的手术技术，其术后的成像表现有所不同，因此了解术中使用的何种手术技术显得尤为重要。

三、自体骨 – 髌腱 – 骨

使用自体骨 – 髌腱 – 骨（bone-patellar tendon-bone，BPTB）移植物重建 ACL 是许多外科医师最热衷的术式，因为与自体腘绳肌肌腱移植物相比，自体骨 – 髌腱 – 骨移植物腱骨愈合更快，恢复受伤前活动的概率更高，移植物断裂的风险更低[2, 7]。鉴于这些原因，自体骨 – 髌腱 – 骨移植物是许多精英运动员 ACL 重建的首选移植物[8, 9]。Samuelsen 等进行了一个最大规模的 Meta 分析，比较了将近 5 万例接受自体骨 – 髌腱 – 骨或自体腘绳肌肌腱移植的患者，结果显示两组移植物再断裂率都非常低（2.8% 自体骨 – 髌腱 – 骨 vs. 2.84% 自体腘绳肌肌腱），其中自体骨 – 髌腱 – 骨移植的撕裂率明显更低[7]。因此，他们的结论是，这两种技术都是初次 ACL 重建的适宜选择[7]。

自体骨 – 髌腱 – 骨移植物从中 1/3 的髌腱获取，同时附带胫骨和髌骨骨块，通常制备为两端直径各 10mm 的骨块，以确保骨块能够顺利通过骨隧道[10]。股骨侧骨块用界面螺钉或横向固定装置固定在骨隧道内，胫骨侧通常用金属或生物可吸收界面螺钉固定[11]。

四、自体腘绳肌肌腱

近年来，由于自体骨－髌腱－骨移植术后供区伸膝装置相关并发症的报道，包括慢性膝前痛、低位髌骨和髌骨骨折等，自体腘绳肌肌腱移植越来越受欢迎[12-14]。同种异体腘绳肌肌腱移植通常在鹅足处取一条腘绳肌肌腱和一条内收肌腱，常用的是半腱肌和股薄肌[15]。通过折叠和编织制备成四股肌腱移植物，并测量移植物直径[16]。对于移植物的最小可接受直径没有统一的共识，但通常选用至少 7mm 直径被普遍接受，较细的移植物会导致失败风险增加[17, 18]。根据四股移植物的直径来钻取胫骨和股骨骨隧道[16]。移植物的固定装置种类繁多，其中悬吊装置通常用于股骨端，而螺钉用于胫骨端的固定[16]。

自体腘绳肌肌腱的潜在缺点是术后抗拉强度明显低于原有 ACL，且可能不足以维持关节稳定性[19]。正常的腘绳肌肌腱，止点位于胫骨后方和腓骨头，因此可以协同 ACL 共同作用。而获取腘绳肌肌腱之后，移植的 ACL 再损伤的风险增加[20]。

五、同种异体移植物

同种异体移植物通常从尸体上获取，最常用的移植物包括髌腱、跟腱和阔筋膜。大多数同种异体移植肌腱的抗拉强度超过原有 ACL[21]。与自体移植物相比，同种异体移植物的主要优点是减少供区的并发症，缩短手术时间和改善外观[21, 22]。移植物的尺寸也没有限制，这可能有助于多韧带重建[21]。当然，这类移植物也有一些缺点，如血管重建可能延迟长达 24 个月，重返运动的时间也会滞后[21, 23]。细菌或病毒感染同样也是面临的问题，但获取尸体移植物和制备的额外成本不具有成本效益[24]。鉴于这些原因，同种异体移植物主要用于翻修病例或无重返高水平运动需求的患者。

六、人工合成移植物

人工合成移植物在 20 世纪 80 年代和 90 年代初期逐渐流行起来[25]，因为它们具备无供区并发症、抗拉伸强度增强及无限量供应等优势，早期的人工合成移植物由碳纤维制成，但后来被已用于血管外科手术的聚四氟乙烯制成的韧带所超越[25]。已有报道的并发症包括感染、滑膜炎和宿主免疫反应等并发症，限制了人工移植物的使用[25, 26]。从人工移植物的长期效果来看毁誉参半，最近的一项 Meta 分析得出结论，人工合成移植物适用于部分病例，但是不应被用于替代自体移植物[27]。

七、初次修复

在 ACL 股骨侧撕裂的病例中，ACL 初次修复正重获新生。与韧带远端血供相比，原有 ACL 近端的血供更加充足，因此有更好的愈合潜力[28]。与重建相比，ACL 初次修复术具备以下优点，包括更快地重返运动、保留本体感觉、避免供区并发症[28]。在已报道的手术技术中，最常用的是使用内支架增强并保护修复后的 ACL[28]。

八、重建 ACL 的正常成像

（一）ACL 移植物

当应用自体骨－髌腱－骨移植物重建 ACL 时，移植物最初在 T_1 加权和质子密度 MRI 上表现为均匀的低信号强度条带，类似相对无血管的供体髌腱[29, 30]（图 6-1）。在起初的 12～18 个月，移植物经历了一个重塑或"韧带化"的过程，即移植物被滑膜组织包裹，并逐渐进行血管重建[29]。这导致移植物内所有序列的信号增加，直到重塑过程完成，此时移植物的信号也会逐渐接近原有 ACL 的信号[31]。完全韧带化所需的时间长短不一，但据报道需要长达 2 年[32]。

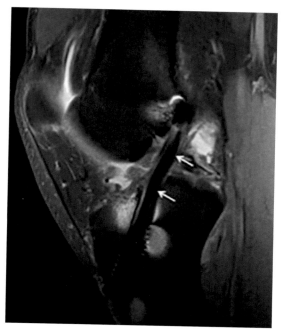

▲ 图 6-1 正常 ACL 移植物

矢状位质子密度脂肪抑制的 MRI 显示 ACL 移植物为均一的低信号（箭）

由于自体腘绳肌肌腱移植物具有多束结构，束间的小体量液体可以在 T_2 加权 MRI 上表现为中等或高信号 [29, 31]。这种线性高信号平行于移植物走行，不像撕裂所显示的垂直信号变化 [11]。这种影像学表现和腱 - 骨界面中的少量液体信号可在术后持续 1 年，之后发生的重塑过程与自体骨 - 髌腱 - 骨移植物相似 [29]。已经有研究证实，术后 6 个月的 MRI 显示，自体腘绳肌肌腱移植物由于缺乏骨块，其重塑时间较自体骨 - 髌腱 - 骨移植物延迟，并建议根据所使用的移植物类型改变物理康复方案 [33]。

当进行 ACL 初次修复时，由于先前的损伤和手术创伤 [28]，ACL 在术后前 3 个月呈水肿表现 [28]。由于修复的韧带无须经历韧带化的过程，其影像信号恢复比移植韧带更快 [28]，可在修复后 12 个月内恢复正常。人工合成 ACL 移植物术后早期在所有序列上均呈现均匀的低信号，但随着时间的推移，纤维组织的长入，T_1 加权 MRI 上会出现中等信号 [34]。

（二）骨隧道位置

股骨和胫骨骨隧道的正确定位是实现移植物稳定和良好的长期临床结果的关键。我们应该在冠状位和矢状位上进行股骨骨隧道位置的评估，因为它对维持移植物等距具有重要意义 [35]。可以使用 Blumensaat 线作为参考来评估股骨隧道的最佳位置，Blumensaat 线是矢状位图像上沿着髁间切迹顶部绘制的一条线 [29]。股骨隧道应位于 Blumensaat 线与平行于股骨后皮层线交点的后方 [31]。在冠状位图像上，移植物与胫骨平台之间的倾斜角应 <75° [29]。如果股骨隧道过于靠前，移植物将会拉长，导致不稳定 [32]。

正确的胫骨隧道定位是防止移植物与髁间窝顶部撞击的主要因素 [35]。在矢状位上，胫骨隧道应平行于 Blumensaat 线。远端隧道口应紧邻胫骨结节，关节内隧道口位于 Blumensaat 线与胫骨相交点的后方 [35]（图 6-2）。如果胫骨隧道位置过于靠前，移植物与髁间窝顶部撞击的风险增加，患者通常无法完全伸直膝关节 [31]。如果位置太靠后，则可能引起移植物松弛，最终导致膝关节不稳定 [36]。

胫骨和股骨隧道内的透亮带在移植物愈合前的术后 X 线片上很常见，一旦愈合完全，随访影像学上会出现骨硬化的表现 [37]。骨隧道的边缘应平行，且直径约为 10mm，但是也有报道称只要直径 <13mm 均属正常范围 [15]。尽管 CT 可以提供更准确的信息，但 X 线片是术后早期影像学检查的主要方法，以确保令人满意的骨隧道位置。

（三）移植物供区部位

自体骨 - 髌腱 - 骨移植物重建后的 MRI 显示髌中央腱存在缺损，除非进行了缝合，否则这种缺损可能会持续 2 年之久，之后髌腱逐渐恢复到术前的正常外观 [15, 35]（图 6-3）。而髌腱缺损的大小，与这些患者术后可能出现的膝前痛的严重程度相关 [38]。

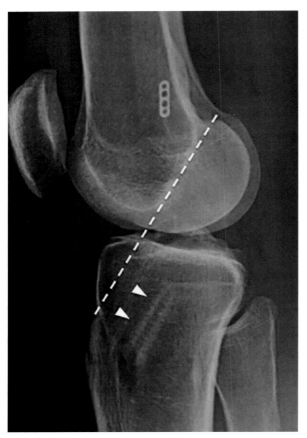

▲ 图 6-2 ACL 重建术后正常的胫骨隧道
侧位 X 线片显示界面螺钉位于胫骨隧道（箭头）后部，并与 Blumensaat 线（虚线）平行

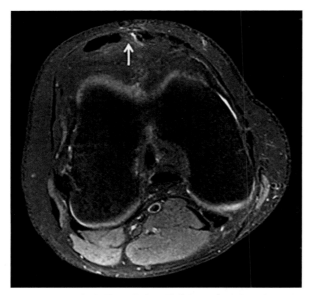

▲ 图 6-3 自主骨 – 髌腱 – 骨移植重建后的正常髌腱
轴位质子密度脂肪抑制的 MRI 显示在获取移植物的髌骨中 1/3 处存在缺损（箭）

腘绳肌肌腱供区的 MRI 评估显示供区的肌腱缺失，前 12~18 个月的 T_2 加权 MRI 显示液体充盈缺损的信号增加[35]。而肌腱一般是在 3 年的时间内，从近端开始逐渐向远端再生[38]。

九、ACL 重建术后并发症

绝大多数接受 ACL 重建的患者预后良好，近 2/3 的患者恢复到损伤前的活动水平，55% 恢复到竞技水平[39]。然而，尽管手术技术不断进步，移植物失败率仍然显著，报道的失败率高达 15%[6, 13]。ACL 重建术后的并发症可根据其临床症状大致分为两大类，即韧带松弛和关节活动受限[35]。导致移植物松弛程度增加的原因包括撕裂和拉伸，而导致关节活动范围减少的主要原因包括撞击和关节纤维化[15, 35]。最后，还有一些除这两类之外不太常见的并发症。

十、导致移植物松弛的并发症

（一）移植物撕裂

在术后 6~8 个月的重建过程中，ACL 移植物最容易受伤[40]。通常在术后前 6 个月内，手术失误是移植物失效的主要原因，占所有病例的 77%~95%[41]。最常见的手术失误是骨隧道位置不佳，错误的股骨隧道位置会使移植物承受过大的张力[42]。韧带失效的生物学原因包括感染、韧带化失败，如果采用同种异体移植，还有可能发生排异反应[41]。据报道，创伤原因造成再撕裂的病例占 5%~10%[41]。

关于 ACL 移植物断裂的直接和间接影像学特征已有描述[15, 35]。MRI 的直接征象包括移植物纤维连续性中断，在移植物实质内可见 T_2 加权 MRI 高信号影，以及移植物变薄[35]（图 6-4 和图 6-5）。HorTon 等将 MRI 结果与关节镜下移植物的完整性相对照，发现冠状位上移植物纤维的连续性和矢状位上移植物维持 100% 的厚度是排除全层撕裂的最敏感的直接征象[43]。从矢状位去评估移植物的完整性时，不同观察者得出的结论会有所偏差，因此作者认为冠状位影像能更好地评估移植物纤维的连续性[43]。同时他们还指出，尽管移植物部分撕裂通常是保守处理，MRI 对这部分病例的敏感性相对较低，当然在临床上漏诊部分撕裂的后果比漏诊完全撕裂的不良后果要轻。

移植物断裂的间接影像表现包括胫骨前移和外侧半月板后角的后凸，这有助于区分是移植物撕裂还是韧带化进程[35]。研究表明，这些间接影像对诊断移植物撕裂是高度敏感的，但缺乏特异性[43]。在临床工作中，应反复阅读所有成像序列以发现移植物撕裂，并将直接征象和间接征象与临床表现相结合，有助于对疑难病例的诊断。

（二）移植物拉伸

在 MRI 上发现完整的 ACL 移植物纤维，结合膝关节不稳定的临床症状和前抽屉试验阳性表明移植物拉伸而不是撕裂。骨隧道位置不良可导致移植物拉伸；如果股骨隧道位置过于靠前，则移植物在膝关节屈曲时受到的应力增加，增加了拉伸的风险[35]。MRI 影像学表现包括 ACL 后弓或迂曲，以及上述的间接影像学征象[44]。

十一、并发症导致关节活动度减少

（一）关节纤维化

关节纤维化是 ACL 重建最常见的并发症之一，涉及膝关节至少一个间室的滑膜内及周围纤维瘢痕组织的形成。关节纤维化可以是弥漫性

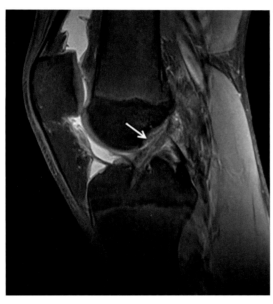

▲ 图 6-4　ACL 移植物部分撕裂
矢状位质子密度脂肪抑制的 MRI 显示 ACL 移植物增厚，移植物实质内高信号，但移植物纤维连续（箭）

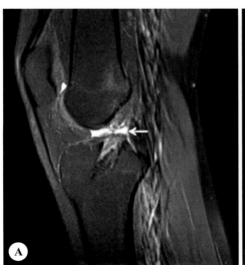
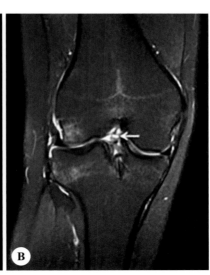

◀ 图 6-5　ACL 移植物断裂
矢状位（A）和冠状位（B）质子密度脂肪抑制的 MRI 显示 ACL 移植物纤维完全断裂（箭）

的，但更常见的是局限性的，局限的关节纤维化被称为独眼畸形病变。

独眼畸形病变是卵圆形纤维组织结节，位于髁间窝前方与 ACL 移植物相连接处[45, 46]。独眼畸形病变因其在关节镜下表现为卵圆形病变，具有静脉血管浸润引起的特征性变色区域，类似眼睛而得名[45]。其发病机制尚不清楚，但普遍接受的解释是，独眼畸形病变是由断裂的原有 ACL 远端残端周围的炎症反应所致[46]。其他提出的理论包括钻取骨道产生的碎屑刺激引起的炎症反应和移植物微创伤反应[15]。因此，有必要在关节镜下对 ACL 残端进行清理并彻底冲洗骨碎屑，以最大限度地减少独眼畸形病变的发生[47]。

独眼畸形病变在 T_1 加权和质子密度 MRI 上均表现为中等信号，T_2 加权序列则显示与纤维组织一致的不均匀的低信号[45]（图 6-6）。同时，我们还发现了一种"假性独眼"病变，是由于 ACL 移植物部分撕裂导致前束纤维在髁间窝内翻转所致[48]。通过仔细观察移植物纤维撕裂的位置，可以将其与真正的独眼畸形病变相鉴别[48]。

独眼畸形病变在临床上表现为在股骨和胫骨之间因机械阻挡导致膝关节伸直受限[45]。尽管最近的一项前瞻性研究报道，有 33% 的患者在术后 2 年的 MRI 上可见独眼畸形病变，但是与临床结果的好坏无关[49]。基于该病变的关节镜

术后患病率研究估计，高达 10% 的患者存在临床症状。对于有症状的患者，可行关节镜清理术治疗[49]。

弥漫性关节纤维化较独眼畸形病变少见，在 MRI 上表现为 Hoffa 脂肪垫内或 ACL 移植物周围出现界限不清的毛刺状或团块状的低信号[35, 44]。弥漫性关节纤维化的临床表现为屈伸活动范围受限，理疗无效且最终需要关节镜治疗并切除纤维组织[44]。

（二）移植物撞击

如果重建的 ACL 移植物在膝关节内位置不佳，移植物会与股骨髁间窝或后交叉韧带产生撞击[50]。髁间窝顶部撞击是最常见的形式，发生在伸膝终末时 ACL 移植物过早接触髁间窝顶部[35, 50]。

移植物顶部撞击是由于胫骨隧道定位偏前所致，有研究表明，在 ACL 重建时，可以通过胫骨隧道定位适当偏后和必要的髁间窝成形术来避免这种情况[51, 52]。由于骨隧道位置大多采用解剖定位，且随着现代外科手术技术的运用，不太容易发生髁间窝顶部撞击[50]。在 T_1 和 T_2 加权 MRI 上显示胫骨隧道位置不佳，ACL 移植物远端信号增强[35]。移植物在矢状位上也可能出现向后迂曲，在慢性撞击中可能出现移植物部分撕裂[15, 35]。在 MRI 上可以区分顶部撞击与正常的韧

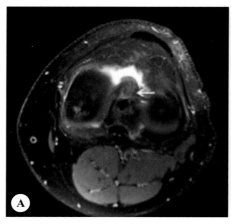
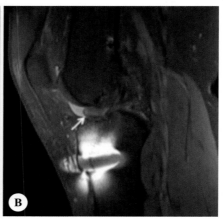

◀ 图 6-6 伴有独眼畸形病变的关节纤维化

轴位（A）和矢状位（B）质子密度脂肪抑制的 MRI 显示 ACL 移植物前方有一个界限清晰的卵圆形低信号结节（箭）

带化过程，因为撞击产生的异常信号更为集中，且持续时间超过 1 年[35]。

实验室研究表明，若股骨隧道定位过高易导致移植物与 PCL 撞击，因为该隧道靠近 PCL 的股骨止点[50]。在 MRI 上，PCL 撞击表现为 ACL 移植物和 PCL 之间的空间减少或消失，严重的情况下会出现 ACL 偏离[53]。有学者提出，近来提出的双束 ACL 重建技术更容易导致 PCL 撞击，因为移植物更粗大[50]。FujimoTo 等描述 MRI 证实了超过 50% 的 ACL 重建患者出现了 PCL 撞击，而在正常志愿者中的发生率为零；然而，最近 Kropf 等也报道了 25% 的正常膝关节可见 PCL 撞击的影像学特征[53, 54]。尚需进一步的临床研究来确定 PCL 撞击是否具有有意义的临床结果。

移植物撞击的临床表现为膝关节伸直受限、膝前痛和关节积液，如果不治疗，最终可导致移植物断裂[50]。早期保守治疗包括使用伸直位支具，慢性病例需要行髁间窝成形术，即关节镜下切除部分髁间窝外侧壁骨赘[35]。必要时行 ACL 翻修术以恢复膝关节完全伸直[15]。

十二、移植物黏液样变性

ACL 移植物的黏液样变性也被称为神经节囊肿，可以是偶发形成，也可以是 ACL 重建的晚期并发症[15]。在 MRI 中，囊性积液使移植的 ACL 扩张，在 T_2 加权 MRI 上表现为信号增强（图 6-7）[35]。囊液可向胫骨隧道远端延伸，引起骨隧道扩大和骨髓水肿，可表现为明显的胫骨前半部分水肿[35]（图 6-8 和图 6-9）。如果囊肿较大，可引起疼痛和关节活动范围减小，需行关节镜下切除术。

十三、关节内游离体

虽然关节纤维化和移植物撞击是 ACL 重建后活动范围减小最常见的原因，但其他病因如关节内游离体也可能导致膝关节伸直受限[15, 44]。笔者认为，关节内游离体是最初 ACL 损伤时软骨损伤的结果，没有在关节镜下被发现[35]。关节软骨来源的游离体在所有序列上都遵循软骨信号，在 T_1 和 T_2 加权 MRI 上表现为低信号[44]。如果游离体已骨化，在 T_1 加权 MRI 上其边缘呈低信号，中央骨髓则呈透亮信号[44]。从 MRI 上很难观察到关节内游离体的存在，在没有其他原因导致膝关节伸直受限的情况下，仔细阅片显得尤为重要[35]。MR 关节造影在显示关节内游离体和软骨损伤方面比常规 MRI 具有更高的敏感性；但由于其具有侵入性和较低的空间分辨率，因此在实际临床工作中很少使用[55]。

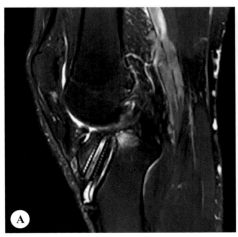

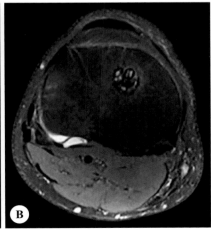

◀ 图 6-7 移植物黏液样变性
矢状位（A）和轴位（B）质子密度脂肪抑制的 MRI 显示囊性液体信号扩大 ACL 移植物

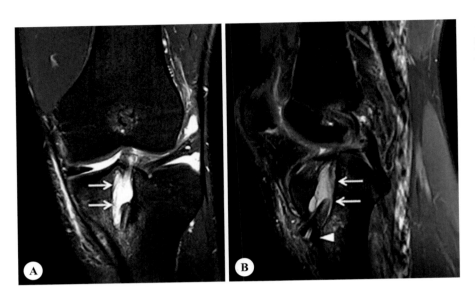

◀ 图 6-8　胫骨隧道囊性扩张
冠状位（A）和矢状位（B）质子密度脂肪抑制的 MRI 显示胫骨隧道囊性扩张（箭），界面螺钉部分退出（箭头）

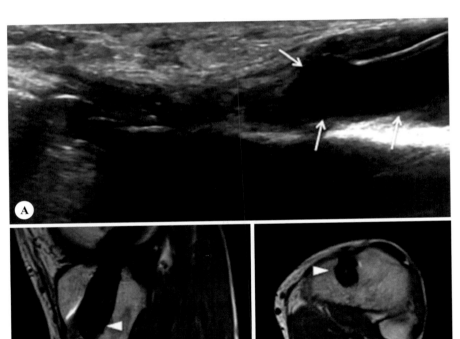

◀ 图 6-9　胫骨隧道囊肿
纵向平面（矢状面）超声（A）显示胫骨隧道界面螺钉处有低回声囊性病变（箭）；矢状位（B）和轴位（C）T_1 加权 MRI 显示胫骨隧道的液体信号囊性扩张（箭头）

十四、其他并发症

（一）骨隧道扩大

ACL 重建后的骨隧道扩大的现象在文献中已得到证实，其发生率为 25%～100%[56, 57]（图 6-10）。危险因素包括使用自体腘绳肌肌腱移植物、年轻、男性，以及受伤与 ACL 重建之间的时间间隔过长。而胫骨隧道的扩大更为常见，在术后的前 6 周变化率最高，2 年内趋于稳定[15, 56]。

骨隧道扩大的确切病因尚不清楚，但已有几种可能的理论，可大致分为机械因素和生物因素[57, 59]。机械因素包括移植物在隧道内的微动、

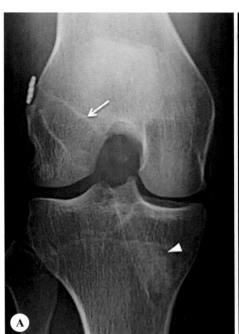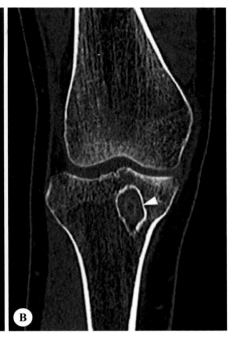

◀ 图 6-10 ACL 重建后骨隧道扩大

常规正位 X 线片（A）和冠状位 CT 图像（B）显示股骨（箭）和胫骨隧道（箭头）扩大

钻取隧道导致的骨坏死和早期过于激进的康复，这些因素在重塑完成之前对移植物施加了过度的应力[15, 56]。生物学机制包括自体移植物水肿、滑膜增生和细胞因子诱导的骨溶解[56, 59]。虽然目前许多学者更认同机械扩大理论；然而，骨隧道的扩大很可能是多种因素共同作用的结果[59]。

骨隧道扩大与不良的临床结果无关，对失败率也无显著影响[57]。然而，骨隧道的扩大使 ACL 翻修的手术技术更具挑战性。在骨隧道扩大的情况下，我们难以实现移植物的坚强固定，往往需要植骨以确保有足够的骨量来制备隧道，这可以视情况分一期或二期手术完成[60]。如果隧道直径＞15mm，通常先行植骨，二期再进行翻修手术[61]。对于直径＜10mm 的隧道，通常可行一期翻修手术[15, 61]。CT 在 ACL 翻修病例中尤其有价值，它有助于准确评估植骨在原骨隧道中骨长入的程度[62]（图 6-11）。

因此，对于正在考虑行翻修手术的患者，准确评估骨隧道的直径尤为重要。De Beus 等对评估 ACL 重建后胫骨和股骨骨隧道大小和形状的影像学模式进行了大数据 Meta 分析得出结论，

在众多影像学检查中，CT 是最准确的检查方式，但应该在两个平面上反复确认[63]（图 6-11）。而尽管传统的 X 线片仍使用广泛，作者认为它低估了隧道直径，并且在观察者之间和观察者内部缺乏可靠性[63]。关节镜术后导致的骨结构显示不清和信号强度比较高的伪影限制了 MRI 的运用[63]。

（二）固定失败

当移植物在术后早期尚未完全愈合的时候，ACL 移植物的坚强固定非常重要。固定相关并发症取决于 ACL 重建的手术技术，最常见的并发症包括内固定断裂、松动和移位[11]。

界面螺钉是带骨移植物最有效的固定方法，但也存在一些并发症[64]。早期的界面螺钉由金属制成，近年来引入了生物可吸收螺钉，可以克服翻修手术中取出困难和 MRI 上的伪影等问题[64]。如果界面螺钉移位到髁间窝[11]，可导致移植物撞击或关节软骨损伤。螺钉向关节外移位可引起固定强度丢失，最终导致移植物失效（图 6-12）[15]。生物可吸收螺钉可增加术中断钉和隧道扩大等并发症的发生率，亦可引起异物炎症反应[15, 64]。

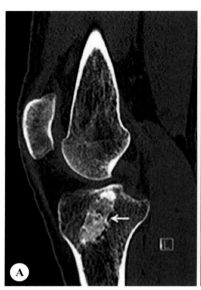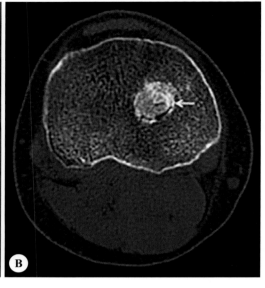

膝关节矢状位（A）和轴位（B）CT 图像显示胫骨隧道内高密度骨移植物（箭）

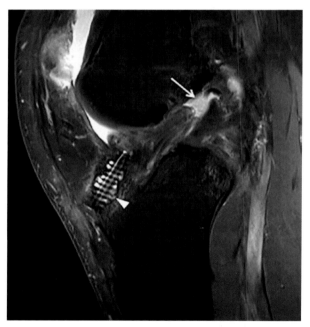

▲ 图 6-12　ACL 移植物断裂伴胫骨界面螺钉移位
ACL 移植物断裂在矢状位质子密度脂肪抑制的 MRI 显示为高信号（箭），胫骨界面螺钉向远端移位（箭头）

一项大型 Meta 分析系统综述比较了使用金属螺钉和生物可吸收螺钉的临床疗效，结果显示两组患者在 ACL 重建术后 2 年的膝关节功能或活动水平并无临床差异，但使用生物可吸收螺钉的患者，手术失败的风险有所增加[65]。

当我们使用皮质骨悬吊装置（如 EndoButton）

来固定自体腘绳肌肌腱移植物时，应注意将该装置固定于股骨外髁皮质上，这可以通过术后 X 线片进行评估[9]。如果纽扣钛板位于距离股骨皮质距离＞1mm 的位置，这表明钛板与骨之间有卡压组织，如骨膜或髂胫束[15, 66]。Mae 等报道，25.2% 的 ACL 重建术后的 X 线片上发现了组织嵌顿，尽管钛板移位的风险将增加，但它与不良的临床结果无关[67]。纽扣钛板也可能移位到股骨隧道或膝关节内，导致移植物固定失败，需要 ACL 翻修手术[15]。

十五、供区并发症

自体骨 - 髌腱 - 骨移植物相比于自体腘绳肌肌腱移植物更容易发生供区并发症[15]。两种手术方式术后最常见的并发症都是膝前痛，当使用自体腘绳肌肌腱移植时，高达 38% 的病例会出现膝前痛，而在自体骨 - 髌腱 - 骨移植重建后，膝前痛的发生率为 46%[68]。膝前痛的病因可能是多因素的，股四头肌无力在其中发挥了重要的作用[69]。其他潜在的原因包括术前已存在的膝前痛、过度使用开链康复运动和髌股关节软骨损伤[15]。为实现膝关节术后过伸的全角度，有研究表明，在供区部位注射富血小板血浆可减轻膝前痛[68]。

髌骨骨折是自体骨 - 髌腱 - 骨移植的一种少见但严重的并发症，发生率高达 1.3%[70]。由于手术截取了部分髌骨作移植物而导致髌骨削弱，骨折通常是屈膝直接创伤的结果，这可以通过 X 线片来确诊[15]。因此，避免使用骨刀进行初始的截骨，并将截骨的长度和直径限制在 30mm 和 10mm 以内，可以降低髌骨骨折的风险[71]。残留的髌腱断裂并不常见，但也有文献报道了在 ACL 重建术后 6 年以上的时间仍有可能发生髌腱断裂[72]。在年轻患者中，晚期髌腱断裂是继发于膝关节退变或髌腱炎基础上的，在矢状位 MRI 上表现为肌腱信号增强和增厚（图 6-13）[72]。

由于在自体腘绳肌肌腱移植物取腱的过程中可能会损伤隐神经的分支，从而导致皮肤感觉的缺失[68, 73]。髌下支起源于隐神经穿过股薄肌腱止点的近端，因其水平走行所以容易损伤[73]。虽然也有痛觉过敏的报道，但是该神经损伤最常见的并发症是胫骨近端外侧皮肤感觉减退[73]。有研究表明，水平切口比垂直切口更能降低髌下支损伤的发生率[68]。自体腘绳肌肌腱供区的其他并发症包括，可能损伤股薄肌和半腱肌肌腱深面的内侧副韧带，以及术后腘绳肌无力和撕裂（图 6-14）[73]。

（一）骨关节炎

ACL 重建旨在恢复膝关节的稳定性，减少退行性改变的发生率。然而，在长期随访中，接受 ACL 重建的膝关节骨关节炎发病率是对侧膝关节的 3 倍[74]，这可能是由于生物力学的改变和损伤本身所带来的结果。根据长期随访结果，自体腘绳肌肌腱和自体骨 - 髌腱 - 骨移植对骨关节炎发病率的影响没有差异，但半月板切除是一个危险因素[74, 75]。由于继发的骨关节炎形成的髁间窝骨赘易导致移植物撞击和失效[76]（图 6-15）。

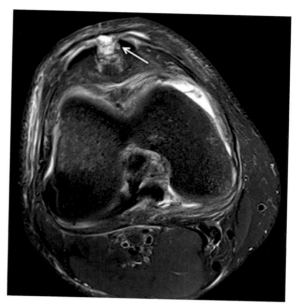

▲ 图 6-13　髌骨供区的肌腱病变
轴位质子密度脂肪抑制的 MRI 显示持续膝前痛的患者，取腱部位的髌腱和 Hoffa 脂肪垫（箭）内信号增强

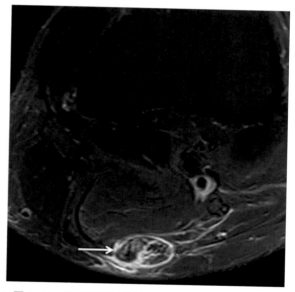

▲ 图 6-14　腘绳肌肌腱移植 ACL 重建后半腱肌部分撕裂
轴位质子密度脂肪抑制的 MRI 显示半腱肌肌腱内信号增强，部分纤维连续（箭）

（二）感染

化脓性关节炎是 ACL 重建术后不太常见的并发症，发病率为 1.7%[11]。大多数病例为急性或亚急性起病，最常见的病原菌是葡萄球菌[11]。

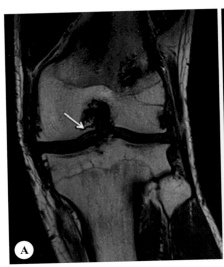
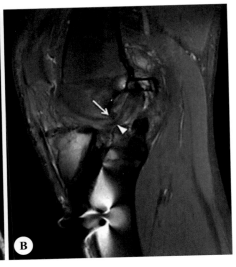

◀ **图 6-15 ACL 重建术后骨赘移植物撞击**
冠状位 T_1 加权 MRI（A）和矢状位质子密度脂肪抑制的 MRI（B）显示股骨内髁（箭）引起的髁间窝骨赘形成，并撞击 ACL 移植物（箭头）

感染的危险因素包括糖尿病病史、结缔组织病和免疫低下[77]。患者的临床表现为膝关节疼痛、发热、活动受限和关节肿胀，常规的实验室检查对早期诊断很有帮助。然而，这些体征在慢性感染的病例中可能并不存在。因此早期识别感染的征象至关重要，因为它最终会导致移植物失效、滑膜炎和关节软骨的广泛破坏[11]。

MRI 用于评估关节积液和滑膜炎的存在和程度，在含钆造影扫描后表现为滑膜增强。感染时移植物可能出现局灶性或弥漫性高信号，我们应对移植物本身的完整性进行评估[11]。在更晚期的病例中，骨髓炎在脂肪抑制的 MRI 上表现为骨髓水肿，T_1 加权 MRI 上呈低信号，液体聚集或脓肿，最终形成与皮肤表面相通的窦道。

十六、后交叉韧带

后交叉韧带（posterior cruciate ligament，PCL）损伤概率远低于 ACL，在运动相关的膝关节损伤中，PCL 损伤仅占 1.5%[78]。PCL 最常见的损伤机制是由于屈膝跪地而导致的膝关节被迫过屈，类似于"仪表盘"类型的损伤，常发生在足球、橄榄球和雪地运动中[78, 79]。PCL 断裂的传统治疗方法以保守治疗居多，但随着外科医师更加关

注 PCL 缺失对膝关节生物力学和早期骨关节炎发展的影响，他们开始通过更多的重建手术来治疗 PCL 损伤[80]。因此，PCL 重建术后需要成像的数量也在增加。

（一）手术技术

PCL 重建的手术技术在不同中心和外科医师之间的差异很大，可能是由于实施的手术数量相对较少和经验不足所致。从已报道的几种常见手术技术来看，它们在移植物胫骨固定的方法、移植束的数量及移植物的选择上不尽相同[80]。

（二）胫骨固定

经胫骨隧道技术和胫骨 Inlay 技术（移植物嵌入技术）是两种最常见的胫骨移植固定方法[81]。经胫骨隧道技术是将 PCL 移植物由外向内逆向穿过胫骨隧道，该隧道从 PCL 胫骨附着处向前下方穿过胫骨延伸至胫骨结节[82, 83]。隧道应尽可能垂直钻取，以减小胫骨隧道和移植物之间的角度[83]。因为锐角容易使移植发生撞击、磨损和早期失效[84]，所以这个角度也被称作"杀手转角"（Killer turn）。

Inlay 技术是先在胫骨后缘的原有 PCL 附着处预先制备一个骨槽，然后通过松质骨螺钉将

PCL 移植物的骨块直接固定在骨槽内，以减少移植物撞击的风险[85]。Inlay 技术的缺点是，它是一种技术上具有挑战性的开放式手术，且有损伤腘窝神经血管的潜在风险[86]。Shin 等进行的一项系统综述发现，接受经胫骨技术或胫骨 Inlay 技术的患者，在临床膝关节评分或关节稳定性方面没有显著差异[87]。

（三）移植物分束

原有 PCL 由两束组成：较大的前外侧束和较小的后内侧束[80]。前外侧束的主要功能是限制胫骨后移，因此最初的手术技术集中于重建这一束[88]。然而，有人认为，当原有 PCL 的后内侧束发生撕裂时，单束重建技术会导致膝关节伸直后段残留松弛，由此，近来有学者提出了双束重建技术[89]。上述两种方法均采用单胫骨隧道固定，而在股骨内侧髁间窝的前外侧和后内侧束附着处制备 1 个或 2 个股骨隧道，并使用界面螺钉固定[89]。Lee 等对单束和双束 PCL 重建进行了 Meta 分析并得出结论，两种技术的临床结果类似[90]。

（四）移植物选择

PCL 重建的移植物选择与 ACL 重建类似，可根据外科医师的偏好和经验选择自体移植物、同种异体移植物和人工合成材料。与 ACL 重建所需移植物长度最短为 6cm 不同，PCL 重建所需移植物长度最小为 8cm，其具体长度则取决于固定方法[91]。

自体骨 – 髌腱 – 骨移植物使用与 ACL 重建相同的技术取中央 1/3 髌腱。尽管在使用带骨块的移植物时，经胫骨隧道技术具有技术挑战性[91]，但所有的固定技术都可以使用自体骨 – 髌腱 – 骨移植物。由于螺钉固定，移植骨块能够快速愈合，这使得患者可以快速重返运动，因此自体骨 – 髌腱 – 骨移植在年轻运动员中很受欢迎[80,91]。

股四头肌肌腱移植物可以带髌骨骨块也可以不带，宽约 10mm、长约 10cm[92]。因为此类移植物近端是游离肌腱，这使得它在取腱的技术上比自体骨 – 髌腱 – 骨更简单[91]。股四头肌肌腱移植物的厚度是自体骨 – 髌腱 – 骨的 1.8 倍，因此在同样宽度的情况下，它的横截面积更大[91]。所以股四头肌腱移植物具有比自体骨 – 髌腱 – 骨移植物更高的最大抗张强度，可用于经胫骨隧道技术固定及胫骨 Inlay 技术固定[91]。

自体腘绳肌肌腱移植物通常用作多股移植物，以达到 PCL 重建所需的长度。如果使用单隧道技术，通常用双股半腱肌和双股股薄肌组成四股移植物重建，或者 2 个双股移植物用于 2 个股骨隧道重建[91]。我们通常在移植物的两端使用金属或生物可吸收界面螺钉来实现腱 – 骨固定[91]。

近年来越来越多的在初次 PCL 重建中使用同种异体肌腱移植，其具有无供区并发症、肌腱的长度和宽度不受限制等优势[81]。同种异体移植物包括各种较粗的踝关节肌腱，其中最常用的是跟腱[81]。同种异体跟腱移植物具有良好的移植物体量，这对于双束移植物重建术和多韧带重建术中的移植物选择特别有用[81]。跟腱同种异体移植物也具备多种用途，可根据需要选择带跟骨骨块的移植物，实现骨 – 骨愈合[81]。其缺点则是成本较高且有上述的潜在感染风险。

很少有研究比较不同移植物对 PCL 重建的效果，而且大多数研究病例数量相对较少。Maruyama 等比较了 30 例分别接受自体骨 – 髌腱 – 骨和自体腘绳肌肌腱移植患者的术后功能结果，结果发现两组患者关节稳定性和功能评分均无显著差异[93]。一项大型 Meta 分析比较了自体移植物和同种异体移植物患者术后活动和关节松弛程度。研究结果表明自体移植物可能导致膝关节术后松弛程度增加，但这可能没有临床意义。由此，作者认为两种类型的移植物在功能结果上没有显著差异[94]。

（五）重建 PCL 的正常成像

1. PCL 移植物

PCL 重建的数量相对较少，这意味着相比于 ACL 重建而言，我们能记录的正常 PCL 术后成像结果较少。Sherman 等发现，大多数 PCL 移植物内部在术后第一年的 T_1 和 T_2 加权 MRI 中表现出轻度到中度信号增加，这意味着 PCL 经历了与 ACL 相似的韧带化过程[95]。在术后 1～2 年，移植物的影像表现应与原有 PCL 相似，所有序列上信号强度都较低[80]（图 6-16）。因此在 PCL 重建术后早期的影像学表现中，移植物内的信号强度应小于液体信号，且不应有不连续的纤维[80]。而当我们用自体腘绳肌肌腱来进行 PCL 重建时，与 ACL 重建术后所见一样，移植物束间可能会出现中高信号影像[80]。

2. 骨隧道位置

很少有研究报道 PCL 重建的最佳骨隧道位置，而骨隧道位置主要取决于手术技术和采用单束或双束移植物重建。Gancel 等利用 CT 评估单束重建股骨隧道的最佳位置[96]，他们发现在轴位成像上，股骨隧道口位于右膝 1 点钟和左膝 11 点钟位置的原有 PCL 止点的前半部分，距离关节缘 8～10mm[80, 96]。对于双束重建技术，其中一个股骨隧道口应位于原有 PCL 止点的前 1/3 处，另一个股骨隧道口位于中间至远端 1/3 处[80]。胫骨隧道口的最佳位置尚未确定，可以位于原有 PCL 残端的内侧或外侧[97]（图 6-17）。一项比较各种胫骨隧道位置的系统综述，最后也未能确定最佳的胫骨隧道位置[98]。术后 1 年内，骨隧道周围都会有不同程度的骨髓水肿，在移植物完全愈合以前，CT 上都可以观察到移植物周围透亮线[80]。

（六）并发症

PCL 重建术后的并发症与 ACL 重建后相似；然而，关于预期发病率和影像学表现的资料很少。并发症可大致分为引起关节不稳定和活动受限的并发症，以及其他较为少见的并发症。

（七）引起关节不稳定的并发症

1. 移植物撕裂

PCL 重建术后的任何时间点都可以发生移植物断裂；然而，移植物在重塑过程中是最脆弱的[80]。其 MRI 结果与 ACL 移植物断裂的 MRI 结果相似，主要特征表现为移植物纤维在矢状位和冠状位的完全断裂，在 T_2 加权 MRI 上表现为穿过移植物的全层高信号[44]（图 6-18）。移植物断裂的间接征象是胫骨相对股骨的后移[80]。

2. 移植物松弛

持续存在膝关节不稳但影像学上移植物纤维

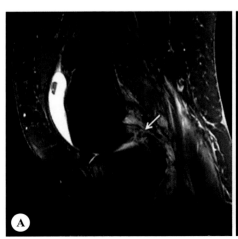
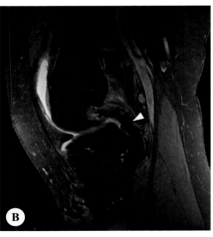

◀ 图 6-16　正常的 PCL 移植重建
A. 矢状位 T_2 加权脂肪抑制的 MRI 显示术前 PCL 完全断裂（箭）；B. 矢状位质子密度脂肪抑制的 MRI 显示 PCL 术后正常的移植物，并伴有一些实质内高信号影（箭头）

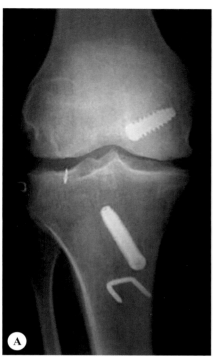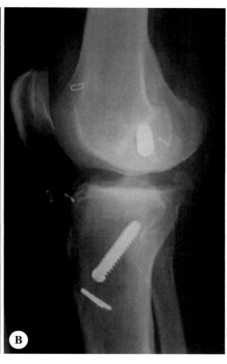

◀ 图 6–17　**PCL 重建术后正常成像**

正位（A）和侧位（B）常规 X 线片显示 PCL 重建后金属界面螺钉位置理想，以门型钉于隧道外口加强固定

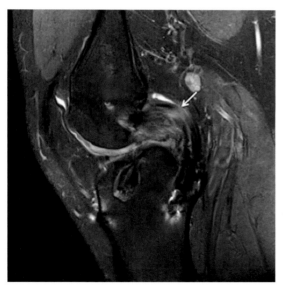

▲ 图 6–18　**PCL 移植物部分撕裂**

矢状位质子密度脂肪抑制的 MRI 显示 PCL 移植物股骨止点处信号增强，大部分纤维连续（箭），同时可见 ACL 重建术后影像

一些常见的原因包括骨性结构异常、软组织异常和手术技术等[99]。膝关节内翻畸形可导致步态异常，如果不采用胫骨截骨术进行矫正，则易导致移植物松弛[99]。易导致松弛的软组织异常包括在术前影像学检查时未能识别的合并损伤，最常见的是后外侧结构的损伤[100]。未能纠正后外侧不稳定导致膝关节屈曲时过度外旋，从而引起移植物胫骨止点向前内侧旋转[100]。这导致股骨内髁与胫骨后段移植物间的距离相对缩短，移植物功能性松弛[100]。

手术技术失误，主要包括移植物的直径和张力不足，以及股骨隧道的位置不佳。这些原因常容易导致移植物松弛[99]。早期过于激进的物理治疗和移植物负荷过重也与其松弛相关[99]。

（八）导致关节活动受限的并发症

PCL 重建后的活动受限可能导致屈曲或伸直功能缺失，其中屈曲受限更为常见[100]。在 PCL 重建术后的屈膝末段，预计会丢失平均 10° 左右的活动度[100]。

完整的患者，应考虑是 PCL 移植物的松弛或拉长[80]（图 6–19）。这种患者在 MRI 上表现为 PCL 后弓或迂曲，低位髌骨，且无移植物断裂[80]。

目前关于移植物松弛的潜在原因并未明确，

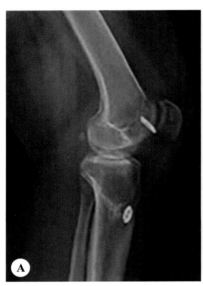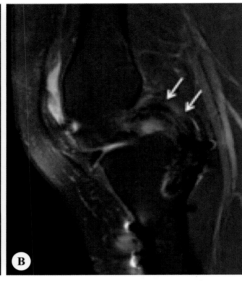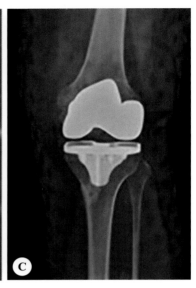

▲ 图 6-19　**PCL 翻修术后失败**

常规侧位 X 线片（A）和矢状位质子密度脂肪抑制的 MRI（B）显示胫骨相对于股骨后移，符合膝关节持续不稳的表现，整个 PCL 移植物呈黏液样变性（箭）；患者由于膝关节持续的疼痛和不稳定行人工全膝关节置换术（C）

1. 移植物撞击

移植物撞击常表现为关节活动受限，如果不进行处置，最终可能导致移植物断裂和膝关节不稳定[80]。通常认为，隧道位置不佳或是经胫骨隧道技术的"杀手转角"容易使移植物撞击邻近的骨结构，导致移植物磨损、纤维化及最终的移植失败[80]。在 T_1 和 T_2 加权 MRI 上显示，PCL 关节内部分移植物信号增厚和增高是移植物撞击的表现，这种信号增强超出了正常的重塑过程的影像[80]。撞击也可能导致移植物在进入任一隧道时发生迂曲[80]。

2. 关节纤维化

PCL 重建术后的大多数病例中都会发生关节纤维化，其发生率大于 ACL 重建术后的发生率[44]。Sherman 等报道了 15 例患者术后第一年的 MRI 影像学表现，并在 64% 的病例中发现了关节纤维化[95]。已有研究表明，PCL 重建术后关节纤维化实际上可能改善膝关节的稳定性[44]。然而，严重的关节纤维化可表现为膝关节疼痛和活动受限，需行关节镜手术治疗[80]。关节纤维化的分类由其性质所决定，在 MRI 上所有序列都表现为局灶性或弥漫性低信号影[44]。局灶性关节纤维化（独眼畸形病变）表现为邻近 PCL 移植物或在 Hoffa 脂肪垫内的纤维组织结节[80]。在所有的 MRI 序列上，弥漫性关节纤维化表现为边界不清的毛刺状团块影[80]。

3. 神经节囊肿形成

与 PCL 移植物相关的神经节囊肿通常位于胫骨隧道内，当其较大时可向关节及邻近软组织突出[80]。神经节囊肿大多是偶然发生的，但有症状时可表现为疼痛、活动受限或可触及的肿块[80]。神经节囊肿与骨隧道扩大有关，但它们是否与移植物失效有关仍存争议[80]。在 CT 上神经节囊肿表现为类似液体密度的病变，可伴有隧道的扩大和隧道壁硬化重塑，而在 MRI 上则显示为具有典型液体信号的囊性肿块[80]。

（九）骨隧道扩大

骨隧道的扩大可由生物或机械因素引起。生物因素包括关节液在隧道内的流动和溶骨性细胞因子的释放；机械因素包括移植物在隧道内的微动，也被称作"雨刷效应"，以及术后早期过于激进的物理治疗[101]。隧道扩大会延迟 ACL 重建术后的康复周期；然而，PCL 重建术后隧道扩大的不良影响尚未得到证实[101]。Kwon 等对 PCL 重建后 1 年的股骨和胫骨隧道进行 CT 评估，发现股骨和胫骨隧道扩大的总体发生率分别为 3.6% 和 5.4%，低于 ACL 重建后的发生率[101]。骨隧道体积平均增加 12%；但是，隧道扩大与不良的临床结果无关[101]。

（十）其他并发症

1. 骨坏死

已有文献报道 PCL 重建术后股骨内髁坏死的病例。这可能是由于股骨内髁的血供相对不足，因为解剖上来说股骨内髁的血供相比于股骨外髁较差[99, 102]。此外，在股骨内髁上钻取骨隧道可能进一步破坏其血液供应，因此股骨内侧髁更容易发生骨坏死[99]。患者通常的临床表现为膝关节内侧疼痛和股骨内髁的压痛[100]。

早期的 X 线片特征包括股骨内髁扁平和透亮，晚期病例则出现骨硬化表现。在骨坏死的诊断方面，MRI 是最敏感的方法，在常规 X 线片上发现改变之前即可显示。在 MRI 上具有诊断意义的表现为，液体敏感序列显示股骨内髁弥漫性水肿，T_2 加权 MRI 显示螺旋状周围低信号伴内部高信号影[103]。如果能确保股骨隧道和股骨内髁关节面之间有足够 8～10mm 的骨桥，可以将骨坏死的风险降至最低[99]。

2. 膝前痛

PCL 重建后膝前痛的原因颇多，包括移植物松弛、内植物并发症和供区并发症。移植物松弛导致胫骨平台持续性后沉和低位髌骨，使髌股关节承受了过多的机械应力[99, 100]。如果想判断是否由内植物导致的疼痛，最好通过 CT 进行评估。尤其是金属材质的内植物，如果临床症状较重可以将其取出或更换[99]。如前文所述，如果取材自体骨 – 髌腱 – 骨移植物，供区也可

能会发生膝前痛。

十七、后外侧复合体

后外侧复合体（posterolateral corner，PLC）主要由三种对抗膝关节内翻和外旋应力的稳定结构组成：外侧副韧带（lateral collateral ligament，LCL）、腘肌肌腱（popliteus tendon，PT）和腘腓韧带（popliteofibular ligament，PFL）[104]。PLC 损伤占所有急性膝关节韧带损伤的 2%，其中高达 70% 的病例是运动损伤的结果，网球和体操运动是最常见的致伤原因[78, 105]。PLC 损伤通常是发生在膝关节直接内翻应力、过伸或扭转时的高能量损伤，在多达 2/3 的病例中都合并有膝关节多韧带损伤[106, 107]。由于保守治疗效果不佳，加上解剖学上对其认识有限，PLC 历来被称为膝关节的 "灰色地带"[106]。越来越多对 PLC 损伤的手术干预，因此对创伤后膝关节的 PLC 进行影像学检查是非常必要的，放射科医师应该熟悉最常见的手术干预手段及其并发症。

（一）手术技术

根据损伤程度及是否伴有韧带损伤，PLC 损伤的治疗方法不同。与未受伤的膝关节相比，损伤程度是根据内翻应力时外侧张开的程度来分度的[108]。1 度和 2 度损伤一般采取非手术治疗；3 度损伤则需要手术治疗，因为保守治疗易导致膝关节不稳定和早期骨关节炎发生[107]。在多韧带损伤的病例中，未被识别或保守治疗的 PLC 损伤会导致关节内应力增加，并可能导致交叉韧带重建失败[107]。目前关于韧带损伤的手术治疗方案繁多，但大致可以分为韧带修复和重建两类。

（二）一期修复

损伤后的前 3 周可对 LCL、PT 或 PFL 进行一期修复[109]。只有当撕脱的骨块可以复位，且

无实质部损伤时，才考虑 LCL 和 PT 的修复[109]。如果 PFL 从腓骨头撕脱，且 PT 未损伤，则可以进行 PFL 修复[109]。有几种一期修复的方法，包括直接缝合、缝线锚钉和经骨钻孔等[107]。如果受伤超过 3 周，采用一期修复则相对效果不佳，因为瘢痕组织的形成使术者在术中难以识别断端，同时也会增加腓神经损伤的风险[107]。

Shelbourne 等报道了 21 例一期 PLC 修复术后患者良好功能的结果，其中大部分患者同时进行了 ACL 重建术[110]。作者指出，对于在损伤后初始 4 周内进行手术的患者，其术后功能恢复更好。在 4 例存在侧方松弛的患者中，有 3 例在损伤后 4~6 周才进行手术[110]。

（三）重建术

通常我们只有在肌腱完全断裂、无法进行解剖复位及慢性 3 度撕裂情况下，才进行韧带重建[111]。目前根据损伤的严重程度不同，用于重建 PLC 复合结构或其中某个结构的手术方式也有所不同。本文不能详细描述手术的过程，但是这些手术方式都是放射科医师所要掌握的重要信息。

早期临床上采用的都是非解剖重建 PLC 技术，在 PT 下采用穿腓骨头悬吊及单隧道股骨侧固定[112]。Larson 腓骨头悬吊重建技术是应用最广泛的非解剖重建技术之一，它重建了 LCL 和 PFL 的解剖结构，常用于单纯的 3 度 LCL 撕裂[107, 113]。该技术包括：在腓骨头前后方向钻一个骨道，并取自体半腱肌肌腱作为移植物[113]。移植物通过腓骨隧道形成环状，两游离端固定在外上髁前缘钻取的单个一股骨隧道中，略微向近端和前端倾斜，以避开髁间窝和同期交叉韧带重建而钻取的股骨隧道[113]。采用生物可吸收螺钉将移植物固定在股骨隧道内，穿出内上髁的游离端采用纽扣装置固定[113]。合并 ACL 撕裂的病例可以采用非解剖重建技术，因为股骨单隧道技术可以同时重建 PLC 和 ACL[112]。

LaPrade 等报道了一种用于 PLC 重建的解剖技术，包括重建 LCL、PT 和 PFL，这更接近于原有膝关节的生物力学特性[107, 114]。该方法包括在股骨外侧髁上原 LCL 和 PT 止点附着处打两个股骨隧道[114]。同样在腓骨头附着处也钻出一个隧道，并从 Gerdy 结节的内下方从前向后的方向穿过胫骨近端[114]。跟腱加跟骨骨块通常用于制作两种移植物[114]，都是通过界面螺钉将每种移植物的骨块固定在股骨隧道内[114]。第一种移植物用于重建 LCL 和 PFL[114]，第二种移植物用于重建 PT，与第一种移植物一起沿着腘肌肌腱裂孔穿过胫骨隧道，并在胫骨前方用界面螺钉固定[107, 114]。类似的技术可以用于单独 LCL 损伤的重建，只需做一个股骨隧道[111]。

一些研究报道了 PLC 解剖重建术后患者临床结果改善，但尚未有大型临床研究对不同的手术技术进行比较[115, 116]。Feeley 等使用尸体模型比较了 4 种 PLC 解剖重建的生物力学，发现双股骨隧道与斜行的腓骨隧道能最好地恢复膝关节内翻和外旋稳定性[117]。

Levy 等比较了多韧带损伤患者 LCL、PLC 的手术修复与重建临床疗效，发现修复组的失败率高达 40%，明显高于重建组的 6%[118]。然而，WesTermann 等在长达 6 年的随访中发现，在同期进行了 ACL 重建的 PLC 修复和重建患者中，其临床评分没有显著差异[119]。因为这些研究的患者数量相对较少，所以需要更大样本量的随机对照研究，才能得出一期 PLC 修复是否有效的确切结论。

（四）PLC 术后正常成像表现

1. 移植或修复的 PLC 结构

不同手术方式的术后影像学表现也会有所不同。如果进行了一期韧带修复，手术部位会出现易感性伪影，韧带会出现增厚，且很可能会无限期地持续下去[107]。目前关于 PLC 移植物重建术后正常表现的文献报道较少。与其他重建韧带相似，移植物在 T_2 加权 MRI 上可能显示为增强的中等信号；然而，并没有关于 PLC 信号变化的预期持续时间和演变过程的典型影像学记录[107]（图 6-20）。术后移植物的高强度信号应平行于纤维，纤维横向信号增加提示撕裂。有报道发现术后稳定的膝关节中移植物直径也会发生改变，最常见于胭肌肌腱重建中，而这通常被认为是一种正常的成像表现[107]。

2. 骨隧道位置

根据手术方案的不同，骨隧道的预期位置也会有所不同。可通过术后 MRI 对骨隧道的位置和直径进行评估；然而，如果怀疑隧道异常，可以选择对骨骼显像更精准的 CT 来进行评估。

3. PLC 重建并发症

据报道，PLC 手术后的失败率为 18%，详细了解手术潜在的并发症对于选择最合适的术后成像来说具有重要意义[120]。PLC 重建术后并发症可以大致分为关节持续不稳定、关节活动受限，以及与隧道和内植物相关的并发症。

4. 后外侧的不稳定

(1) 内翻力线：如果怀疑内翻力线是导致不稳定的因素，应进行下肢全长负重位 X 线片检查[107]。内翻力线使 PLC 和任何重建的交叉韧带受到过多的应力，增加了拉伸或断裂的机会[121]。

通常在慢性 PLC 不稳定或者重建失败的情况下，我们可以通过胫骨截骨术来纠正内翻力线，并在胫骨截骨愈合后，二期再进行 PLC 重建[107]。ArThur 等评估了开放楔形截骨作为慢性 PLC 损伤初始治疗的临床疗效，发现其中 38% 的患者功能得到了显著改善，无须再进行 PLC 重建[122]。胫骨截骨术的并发症包括延迟或不愈合和金属内植物断裂，可以通过 X 线片和 CT 来评估，特别是在怀疑不愈合的情况下可评估骨桥的状态。

(2) 移植物断裂与松弛：移植物的术后表现取决于移植物材料的性质和手术后的时间间隔[107]。T_2 序列上移植物内信号适度增加是正常现象；然而，移植物纤维的横向液体信号和不连续提示有撕裂[107]（图 6-21 和图 6-22）。根据重建的类型，纽扣固定装置可能会断裂或移位导致移植物松弛，可通过常规 X 线片或 MRI 进行评估。在多韧带重建的情况下，应在 MRI 上仔细评估其他重建的韧带，特别是交叉韧带。

在移植物被拉长的情况下，重建的韧带和支撑结构在术后 MRI 上显示形态正常。如果患者存在临床查体不稳，但从 MRI 检查上来看 PLC 结构正常的话，我们可以行内翻应力片以明确移植物是否松弛。因为如果存在移植物松弛，那么其内翻应力片上外侧开口的距离将增加超过 3mm[107, 123]。

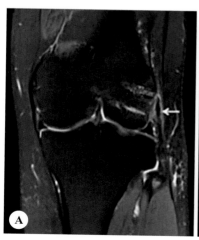
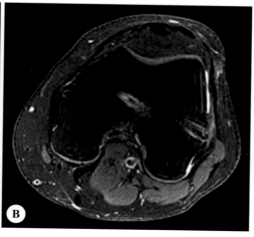

◀ **图 6-20　LCL 移植重建**
冠状位（A）和轴位（B）质子密度脂肪抑制的 MRI 显示 LCL 移植物形态正常，内部有少许高信号影（箭）

5. 关节纤维化和活动度减少

关节纤维化可发生于 PLC 重建术后，可能是局灶性或弥漫性的，一旦发生纤维化将会导致关节活动度显著下降[124]。评估关节纤维化最好的方法是 MRI，如前所述，纤维组织在所有序列上都表现为低信号。还有许多其他原因导致的关节活动度减少，包括纤维囊炎和长时间固定，但是这些情况都没有特定的影像学表现[124]。慢性局部疼痛综合征也可以引起活动

受限，这种通常是以临床诊断为主；而其 MRI 表现常为骨髓信号不均匀、皮肤增厚和软组织水肿[125]。

6. 骨隧道定位

不同的重建方法，其骨隧道的位置选择也各不相同，可以通过术后 X 线片进行评估；然而，评估并发症最精确的还是 CT 或 MRI。骨隧道位置不佳容易导致隧道壁的爆裂性骨折，其中以腓骨头和靠近皮质的胫骨隧道风险最大[107]。在 LaPrade 技术中，胫骨近端隧道可能由于胫骨近端"沙漏"形状而破坏外下侧的皮质[124]。在术中使用 X 线透视检查隧道位置，可以将胫骨隧道爆裂的风险降至最低，这对于 PLC 重建手术量较少的医疗中心来说尤为重要[124]。而如果患者的骨骼较小，或者骨道位置太过靠外侧或近端，那发生腓骨头骨折的风险相对较大[107]。

多韧带重建，尤其是 PLC 和 ACL 同时重建时容易导致股骨隧道融合。通常我们在术中就能发现是否有骨隧道融合，需及时纠正。但是若多个股骨隧道的距离过近的话，会降低骨壁的强度，增加股骨髁骨折的风险[107]。其中股骨外髁较小的患者发生隧道融合和股骨髁骨折的风险最大，我们可以通过术前 CT 或 MRI，来为这些骨折风险较高的患者制订合适的手术计划[126]。

7. 内植物相关并发症

据报道，多达 2/3 的患者出现过金属内植物

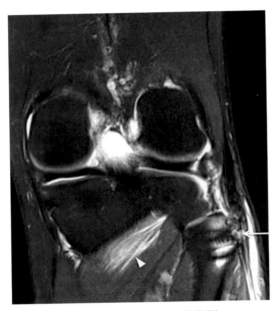

▲ 图 6-21　LCL 移植物撕裂
冠状位质子密度脂肪抑制的 MRI 显示 LCL 移植物纤维腓骨止点处信号增强和中断（箭），周围软组织和腘肌腹水肿（箭头）

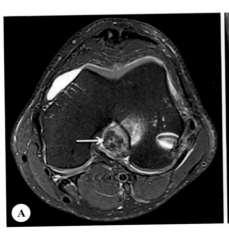
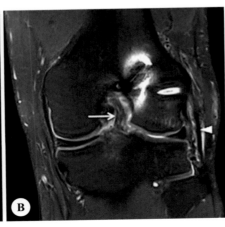

◀ 图 6-22　ACL 和 LCL 重建，两种移植物均有部分撕裂
A. 轴位质子密度脂肪抑制的 MRI 显示移植 ACL 内信号增强，纤维连续（箭）；B. 冠状位质子密度脂肪抑制的 MRI 显示 ACL（箭）和 LCL（箭头）内信号增强，没有纤维中断

松动的情况，特别是在骨块已经愈合的情况下部分患者可能并无明显症状[127]。我们可以通过 X 线片或 CT 来评估内植物是否松动，其影像表现常为金属界面螺钉周围存在透光区，如果使用的是生物可吸收螺钉则表现为骨溶解[107]。如果严重的话，松动的内植物会由于生物力学的改变而发生移位或者断裂。

股骨外上髁区域的金属内植物会引起髂胫束摩擦和膝关节外侧疼痛[127]。HeliTo 等报道，50% PLC 重建后伴有内植物松动的患者会出现膝外侧疼痛，而这是大多数患者疼痛的来源[127]。所有因剧烈疼痛而取出外侧螺钉的患者，术后其疼痛症状均有不同程度的改善[127]。

(1) 前外侧韧带：前外侧韧带（anterolateral ligament，ALL）最初是由 Paul Segond 在 1879 年提出的，而前外侧韧带损伤患者在 X 线片上表现出的骨折多是韧带撕脱性骨折[128]。Claes 等在 2013 年重新描述了 ALL 解剖及新的手术方式，引起了学者们的广泛关注[128, 129]。ALL 起自股骨外上髁附近，并止于胫骨近端 Gerdy 结节和腓骨头之间[130]。ALL 是膝关节内旋的稳定结构，在膝关节扭转时通常会伴随着 ACL 损伤[130]。ACL 断裂的病例中影像学上 ALL 损伤的发生率高达 78.7%，而 ALL 单纯损伤相对少见[130, 131]。随着人们对 ALL 维持膝关节生物力学方面重要性的深入了解，越来越多的外科手术种类也被用于恢复其功能。

① 手术技术：在 ACL 重建后只有 25% 的患者能维持旋转稳定性，这限制了患者重返运动能力并容易导致移植物断裂[129]。有一些特定患者群体 ACL 再断裂的风险更高，包括高水平运动员和参加膝关节轴移类运动的患者如足球和滑雪等。对这些患者进行 ALL 重建的目的是改善旋转稳定性，减少再断裂的风险[129]。

最近新提出了一种更微创、失败率低的 ALL 重建术，通常使用股薄肌肌腱移植物进行重建，将移植物其中一端固定在股骨上，另外一端以单束或双束方式固定于胫骨上[129]。股骨隧道定位于股骨外上髁的近端，在腓骨头和 Gerdy 结节的中间点钻取胫骨隧道。然后用带线锚钉将股薄肌移植物一端固定在胫骨隧道内，并用界面螺钉将移植物另一端固定在股骨隧道内[129]。

与单纯 ACL 重建相比，评价 ACL 和 ALL 联合重建临床效果的研究相对较少。RosenTiel 等对 70 例接受 ACL 和 ALL 联合重建术后至少 2 年的职业运动员进行了随访，97% 的运动员表示主观膝关节评分改善，85.7% 在 1 年内重返职业运动，ACL 再断裂率为 5.7%[132]。Sonnery-Cottet 等发现，接受 ACL 和 ALL 联合重建术的患者旋转稳定性得到了显著改善，仅有 1 例患者发生了移植物再断裂，且无手术并发症[133]。这些结果提示除了 ACL 以外 ALL 也有着重要的临床功能，在某些病例中应考虑重建。

② 术后正常成像及并发症：对于 ALL 重建术后正常的影像学表现，目前尚未见文献记载。与 ACL 相似，ALL 在移植术后早期 T_2 序列上表现为增高信号，一段时间后在所有序列上表现为均匀低信号。骨隧道的位置和数量取决于所采用的手术方式，并且在不同的研究中心之间会有所不同。

由于手术量相对较少，目前还没有关于 ALL 重建并发症的报道。推测与其他韧带重建术一样，与移植物有关的并发症包括再断裂和松弛，以及可能出现的内植物相关并发症（图 6-23）。ALL 通常与 ACL 联合重建，如前文所述，其并发症的发生可能最终导致 ACL 移植失败。

(2) 内侧副韧带：内侧副韧带（medial collateral ligament，MCL）是膝关节最常见的韧带损伤，其轻度损伤常未见报道[134]。涉及外翻负荷的运动如足球和滑雪是 MCL 损伤最常见的原因[135]。临床上根据膝关节屈曲 30° 位，外翻应力引起的关节间隙增加程度对损伤进行分度[134]。随着

MCL 损伤的严重程度的增加，同时发生其他韧带损伤的可能性也随之增加，78% 的 MCL 3 度损伤的病例中合并多韧带损伤，其中以 ACL 损伤最常见[136, 137]（图 6-24）。大多数 MCL 损伤采用理疗和支具保守治疗，而对于持续有关节不稳定的患者则需手术治疗[134]。

① 手术技术：对于单发的高度 MCL 损伤，伴有严重外翻力线、韧带卡压或撕脱骨折的患者需要进行手术干预，包括一期韧带修复术或移植物重建术[135, 136]。与 ACL 相比，MCL 损伤很少进行手术治疗，每 100 例 ACL 重建手术中大约仅有 1 例需要同时修复 MCL[136]。

② 一期修复：MCL 损伤的一期修复通常需要在损伤后的 7～10 天就要实施，在此之前，需进行 MRI 评估断裂部位和原有韧带修复的可行性[135]。MCL 的股骨端撕脱性骨折是修复手术相对较好的条件，可以根据骨块的大小使用合适的螺钉和垫圈进行固定[138]。胫骨端撕脱性骨折及后斜韧带撕裂，可以用门型钉或带线锚钉进行修复固定[138]。MCL 有一种"Stener 样损伤"（原意指踇趾掌趾关节尺侧副韧带断裂后，趾伸肌肌腱侧束嵌于韧带断端之间的病变），指的是 MCL 完全断裂后，其浅表纤维回缩并翻转覆盖于鹅足肌腱表面[139, 140]（图 6-25）。这阻碍了韧带的解剖性愈合，因此需要手术将移位的 MCL 纤维重新拉回，并将其固定在胫骨止点处[138]。

③ 增强修复：当损伤的原有韧带质量不足以进行一期修复时，我们可以对 MCL 进行增强

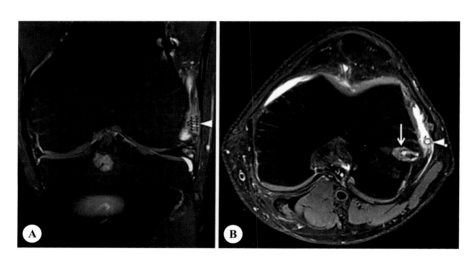

▲ 图 6-23 ALL 重建失败
冠状位（A）和轴位（B）质子密度脂肪抑制的 MRI 显示空虚的股骨隧道（箭），螺钉向关节外移位（箭头）

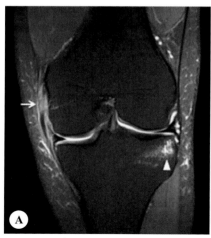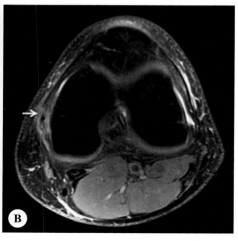

▲ 图 6-24 MCL 的 3 度损伤
冠状位（A）和轴位（B）质子密度脂肪抑制的 MRI 显示 MCL 股骨附着处信号增强，纤维中断（箭）；胫骨平台外侧有骨挫伤信号（箭头）

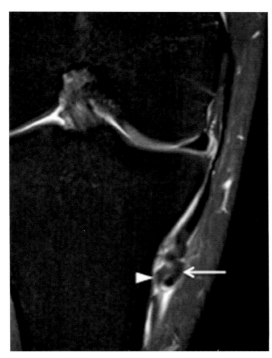

▲ 图 6-25　**MCL Stener 样损伤**
冠状位质子密度脂肪抑制的 MRI 显示撕裂的 MCL 断端（箭）位于鹅足肌腱表面（箭头）

修复[138]。1952 年首次描述了对 MCL 进行增强修复，随后对该技术进行了改进。在与 MCL 交界处松解半腱肌肌腱，然后将肌腱绕过股骨内上髁，将远端重新固定到胫骨，形成非解剖双束重建[138]。增强技术也包括使用内支架，即用高强度合成材料线带穿过撕裂的 MCL，使原有的断裂韧带有足够的时间愈合[141]。使用内支架的优点是保护正在愈合的 MCL，允许早期负重和康复锻炼[141]。

（五）移植物重建

如果 MCL 的原有纤维组织不足，则无法进行一期修复，或者是韧带实质部撕裂，以及需纠正的膝关节慢性内侧不稳等情况，则需进行 MCL 重建[138]。绝大多数 MCL 移植物重建是多韧带手术的一部分[136]。我们通常选用如自体腘绳肌肌腱和跟腱等移植物进行 MCL 重建；然而，也有报道使用各种同种异体移植物进行 MCL 重

建[136]。Varelas 等对 275 例接受 MCL 重建手术的患者进行了系统性回顾，发现不同组织来源的移植物对患者手术预后并无明显差异[136]。

手术技术包括解剖或非解剖重建、单束或双束重建[138]。单束技术通常用于单纯 MCL 重建，移植物沿 MCL 浅层纤维走行，采用的是单股骨和胫骨隧道重建方法[138]。双束技术包括重建 MCL 浅层和腘斜韧带[138]。MCL 重建手术种类较多，但通常解剖重建需要双股骨和双胫骨隧道，而非解剖重建技术仅采用一个股骨隧道[138]。

DeLong 等对 359 例 MCL 重建患者进行了系统性回顾，共介绍了 18 种单束重建和 10 种不同种类的双束重建。其中只有两种技术属于解剖重建，这些患者的临床结果优于非解剖重建[142]。然而，由于移植物的选择、移植物束别和其他手术变量存在多种差异，因此还需要进一步研究来确定不同 MCL 重建技术在临床结果上的优劣[142]。

1. 正常术后成像表现

修复后的韧带术后早期 T_2 加权 MRI 信号增高，随着时间的推移，在所有序列上均恢复到均匀的低信号[44]。修复后的 MCL 在术后 MRI 上无限期地增厚，在修复部位有广泛的敏感性高信号伪影[44]。

移植术后 MCL 的正常影像与交叉韧带相似，术后早期 T_2 加权 MRI 信号增高，随着时间的推移逐渐恢复到低信号（图 6-26）[31]。与 ACL 重建不同的是，MCL 韧带重塑期的周期尚无相关定论，但韧带信号约在 12 个月后恢复正常。骨隧道的数量和位置取决于重建术的类型，因此对于放射科医师来说，熟知常见的 MCL 重建技术至关重要。

2. MCL 手术并发症

MCL 手术后最常见的并发症是关节活动受限，约有 12% 的患者出现这种情况，通常继发于

关节纤维化[143]。MCL 重建术后，接受同期多韧带重建的患者，其关节纤维化的发生率高于分期重建的患者[136]。关节纤维化在 MRI 上表现为所有序列上的低信号纤维组织，如前所述可以是局灶性或弥漫性。

MCL 手术后的另一个常见并发症是移植物松弛，这可能是由于移植物断裂、内植物失效，或继发于其他结构如内侧半月板和后内侧角的损伤，可能是修复手术过程中未注意到处理的损伤[138]（图 6-27 至图 6-29）。残留的内侧松弛可根据外翻应力 X 线片张开间隙 >2mm

来诊断，而且这可能需要进一步的手术干预治疗[138]。

在 MCL 断裂的手术和保守治疗后，MCL 表面纤维可能会发生钙化。其中韧带股骨止点附着处的钙化更为常见，通常在初次损伤后约 3 周才会发生[138]。钙化导致 MCL 相对缺乏弹性，从而导致膝关节内侧疼痛，称为佩莱格里尼 - 斯蒂德（Pellegrini-Stieda）病。在术后 X 线片上显示为股骨内侧髁上软组织的纵向线性阴影（图 6-30）[143]，而在 MRI 所有序列上均为线性低信号。临床上针对有症状的佩莱格里尼 - 斯蒂德病，

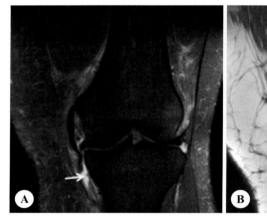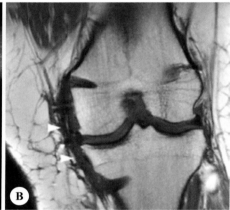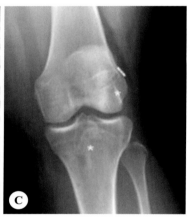

▲ 图 6-26 **MCL 移植重建**
A. 术前冠状位质子密度脂肪抑制的 MRI 显示 MCL 胫骨止点处完全断裂（箭）；B. 术后冠状位 T₁ 加权 MRI 显示 MCL 移植物正常影像，呈均匀低信号（箭头）；C. 常规正位 X 线片显示 ACL 重建后的骨隧道（星形），但注意 MCL 内植物是不显影的

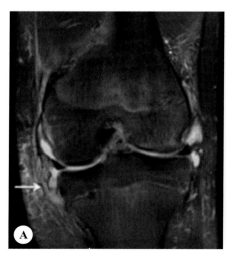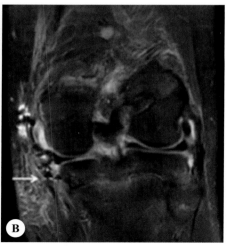

◀ 图 6-27 **MCL 移植物断裂**
冠状位质子密度脂肪抑制的 MRI 显示 MCL 移植物胫骨止点处（箭）的信号增强，关节镜检查证实为完全断裂

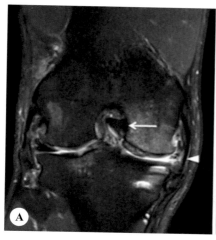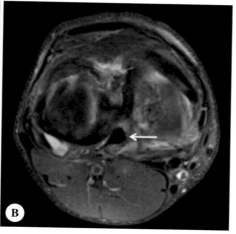

◀ 图 6-28　完整的重建术后的 **MCL** 和后内侧复合体，内侧半月板撕裂后反复移位；冠状位（**A**）和轴位（**B**）质子密度脂肪抑制的 MRI 显示内侧半月板向髁间窝移位（箭）；**MCL** 移植物完好无损（箭头）

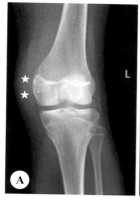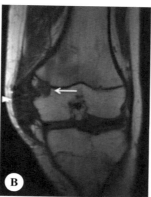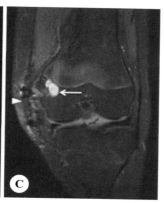

◀ 图 6-29　**螺钉松动**
常规正位 X 线片（A）显示膝关节内侧（★）表面软组织明显增厚；冠状位 T_1 加权 MRI（B）和冠状位质子密度脂肪抑制的 MRI（C）显示 MCL 移植物增厚（箭头）和股骨内髁螺钉周围囊性改变（箭），符合螺钉松动表现

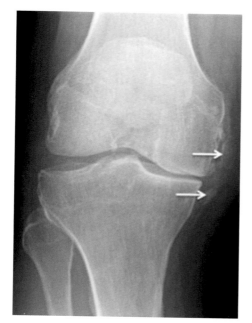

▲ 图 6-30　**佩莱格里尼 - 斯蒂德病**
常规正位 X 线片显示 MCL 的股骨和胫骨止点处均有钙化（箭）

通常会先采取保守治疗，如果保守治疗失败才会考虑手术切除和修复[135]。

总结

膝关节韧带损伤是最常见的运动损伤之一，而恢复膝关节功能和稳定性的矫形手术是全球范围内最常用的手术之一。近年来，随着外科手术技术的发展，根据损伤的性质和临床表现每种韧带的修复都有多种手术方式可供选择。放射科医师必须熟悉所有手术方式的预期出现的成像表现和潜在的并发症。在本章中，我们回顾了最常用的韧带修复或重建的矫形技术、正常的术后成像表现及可能发生的各种并发症。

参考文献

[1] Sanders TL, Maradit Kremers H, Bryan AJ, Larson DR, Dahm DL, Levy BA, Stuart MJ, Krych AJ. Incidence of anterior cruciate ligament tears and reconstruction. Am J Sports Med. 2016;44:1502–7.

[2] Xie X, Liu X, Chen Z, Yu Y, Peng S, Li Q. A meta-analysis of bone-patellar tendon-bone autograft versus four-strand hamstring tendon autograft for anterior cruciate ligament reconstruction. Knee. 2015;22:100–10.

[3] Bencardino JT, Beltran J, Feldman MI, Rose DJ. MR imaging of complications of anterior cruciate ligament graft reconstruction. Radiographics. 2009;29:2115–26.

[4] Herzog MM, Marshall SW, Lund JL, Pate V, Mack CD, Spang JT. Trends in incidence of ACL reconstruction and concomitant procedures among commercially insured individuals in the United States, 2002–2014. Sports Health. 2018;10:523–31.

[5] Bourke HE, Salmon LJ, Waller A, Patterson V, Pinczewski LA. Survival of the anterior cruciate ligament graft and the contralateral ACL at a minimum of 15 years. Am J Sports Med. 2012;40:1985–92.

[6] Crawford SN, Waterman BR, Lubowitz JH. Long-term failure of anterior cruciate ligament reconstruction. Arthroscopy. 2013;29:1566–71.

[7] Samuelsen BT, Webster KE, Johnson NR, Hewett TE, Krych AJ. Hamstring autograft versus patellar tendon autograft for ACL reconstruction: is there a difference in graft failure rate? A meta-analysis of 47,613 patients. Clin Orthop Relat Res. 2017;475:2459–68.

[8] Erickson BJ, Harris JD, Fillingham YA, Frank RM, Bush-Joseph CA, Bach BR, Cole BJ, Verma NN. Anterior cruciate ligament reconstruction practice patterns by NFL and NCAA football team physicians. Arthroscopy. 2014;30:731–8.

[9] Erickson BJ, Harris JD, Fillingham YA, Cvetanovich GL, Bush-Joseph C, Cole BJ, Bach BR, Verma NN. An original study orthopedic practice patterns relating to anterior cruciate ligament reconstruction in elite athletes. Am J Orthop (Belle Mead, NJ). 2015;44(12): E480–5.

[10] Frank RM, Higgins J, Bernardoni E, Cvetanovich G, Bush-Joseph CA, Verma NN, Bach BR. Anterior cruciate ligament reconstruction basics: bone–patellar tendon–bone autograft harvest. Arthrosc Tech. 2017;6:e1189–94.

[11] Giaconi JC, Allen CR, Steinbach LS. Anterior cruciate ligament graft reconstruction: clinical, technical, and imaging overview. Top Magn Reson Imaging. 2009;20:129–50.

[12] Biau DJ, Tournoux C, Katsahian S, Schranz PJ, Nizard RS. Bone-patellar tendon-bone autografts versus hamstring autografts for reconstruction of anterior cruciate ligament: meta-analysis. Br Med J. 2006;332:995–8.

[13] Reinhardt KR, Hetsroni I, Marx RG. Graft selection for anterior cruciate ligament reconstruction: a level I systematic review comparing failure rates and functional outcomes. Orthop Clin North Am. 2010;41:249–62.

[14] Marrale J, Morrissey MC, Haddad FS. A literature review of autograft and allograft anterior cruciate ligament reconstruction. Knee Surg Sport Traumatol Arthrosc. 2007;15:690–704.

[15] Srinivasan R, Wan J, Allen CR, Steinbach LS. Knee imaging following anterior cruciate ligament reconstruction: the surgeon's and radiologist's perspectives. Semin Musculoskelet Radiol. 2018;22:386–97.

[16] Wickiewicz TL, Williams RJ, Hyman J, Petrigliano F, Rozental T, Wickiewicz TL. Anterior cruciate ligament reconstruction with a four-Strand hamstring tendon autograft. J Bone Joint Surg Am. 2005;87A:225–32.

[17] Conte EJ, Hyatt AE, Gatt CJ, Dhawan A. Hamstring autograft size can be predicted and is a potential risk factor for anterior cruciate ligament reconstruction failure. Arthroscopy. 2014;30:882–90.

[18] Kang H, Dong C, Wang F. Small hamstring autograft is defined by a cut-off diameter of 7 mm and not recommended with allograft augmentation in single-bundle ACL reconstruction. Knee Surg Sport Traumatol Arthrosc. 2019;27:3650–9.

[19] Noyes FR, Butler DL, Grood ES, Zernicke RF, Hefzy MS. Biomechanical analysis of human ligament grafts used in knee-ligament repairs and reconstructions. J Bone Joint Surg Am. 1984;66:344–52.

[20] Bryant AL, Creaby MW, Newton RU, Steele JR. Dynamic restraint capacity of the hamstring muscles has important functional implications after anterior cruciate ligament injury and anterior cruciate ligament reconstruction. Arch Phys Med Rehabil. 2008;89:2324–31.

[21] Hulet C, Sonnery-Cottet B, Stevenson C, Samuelsson K, Laver L, Zdanowicz U, Stufkens S, Curado J, Verdonk P, Spalding T. The use of allograft tendons in primary ACL reconstruction. Knee Surg Sport Traumatol Arthrosc. 2019;27:1754–70.

[22] Lansdown DA, Riff AJ, Meadows M, Yanke AB, Bach BR. What factors influence the biomechanical properties of allograft tissue for ACL reconstruction? A systematic review. Clin Orthop Relat Res. 2017;475:2412–26.

[23] Muramatsu K, Hachiya Y, Izawa H. Serial evaluation of human anterior cruciate ligament grafts by contrast-enhanced magnetic resonance imaging: comparison of allografts and autografts. Arthroscopy. 2008;24:1038–44.

[24] Crawford C, Kainer M, Jernigan D, Banerjee S, Friedman C, Ahmed F, Archibald LK. Investigation of postoperative allograft-associated infections in patients who underwent musculoskeletal allograft implantation. Clin Infect Dis. 2005;41:195–200.

[25] Legnani C, Ventura A, Terzaghi C, Borgo E, Albisetti W. Anterior cruciate ligament reconstruction with synthetic grafts. A review of literature. Int Orthop. 2010;34:465–71.

[26] Tulloch SJ, Devitt BM, Porter T, Hartwig T, Klemm H, Hookway S, Norsworthy CJ. Primary ACL reconstruction using the LARS device is associated with a high failure rate at minimum of 6–year follow-up. Knee Surg Sport Traumatol Arthrosc. 2019;27:3626–32.

[27] Jia Z-Y, Zhang C, Cao S-Q, Xue C-C, Liu T-Z, Huang X, Xu W-D. Comparison of artificial graft versus autograft in anterior cruciate ligament reconstruction: a meta-analysis. BMC Musculoskelet Disord. 2017;18:309.

[28] De Smet E, Heusdens CHW, Parizel PM, Van Dyck P. MRI following primary repair of the anterior cruciate ligament. Clin Radiol. 2019;74:649.e1–649.e10.

[29] Grassi A, Bailey JR, Signorelli C, Carbone G, Wakam AT,

Lucidi GA, Zaffagnini S. Magnetic resonance imaging after anterior cruciate ligament reconstruction: a practical guide. World J Orthop. 2016;7:638–49.

[30] Zappia M, Capasso R, Berritto D, Maggialetti N, Varelli C, D'Agosto G, Martino MT, Carbone M, Brunese L. Anterior cruciate ligament reconstruction: MR imaging findings. Musculoskelet Surg. 2017;101:23–35.

[31] Gnannt R, Chhabra A, Theodoropoulos JS, Hodler J, Andreisek G. MR imaging of the postoperative knee. J Magn Reson Imaging. 2011;34:1007–21.

[32] Recht MP, Kramer J. MR imaging of the postoperative knee: a pictorial essay. Radiographics. 2013;22:765–74.

[33] Ma Y, Murawski CD, Rahnemai-Azar AA, Maldjian C, Lynch AD, Fu FH. Graft maturity of the reconstructed anterior cruciate ligament 6 months postoperatively: a magnetic resonance imaging evaluation of quadriceps tendon with bone block and hamstring tendon autografts. Knee Surg Sport Traumatol Arthrosc. 2015;23:661–8.

[34] Cassar-Pullicino VN, McCall IW, Strover AE. MRI of the knee following prosthetic anterior cruciate ligament reconstruction. Clin Radiol. 1994;49:89–99.

[35] Meyers AB, Haims AH, Menn K, Moukaddam H. Imaging of anterior cruciate ligament repair and its complications. Am J Roentgenol. 2010;194:476–84.

[36] Lee S, Kim H, Jang J, Seong SC, Lee MC. Intraoperative correlation analysis between tunnel position and translational and rotational stability in single- and double-bundle anterior cruciate ligament reconstruction. Arthroscopy. 2012;28:1424–36.

[37] Manaster BJ, Remley K, Newman AP, Mann FA. Knee ligament reconstruction: plain film analysis. AJR Am J Roentgenol. 1988;150:337–42.

[38] Bernicker JP, Haddad JL, Lintner DM, DiLiberti TC, Bocell JR. Patellar tendon defect during the first year after anterior cruciate ligament reconstruction: appearance on serial magnetic resonance imaging. Arthroscopy. 1998;14:804–9.

[39] Ardern CL, Taylor NF, Feller JA, Webster KE. Fifty-five per cent return to competitive sport following anterior cruciate ligament reconstruction surgery: an updated systematic review and meta-analysis including aspects of physical functioning and contextual factors. Br J Sports Med. 2014;48:1543–52.

[40] Salmon L, Russell V, Musgrove T, Pinczewski L, Refshauge K. Incidence and risk factors for graft rupture and contralateral rupture after anterior cruciate ligament reconstruction. Arthroscopy. 2005;21:948–57.

[41] Di Benedetto P, Di Benedetto E, Fiocchi A, Beltrame A, Causero A. Causes of failure of anterior cruciate ligament reconstruction and revision surgical strategies. Knee Surg Relat Res. 2016;28:319–24.

[42] Morgan JA, Dahm D, Levy B, Stuart MJ. Femoral tunnel malposition. J Knee Surg. 2013;25:361–8.

[43] Horton LK, Jacobson JA, Lin J, Hayes CW. MR imaging of anterior cruciate ligament reconstruction graft. Am J Roentgenol. 2000;175:1091–7.

[44] Sanders TG. MR imaging of postoperative ligaments of the knee. Semin Musculoskelet Radiol. 2002;6:19–34.

[45] Recht MR, Piraino DW, Cohen MAH, Parker RD, Bergfeld JA. Localized anterior arthrofibrosis (cyclops lesion) after reconstruction of the anterior cruciate ligament: MR imaging findings. Am J Roentgenol. 1995;165:383–5.

[46] Kulczycka P, Larbi A, Malghem J, Thienpont E, Vande Berg B, Lecouvet F. Imaging ACL reconstructions and their complications. Diagn Interv Imaging. 2015;96:11–9.

[47] Allen CR, Giffin JR, Harner CD. Revision anterior cruciate ligament reconstruction. Orthop Clin North Am. 2003;34:79–98.

[48] Simpfendorfer C, Miniaci A, Subhas N, Winalski CS, Ilaslan H. Pseudocyclops: two cases of ACL graft partial tears mimicking cyclops lesions on MRI. Skeletal Radiol. 2015;44:1169–73.

[49] Facchetti L, Schwaiger BJ, Gersing AS, Guimaraes JB, Nardo L, Majumdar S, Ma BC, Link TM, Li X. Cyclops lesions detected by MRI are frequent findings after ACL surgical reconstruction but do not impact clinical outcome over 2 years. Eur Radiol. 2017;27:3499–508.

[50] Iriuchishima T, Shirakura K, Fu FH. Graft impingement in anterior cruciate ligament reconstruction. Knee Surg Sport Traumatol Arthrosc. 2013;21:664–70.

[51] Howell SM. Principles for placing the tibial tunnel and avoiding roof impingement during reconstruction of a torn anterior cruciate ligament. Knee Surg Sport Traumatol Arthrosc. 1998;6:S49–55.

[52] Goss BC, Howell SM, Hull ML. Quadriceps load aggravates and roofplasty mitigates active impingement of anterior cruciate ligament grafts against the intercondylar roof. J Orthop Res. 1998;16:611–7.

[53] Fujimoto E, Sumen Y, Deie M, Yasumoto M, Kobayashi K, Ochi M. Anterior cruciate ligament graft impingement against the posterior cruciate ligament: diagnosis using MRI plus three-dimensional reconstruction software. Magn Reson Imaging. 2004;22: 1125–9.

[54] Kropf EJ, Shen W, van Eck CF, Musahl V, Irrgang JJ, Fu FH. ACL-PCL and intercondylar notch impingement: magnetic resonance imaging of native and double-bundle ACL-reconstructed knees. Knee Surg Sport Traumatol Arthrosc. 2013;21:720–5.

[55] Smith TO, Drew BT, Toms AP, Donell ST, Hing CB. Accuracy of magnetic resonance imaging, magnetic resonance arthrography and computed tomography for the detection of chondral lesions of the knee. Knee Surg Sport Traumatol Arthrosc. 2012;20:2367–79.

[56] Sauer S, Lind M. Bone tunnel enlargement after ACL reconstruction with hamstring autograft is dependent on original bone tunnel diameter. Surg J. 2017;3:e96–e100.

[57] Marchant MH, Willimon CC, Vinson E, Pietrobon R, Garrett WE, Higgins LD. Comparison of plain radiography, computed tomography, and magnetic resonance imaging in the evaluation of bone tunnel widening after anterior cruciate ligament reconstruction. Knee Surg Sport Traumatol Arthrosc. 2010;18:1059–64.

[58] Weber AE, Delos D, Oltean HN, Vadasdi K, Cavanaugh J, Potter HG, Rodeo SA. Tibial and femoral tunnel changes after ACL reconstruction: a prospective 2–year longitudinal MRI study. Am J Sports Med. 2015;43:1147–56.

[59] Wilson TC, Kantaras A, Atay A, Johnson DL. Tunnel enlargement after anterior cruciate ligament surgery. Am J Sports Med. 2004;32:543–9.

[60] Buyukdogan K, Laidlaw MS, Miller MD. Two-stage revision anterior cruciate ligament reconstruction using allograft bone dowels. Arthrosc Tech. 2017;6:e1297–302.

[61] Rizer M, Foremny GB, Rush A, Singer AD, Baraga M, Kaplan

LD, Jose J. Anterior cruciate ligament reconstruction tunnel size: causes of tunnel enlargement and implications for single versus two-stage revision reconstruction. Skeletal Radiol. 2017;46:161–9.

[62] Groves C, Chandramohan M, Chew C, Subedi N. Use of CT in the management of anterior cruciate ligament revision surgery. Clin Radiol. 2013;68:e552–9.

[63] De Beus A, Koch JEJ, Hirschmann MT, Hirschmann MT. How to evaluate bone tunnel widening after ACL reconstruction—a critical review. Muscle Ligaments Tendons J. 2017;7: 230–9.

[64] Papalia R, Vasta S, D'Adamio S, Giacalone A, Maffulli N, Denaro V. Metallic or bioabsorbable interference screw for graft fixation in anterior cruciate ligament (ACL) reconstruction? Br Med Bull. 2014;109:19–29.

[65] Debieux P, Franciozi CE, Lenza M, Tamaoki MJ, Magnussen RA, Faloppa F, Belloti JC. Bioabsorbable versus metallic interference screws for graft fixation in anterior cruciate ligament reconstruction. Cochrane Database Syst Rev. 2016;24:CD009772.

[66] Yassa R, Adam J, Qulta M. Complications following Endobutton for anterior cruciate ligament reconstruction. Orthop Res Online J. 2018;2:7.

[67] Mae T, Kuroda S, Matsumoto N, Yoneda M, Nakata K, Yoshikawa H, Shino K. Migration of EndoButton after anatomic double-bundle anterior cruciate ligament reconstruction. Arthroscopy. 2011;27:1528–35.

[68] Hardy A, Casabianca L, Andrieu K, Baverel L, Noailles T. Complications following harvesting of patellar tendon or hamstring tendon grafts for anterior cruciate ligament reconstruction: systematic review of literature. Orthop Traumatol Surg Res. 2017;103: S245–8.

[69] Gadea F, Monnot D, Quélard B, Mortati R, Thaunat M, Fayard JM, Sonnery-Cottet B. Knee pain after anterior cruciate ligament reconstruction: evaluation of a rehabilitation protocol. Eur J Orthop Surg Traumatol. 2014;24:789–95.

[70] Stein DA, Hunt SA, Rosen JE, Sherman OH. The incidence and outcome of patella fractures after anterior cruciate ligament reconstruction. Arthroscopy. 2002;18:578–83.

[71] Lee GH, McCulloch P, Cole BJ, Bush-Joseph CA, Bach BR. The incidence of acute patellar tendon harvest complications for anterior cruciate ligament reconstruction. Arthroscopy. 2008;24:162–6.

[72] Marumoto JM, Mitsunaga MM, Richardson AB, Medoff RJ, Mayfield GW. Late patellar tendon ruptures after removal of the central third for anterior cruciate ligament reconstruction. Am J Sports Med. 1996;24:698–701.

[73] Wittstein JR, Wilson JB, Moorman CT. Complications related to hamstring tendon harvest. Oper Tech Sports Med. 2006;14:15–9.

[74] Barenius B, Ponzer S, Shalabi A, Bujak R, Norlén L, Eriksson K. Increased risk of osteoarthritis after anterior cruciate ligament reconstruction: a 14-year follow-up study of a randomized controlled trial. Am J Sports Med. 2014;42:1049–57.

[75] Janssen RPA, du Mée AWF, van Valkenburg J, Sala HAGM, Tseng CM. Anterior cruciate ligament reconstruction with 4-strand hamstring autograft and accelerated rehabilitation: a 10-year prospective study on clinical results, knee osteoarthritis and its predictors. Knee Surg Sport Traumatol Arthrosc. 2013;21:1977–88.

[76] Söderman T, Wretling M-L, Hänni M, Mikkelsen C, Johnson RJ, Werner S, Sundin A, Shalabi A. Higher frequency of osteoarthritis in patients with ACL graft rupture than in those with intact ACL grafts 30 years after reconstruction. Knee Surg Sport Traumatol Arthrosc. 2020;28(7):2139–46.

[77] Barahona Vasquez M, Hinzpeter J, Zamorano A. Knee infection after anterior cruciate ligament reconstruction. Eur Med J. 2018;3:82–9.

[78] Majewski M, Susanne H, Klaus S. Epidemiology of athletic knee injuries: a 10-year study. Knee. 2006;13:184–8.

[79] Schulz MS, Russe K, Weiler A, Eichhorn HJ, Strobel MJ. Epidemiology of posterior cruciate ligament injuries. Arch Orthop Trauma Surg. 2003;123:186–91.

[80] Alcalá-Galiano A, Baeva M, Ismael M, Argüeso MJ. Imaging of posterior cruciate ligament (PCL) reconstruction: normal postsurgical appearance and complications. Skeletal Radiol. 2014;43:1659–68.

[81] Johnson P, Mitchell SM, Görtz S. Graft considerations in posterior cruciate ligament reconstruction. Curr Rev Musculoskelet Med. 2018;11:521–7.

[82] Shin J, Maak TG. Arthroscopic transtibial PCL reconstruction: surgical technique and clinical outcomes. Curr Rev Musculoskelet Med. 2018;11:307–15.

[83] Durbin TC, Johnson DL. Pearls and pitfalls of single-bundle transtibial posterior cruciate ligament reconstruction. Orthopedics. 2012;35:218–23.

[84] Huang TW, Wang CJ, Weng LH, Chan YS. Reducing the "killer turn" in posterior cruciate ligament reconstruction. Arthroscopy. 2003;19:712–6.

[85] Vellios EE, Jones KJ, McAllister DR. Open tibial inlay PCL reconstruction: surgical technique and clinical outcomes. Curr Rev Musculoskelet Med. 2018;11:316–9.

[86] May J, Gillette B, Morgan J, Krych A, Stuart M, Levy B. Transtibial versus inlay posterior cruciate ligament reconstruction: an evidence-based systematic review. J Knee Surg. 2010;23:73–80.

[87] Shin YS, Kim HJ, Lee DH. No clinically important difference in knee scores or instability between transtibial and inlay techniques for PCL reconstruction: a systematic review. Clin Orthop Relat Res. 2017;475:1239–48.

[88] Chahla J, Moatshe G, Cinque ME, Dornan GJ, Mitchell JJ, Ridley TJ, LaPrade RF. Single-bundle and double-bundle posterior cruciate ligament reconstructions: a systematic review and meta-analysis of 441 patients at a minimum 2 years' follow-up. Arthroscopy. 2017;33:2066–80.

[89] Spiridonov SI, Slinkard NJ, LaPrade RF. Isolated and combined grade-III posterior cruciate ligament tears treated with double-bundle reconstruction with use of endoscopically placed femoral tunnels and grafts: operative technique and clinical outcomes. J Bone Joint Surg Am. 2011;93:1773–80.

[90] Lee D-Y, Park Y-J. Single-bundle versus double-bundle posterior cruciate ligament reconstruction: a meta-analysis of randomized controlled trials. Knee Surg Relat Res. 2017;29:246–55.

[91] Höher J, Shafizadeh S. The PCL: different options in PCL reconstruction: choice of the graft? One or two bundles? In: The knee joint: surgical techniques and strategies; 2012. p. 377–386.

[92] Höher J, Scheffler S, Weiler A. Graft choice and graft fixation in PCL reconstruction. Knee Surg Sport Traumatol Arthrosc.

2003;11:297–306.

[93] Maruyama Y, Shitoto K, Baba T, Kaneko K. Evaluation of the clinical results of posterior cruciate ligament reconstruction—a comparison between the use of the bone tendon bone and semitendinosus and gracilis tendons. Sport Med Arthrosc Rehabil Ther Technol. 2012;4:1–5.

[94] Ansari AS, Dennis BB, Horner NS, Zhu M, Brookes C, Khan M, Grant JA. Influence of graft source on postoperative activity and joint laxity in posterior cruciate ligament reconstruction: a systematic review. Arthroscopy. 2019;35:262–74.

[95] Sherman PM, Sanders TG, Morrison WB, Schweitzer ME, Leis HT, Nusser CA. MR imaging of the posterior cruciate ligament graft: initial experience in 15 patients with clinical correlation. Radiology. 2001;221:191–8.

[96] Gancel E, Magnussen RA, Lustig S, Demey G, Neyret P, Servien E. Tunnel position following posterior cruciate ligament reconstruction: an in vivo computed tomography analysis. Knee. 2012;19:450–4.

[97] Shin YS, Han SB, Hwang YK, Suh DW, Lee DH. Tibial tunnel aperture location during single-bundle posterior cruciate ligament reconstruction: comparison of tibial guide positions. Arthroscopy. 2015;31:874–81.

[98] Nicodeme JD, Löcherbach C, Jolles BM. Tibial tunnel placement in posterior cruciate ligament reconstruction: a systematic review. Knee Surg Sport Traumatol Arthrosc. 2014;22:1556–62.

[99] Marcus MS, Koh JL. Complications and PCL reconstruction. In: Posterior cruciate ligament injury. Cham: Springer International Publishing; 2015. p. 329–33.

[100] Fanelli GC, Monahan TJ. Complications of posterior cruciate ligament reconstruction. Sports Med Arthrosc. 1999;7: 296–302.

[101] Kwon JH, Han JH, Jo DY, Park HJ, Lee SY, Bhandare N, Suh DW, Nha KW. Tunnel volume enlargement after posterior cruciate ligament reconstruction: comparison of achilles allograft with mixed autograft/allograft—a prospective computed tomography study. Arthroscopy. 2014;30:326–34.

[102] Reddy AS, Frederick RW. Evaluation of the intraosseous and extraosseous blood supply to the distal femoral condyles. Am J Sports Med. 1998;26:415–9.

[103] Saini A, Saifuddin A. MRI of osteonecrosis. Clin Radiol. 2004;59:1079–93.

[104] Moatshe G, Dean CS, Chahla J, Serra Cruz R, LaPrade RF. Anatomic fibular collateral ligament reconstruction. Arthrosc Tech. 2016;5:e309–14.

[105] Larsen M, Toth A. Examination of posterolateral corner injuries. J Knee Surg. 2005;18: 146–50.

[106] Kennedy MI, Bernhardson A, Moatshe G, Buckley PS, Engebretsen L, LaPrade RF. Fibular collateral ligament/posterolateral corner injury: when to repair, reconstruct, or both. Clin Sports Med. 2019;38:261–74.

[107] Naraghi A, Pearce D, Whelan D, Chahal J. Imaging of the postoperative condition of posterolateral corner injuries. Semin Musculoskelet Radiol. 2018;22:413–23.

[108] Hughston JC, Andrews JR, Cross MJ, Moschi A. Classification of knee ligament instabilities. Part II. The lateral compartment. J Bone Joint Surg Am. 1976;58:173–9.

[109] Geeslin AG, LaPrade RF. Outcomes of treatment of acute grade-III isolated and combined posterolateral knee injuries. J Bone Joint Surg Am. 2011;93:1672–83.

[110] Shelbourne KD, Haro MS, Gray T. Knee dislocation with lateral side injury: results of an en masse surgical repair technique of the lateral side. Am J Sports Med. 2007;35: 1105–16.

[111] Grawe B, Schroeder AJ, Kakazu R, Messer MS. Lateral collateral ligament injury about the knee: anatomy, evaluation, and management. J Am Acad Orthop Surg. 2018;26: e120–7.

[112] Franciozi CE, Kubota MS, Abdalla RJ, Cohen M, Luzo MVM, LaPrade RF. Posterolateral corner repair and reconstruction: overview of current techniques. Ann Joint. 2018;3: 1–9.

[113] Larson RV. Isometry of the lateral collateral and popliteofibular ligaments and techniques for reconstruction using a free semitendinosus tendon graft. Oper Tech Sports Med. 2012;20:65–71.

[114] LaPrade RF, Johansen S, Wentorf FA, Engebretsen L, Esterberg JL, Tso A. An analysis of an anatomical posterolateral knee reconstruction: an in vitro, biomechanical study and development of a surgical technique. Am J Sports Med. 2004;32:1405–14.

[115] Stannard JP, Brown SL, Robinson JT, McGwin G, Volgas DA. Reconstruction of the posterolateral corner of the knee. Arthroscopy. 2005;21:1051–9.

[116] LaPrade RF, Johansen S, Agel J, Risberg MA, Moksnes H, Engebretsen L. Outcomes of an anatomic posterolateral knee reconstruction. J Bone Joint Surg Am. 2010;92: 16–22.

[117] Feeley BT, Muller MS, Sherman S, Allen AA, Pearle AD. Comparison of posterolateral corner reconstructions using computer-assisted navigation. Arthroscopy. 2010;26: 1088–95.

[118] Levy BA, Dajani KA, Morgan JA, Shah JP, Dahm DL, Stuart MJ. Repair versus reconstruction of the fibular collateral ligament and posterolateral corner in the multiligament-injured knee. Am J Sports Med. 2010;38:804–9.

[119] Westermann RW, Marx RG, Spindler KP, et al. No difference between posterolateral corner repair and reconstruction with concurrent ACL surgery: results from a prospective multicenter cohort. Orthop J Sport Med. 2019;7:232596711986106.

[120] Geeslin AG, Moulton SG, LaPrade RF. A systematic review of the outcomes of posterolateral corner knee injuries, part 1. Am J Sports Med. 2015;44:1336–42.

[121] Tischer T, Paul J, Pape D, Hirschmann MT, Imhoff AB, Hinterwimmer S, Feucht MJ. The impact of osseous malalignment and realignment procedures in knee ligament surgery: a systematic review of the clinical evidence. Orthop J Sport Med. 2017;5:232596711769728.

[122] Arthur A, LaPrade RF, Agel J. Proximal tibial opening wedge osteotomy as the initial treatment for chronic posterolateral corner deficiency in the varus knee. Am J Sports Med. 2007;35:1844–50.

[123] Rios CG, Leger RR, Cote MP, Yang C, Arciero RA. Posterolateral corner reconstruction of the knee: evaluation of a technique with clinical outcomes and stress radiography. Am J Sports Med. 2010;38:1564–74.

[124] MacDonald P, Vo A. Complications of posterolateral corner injuries of the knee and how to avoid them. Sports Med Arthrosc. 2015;23:51–4.

[125] Schweitzer ME, Mandel S, Schwartzman RJ, Knobler RL, Tahmoush AJ. Reflex sympathetic dystrophy revisited: MR imaging findings before and after infusion of contrast material. Radiology. 1995;195:211–4.

[126] Gali JC, de Paula Bernardes A, dos Santos LC, Ferreira TC, Almagro MAP, da Silva PAC. Tunnel collision during simultaneous anterior cruciate ligament and posterolateral corner reconstruction. Knee Surg Sport Traumatol Arthrosc. 2016;24:195–200.

[127] Helito CP, Bonadio MB, Demange MK, da Mota e Albuquerque RF, Pécora JR, Camanho GL, Angelini FJ. Screw loosening and iliotibial band friction after posterolateral corner reconstruction. Knee. 2014;21:769–73.

[128] Claes S, Vereecke E, Maes M, Victor J, Verdonk P, Bellemans J. Anatomy of the anterolateral ligament of the knee. J Anat. 2013;223:321–8.

[129] Sonnery-Cottet B, Daggett M, Fayard JM, et al. Anterolateral ligament expert group consensus paper on the management of internal rotation and instability of the anterior cruciate ligament—deficient knee. J Orthop Traumatol. 2017;18:91–106.

[130] Drahansky M, Paridah M, Moradbak A, Mohamed A, Owolabi F, Asniza M, Abdul Khalid SH. We are IntechOpen, the world's leading publisher of Open Access books Built by scientists, for scientists TOP 1%. Intech. 2016;1:13.

[131] Claes S, Bartholomeeusen S, Bellemans J. High prevalence of anterolateral ligament abnormalities in magnetic resonance images of anterior cruciate ligament-injured knees. Acta Orthop Belg. 2014;80:45–9.

[132] Rosenstiel N, Praz C, Ouanezar H, Saithna A, Fournier Y, Hager J-P, Thaunat M, Sonnery-Cottet B. Combined anterior cruciate and anterolateral ligament reconstruction in the professional athlete: clinical outcomes from the scientific anterior cruciate ligament network international study group in a series of 70 patients with a minimum follow-up of 2 years. Arthroscopy. 2019;35:885–92.

[133] Sonnery-Cottet B, Thaunat M, Freychet B, Pupim BHB, Murphy CG, Claes S. Outcome of a combined anterior cruciate ligament and anterolateral ligament reconstruction technique with a minimum 2-year follow-up. Am J Sports Med. 2015;43:1598–605.

[134] Duffy PS, Miyamoto RG. Management of medial collateral ligament injuries in the knee: an update and review. Phys Sportsmed. 2010;38:48–54.

[135] Phisitkul P, James SL, Wolf BR, Amendola A. MCL injuries of the knee: current concepts review. Iowa Orthop J. 2006;26:77–90.

[136] Varelas AN, Erickson BJ, Cvetanovich GL, Bach BR. Medial collateral ligament reconstruction in patients with medial knee instability: a systematic review. Orthop J Sport Med. 2017;5:2325967117703920.

[137] Fetto JF, Marshall JL. Medial collateral ligament injuries of the knee: a rationale for treatment. Clin Orthop Relat Res. 1978:206–218.

[138] Encinas-Ullán CA, Rodríguez-Merchán ECECC. Isolated medial collateral ligament tears: an update on management. EFORT Open Rev. 2018;3:398–407.

[139] Corten K, Hoser C, Fink C, Bellemans J. Case reports: a stener-like lesion of the medial collateral ligament of the knee. Clin Orthop Relat Res. 2010;468:289–93.

[140] Alaia EF, Rosenberg ZS, Alaia MJ. Stener-like lesions of the superficial medial collateral ligament of the knee: MRI features. Am J Roentgenol. 2019;213:1–5.

[141] van der List JP, DiFelice GS. Primary repair of the medial collateral ligament with internal bracing. Arthrosc Tech. 2017;6:e933–7.

[142] DeLong JM, Waterman BR. Surgical techniques for the reconstruction of medial collateral ligament and posteromedial corner injuries of the knee: a systematic review. Arthroscopy. 2015;31:2258–2272.e1.

[143] Gelber PE, Perelli S. Treatment of the medial collateral ligament injuries. Ann Joint. 2018;3:1–11.

第 7 章　半月板术后成像
Post-operative Imaging: The Menisci

Tom Magee　Emma Rowbotham　著
袁　军　吴江怡　译　　郭　林　黄　术　校

在美国，每年约有 75 万例半月板手术[1]。半月板部分或全部切除术仍然是治疗半月板撕裂最常见的手术方式。目前手术的目的是尽可能地保留半月板。原有半月板的功能是通过相应的胫股关节间室分散承重，并保护下方的透明关节软骨。切除半月板的一部分会导致周围胶原纤维的损伤。这些胶原纤维形成了半月板的环状结构，使半月板可以通过将轴向载荷转换为环向力来抵抗应力。半月板切除术的目的是去除半月板撕裂部分，同时保持半月板的稳定性，手术过程中应尽可能保留半月板组织，同时尽可能保留周围的胶原纤维。此外，接受半月板切除术的患者更容易发生骨关节炎[2-12]。而手术中保留半月板可以减少术后关节退行性变的发生率。

半月板撕裂的患者，在接受部分或半月板全切除术后易发生骨性关节炎。为了降低这一术后并发症的发生率，很多医生开始选择半月板缝合术来代替半月板切除术。在过去的 10 年里，半月板的修复率增加了 11%[2]。对于半月板撕裂的患者，我们应尽可能地选择半月板缝合术而不是半月板切除，因为这样可以保留大部分的半月板组织。对于急性外伤性半月板损伤的年轻患者，可以考虑行半月板修复，这种技术只适用于小部分半月板撕裂且内缘完整的患者[13]。最近，同种异体、异种和人工材料都被尝试作为一种替代选择，有可能保留关节间室内的环向应力，从而降低继发骨关节炎的可能性。

一、半月板术后较术前评估难度增加的原因

MRI 是最有用的评估膝关节术后情况的方法，由于大量半月板损伤的患者会接受膝关节镜手术，因此我们常用 MRI 来评估患者术后恢复情况[4, 5]。

当患者接受了膝关节手术之后，由于术后的改变使得半月板再撕裂的检测难度大大增加。通常预期的术后膝关节影像学表现，可能符合术前膝关节半月板撕裂的诊断标准（延伸至关节面的中等加权信号）。因此，术后常规的膝关节 MRI 很难评估半月板是否发生再撕裂，因为术后的改变可能类似或掩盖撕裂。在未手术的膝关节中，半月板内存在延伸至关节表面的高信号表明存在半月板撕裂[2-12]。半月板不规则轮廓和（或）半月板碎片移位也表明存在撕裂。研究者发现在术后 T_2 加权 MRI 上，半月板内的液体信号强度对半月板再撕裂的检测具有高度特异性（88%～92%），但灵敏度较低（41%～69%）[7-9]。传统 MRI 检测对半月板术后再撕裂的准确性在 66%～82%[7-9]。

MR 关节造影是一个非常有效的方法，可以帮助医生评估术后膝关节。先前的研究表明 MR 关节造影，可以提高膝关节半月板术后撕裂的

检测率。在这些研究中，诊断半月板撕裂的标准是：半月板内的信号强度相当于注射钆对比剂后的 T_1 加权 MRI，或者 T_2 加权 MRI 上液体的信号强度，或者半月板碎片有明显移位征象[5,7-9]。

对于半月板切除＞25%的患者，以及接受了半月板修复术的患者，诊断半月板术后再撕裂尤为困难[1-3]。在这两种情况下，可能在手术后仍然存在异常的半月板信号[2-12]。先前的研究对膝关节术后 MR 关节造影与常规 MRI 进行了比较[7]；对于半月板切除超过25%的患者，常规 MRI 的诊断准确率为65%，而 MR 关节造影则高达87%。

最近，外科医师共同努力尽可能多地保留半月板。当半月板切除＜25%时，诊断半月板再撕裂比较容易。另外，图片存档和通信系统（PACS系统）已经被广泛使用。借助这个系统，医生可以很方便地获取患者的术前影像资料，并可以将患者术前术后的影像资料进行对比。对比术前的影像资料可以更好地协助诊断半月板再撕裂[11]。如果膝关节半月板术后撕裂的位置与术前观察的不同，则可以确定这是一个新发的半月板撕裂。

完整的半月板可以减少关节表面的接触面积，从而能保护膝关节软骨。成人半月板的外周1/3 是有血供的，这个区域发生的损伤能更好地愈合。而半月板的无血供区域，一旦发生损伤则很难愈合。半月板分为外周1/3（红红区）血管部分、中间1/3（红白区）和游离边缘1/3（白白区）无血管部分。手术目的是尽可能多地保留周围胶原纤维，以维持半月板环状结构。膝关节接触压力的增加与半月板组织的切除量成正比，手术中保留的半月板越多，膝关节的接触应力就越小。与改善半月板愈合相关的因素包括：①半月板边缘撕裂（红区）；②外侧半月板撕裂；③撕裂长度＜25mm；④急性撕裂；⑤患者年龄＜30岁；⑥合并 ACL 重建[2]。

此外，在半月板手术中，竭尽全力保存周围半月板边缘，以保证传递载荷[1,14]。

二、半月板撕裂的类型及常见手术

半月板周围（外周1/3）有较丰富的血供，具有较好的愈合潜力。半月板撕裂的基本类型有层裂、纵裂、放射状裂、桶柄样裂、舌瓣状裂和复杂裂[1,14]。

层裂沿半月板周围纤维延伸。这就保留了环形机制。这些撕裂可采用半月板部分切除术或保守非手术治疗（图 7-1）[1,14]。

纵裂平行于圆周纤维延伸。它们在 MRI 上是垂直的。若撕裂发生于红区，则患者预后一般较好。这种类型的撕裂最适合行半月板修复术[1,14]（图 7-2）。

桶柄样裂是一种纵裂，其中有移位的半月板碎片。如果移位的碎片在红区，则可以修复。如果发生在红白区或白白区，可能需要行半月板部分切除术[1,14]（图 7-3）。

放射状裂垂直于周围半月板纤维。有些可以修复，但有些需行半月板部分切除术。半月板根

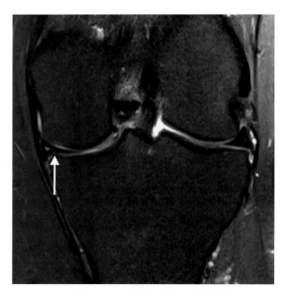

▲ 图 7-1 手术证实半月板层裂

冠状位 T_2 加权脂肪抑制的 MRI 显示与半月板层裂一致（箭）

部撕裂就是一种放射状裂，发生于半月板根部水平或从后角延伸到半月板根部。这些撕裂通常是可以修复[1, 14]（图 7-4）。

复杂裂是指半月板在多个平面上的撕裂。这种情况常采用半月板部分切除术来治疗（图 7-5）。当半月板撕裂导致有半月板碎片移位时，则会发生舌瓣状裂[1, 14]（图 7-6）。

术前 MRI 在预测距离半月板关节囊连接处 5mm 以内的垂直、水平和桶柄样裂是否修复的敏感性为 85%，特异性为 80%。放射状裂、舌瓣状裂及复杂裂修复效果均较差。

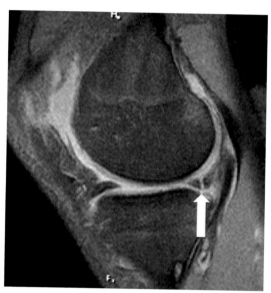

▲ 图 7-2　经手术证实的纵裂
矢状位质子密度脂肪抑制的 MRI 显示与半月板纵裂相符（箭）

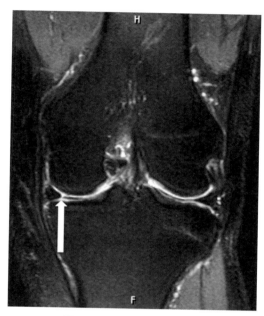

▲ 图 7-4　手术证实的放射状裂
冠状位 T$_2$ 加权脂肪抑制的 MRI 显示与半月板放射状撕裂相符（箭）

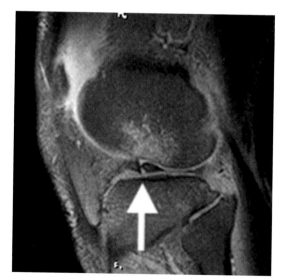

▲ 图 7-3　手术证实桶柄样裂移位
矢状位质子密度脂肪抑制的 MRI 显示与半月板桶柄样裂相符（箭）

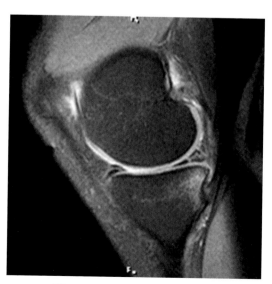

▲ 图 7-5　手术证实的半月板复杂裂
矢状位质子密度脂肪抑制的 MRI 显示与复合半月板撕裂相符，后角为纵裂、楔形撕裂，前角为层裂

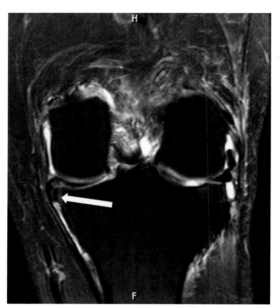

▲ 图 7-6 手术证实半月板为舌瓣状裂
冠状位 T$_2$ 加权脂肪抑制的 MRI 显示符合半月板舌瓣状裂（箭）

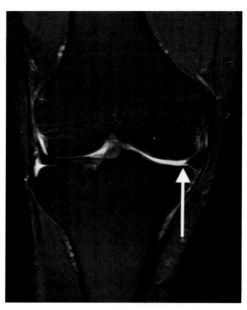

▲ 图 7-7 半月板部分切除术后
冠状位质子密度脂肪抑制的 MRI，注意半月板部分切除的术后表现（箭）

三、半月板手术类型

（一）半月板切除术

半月板部分切除术是去除游离的半月板碎片和重塑半月板的过程。关节镜下半月板部分切除术是最常见的半月板手术。这很可能是因为手术时间短、复发率低、短期预后好。半月板部分切除术的目的是维持半月板周缘的完整性，以保持半月板功能。半月板部分切除后，在 MRI 检查上表现为半月板体积减小且外观更圆钝[1, 16]（图 7-7）。

（二）半月板修复

在一些半月板损伤的患者中，可行半月板修复术。最容易修复的撕裂是发生在半月板红区的急性创伤性纵裂。当然在一些情况下，年轻运动员的半月板层裂、根部撕裂和放射状裂也可以进行修复。通常经历半月板修复术后的半月板，在影像学检查上看起来与术前的半月板信号相同[1, 16]。

由内向外型修复是最常见的半月板修复方法。在这种技术中，缝线从关节内穿到关节囊外。由外向内型修复在临床中很少使用，在这种技术中，缝线从半月板边缘穿过半月板裂口进入关节，到达半月板实质部分。而全内修复完全在关节内进行，使用生物可吸收植入物或锚定装置固定在关节囊上[1, 16]（图 7-8）。

（三）半月板置换

1. 同种异体半月板移植

这一技术主要适用于 50 岁以下，曾经接受过半月板切除术的患者。对于需要行半月板切除术的年轻患者，以及合并前交叉韧带损伤的患者，和以前进行过部分或全部半月板切除术的患者，也可考虑进行半月板移植。在这些特殊病例中，如果膝关节持续疼痛，则可采用半月板置换（图 7-9）。然而，需要明确的是，目前缺乏证据支持同种异体半月板移植能够阻止骨关节炎的进展这一理论[17]。

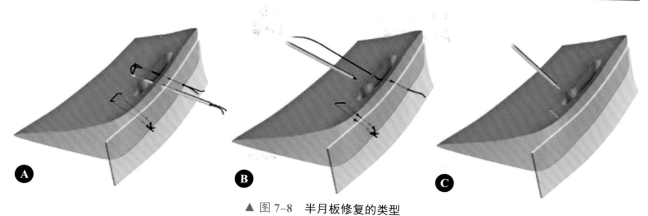

▲ 图 7-8 半月板修复的类型

A. 缝合线从半月板外延伸到关节内的由外向内修复；B. 由内向外修复（最常见的修复），缝线从关节内延伸至半月板关节囊缘；C. 缝合在关节内进行全内修复

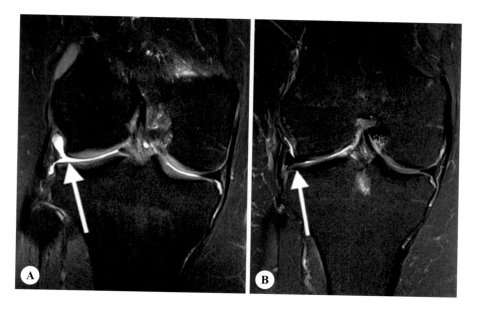

◀ 图 7-9 **A.** 同种异体半月板移植术前：冠状位质子密度脂肪抑制的 **MRI** 显示广泛的陈旧性外侧半月板撕裂，外侧间室中央部分未见半月板组织（箭）；**B.** 同种异体半月板移植术后（同一患者）：冠状位质子密度脂肪抑制的 **MRI** 显示胫骨股外侧间室内的同种异体半月板（箭），低信号贯穿整个同种异体移植物，显示轻度的向关节外突出

同种异体半月板可分为三种类型，根据其制备方式进行分类：①新鲜；②冷冻；③低温贮藏。

标准侧位 X 线片用于确定移植物的最佳大小，最常见的方法是将同种异体移植物的边缘缝合到关节囊的残余边缘。

2. 半月板移植

对于不适合同种异体移植的老年患者，可以使用主要由聚乙烯制成的合成移植物（图 7-10）。然而，目前尚无文献来证实接受过这种半月板手术患者的长期疗效。最后还有一种可供选择的技术，称为半月板部分置换；当半月板发生撕裂时，为了避免切除半月板的无血管部分，有多种支架可供选择。但这并不是目前常用的方法。

四、半月板术后

MRI 是评估半月板术后最常用的方法。在那些无法进行 MRI 检查的患者中，CT 关节造影也可用于评估半月板术后。据报道，与关节镜相比，CT 关节造影在检测半月板撕裂方面的准确率为 90%（在未手术的膝关节中）。

如果有术前 MRI 检查结果和手术记录的话，最好进行术后成像和分析。这样放射科医师在为患者做术后 MRI 检查时，可了解术前半月板撕

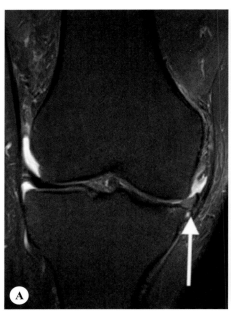
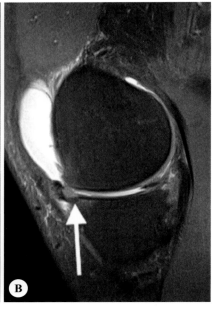

◀ 图 7-10　**A.** 半月板移植：半月板部分切除术后患者 **12** 个月随访，内侧胫股间室半月板植入物的冠状位质子密度脂肪抑制的 **MRI** 显示植入物完整，但部分膨出于内侧关节线，此外，可见局灶性软骨损伤影响胫骨平台内侧关节面；**B.** 半月板移植：矢状位 **T₂** 加权脂肪抑制的 **MRI** 显示移植物已被支架固定到半月板残余部分前方，在半月板后角残余组织后方也有支架固定

裂的部位和类型，以及所做手术的类型。

（一）半月板切除及修复

在半月板部分切除术中，我们应该尽可能地保护半月板外侧缘以保持传递负荷功能。半月板部分切除术的目的在于切除受损的半月板组织。在半月板切除术中，我们通常会将受损的半月板组织清除至稳定的半月板根部，甚至清理至关节囊。因此在半月板切除术后，半月板在中等加权图像上常表现为增强信号[2]。

接受半月板部分切除术的患者，如果其半月板切除部分不超过 25%，就可以像评估尚未手术的膝关节半月板撕裂一样，去评估是否发生了术后再撕裂。标准是：在两张或更多的断层图像上，存在延伸至关节面上的中等加权线性信号增强，或者手术前无信号增强的部位出现半月板不规则影[2-12]。

如果半月板切除部分大于半月板体积的 25%，评估半月板再撕裂的准确性就会降低。线性信号必须延伸至关节面，并伴有 T₂ 加权 MRI 的透亮信号（提示裂口内有液体）才能明确再撕裂的诊断。MR 关节造影可以帮助解决这些问题。对比剂的黏度比关节液低，更容易进入半月板再撕裂的间隙。然而，在某些情况下注射对比剂可能无法进入半月板再撕裂形成的裂隙，造成半月板再撕裂的假阴性诊断。如果在与术前撕裂部位不一致的其他部位，出现延伸至关节面的异常信号，或者出现游离的半月板组织，常提示半月板再撕裂可能[2-12]。

采用半月板修复术时，可能会在修复后的半月板中发现持续存在延伸至关节表面的中等加权图像，而半月板并未发生再撕裂。半月板修复后，在持续 10 年或更长时间的中等加权图像上可能会出现信号增强，就如同未手术治疗的半月板撕裂的影像表现一样。在这些病例中，T₂ 加权 MRI 上的液体信号提示存在半月板再撕裂[2-12]。

评估半月板术后成像时，除了判断是否有半月板再撕裂外，寻找疼痛产生的原因也是非常必要的。一方面，与应激反应 / 骨折相一致的软骨下骨髓水肿可能是疼痛的来源。另一方面，软骨缺损或软骨软化也可能是疼痛的来源。此外，由于半月板部分切除术导致半月板纤维截断，术后比较常见的是更容易发生放射状撕裂[1, 11]（图 7-11）。

Kijowski 等在对术后患者的膝关节 MRI 检查

中发现，在 T_2 加权和中等加权 MRI 上，半月板中没有一条上升的延伸到关节表面的信号线，这是半月板术后未撕裂的可靠征象。若在 T_2 加权 MRI 上，半月板上存在延伸到关节表面的中高信号或高信号线状影，则可诊断半月板再撕裂。这一诊断标准的特异性高达 95%。T_2 加权 MRI 上中 – 高信号可能代表关节液和撕裂半月板纤维之间的部分容积效应[16]。其他诊断半月板再撕裂的高度特异性表现包括：不规则的半月板轮廓，在 5 个或更多层面上 T_2 加权 MRI 信号线延伸到关节面和（或）移位的半月板碎片，或者手术外的其他位置存在撕裂[18]。

MR 关节造影术在帮助评估术后膝关节方面，具有比较大的作用。但相比传统的 MRI 检查，它更耗时而且是一种侵入性操作。在 T_1 加权脂肪抑制的 MRI 中，半月板内出现高信号对比剂是半月板再撕裂的高特异性表现。然而，在多达 40% 的患者中，半月板内信号强度小于关节腔内的造影信号，因此结果可能仍然难以解释。这种信号强度的相对下降很可能是由于平均体积小。在使用造影诊断前，做 T_1 加权脂肪抑制的 MRI 并与

造影结果进行对比，可以很好地确定造影液是否延伸至半月板内[11, 19]（图 7-12 和图 7-13）。

（二）同种异体半月板移植后的 MRI 表现

MRI 也是评估同种异体半月板移植的金标准。3.0T 的 MRI 比 1.5T 成像分辨率更高，但也更敏感更容易出现化学位移效应伪影[11]。早在 20 世纪 90 年代，就有许多关于半月板同种异体移植术后表现的论文发表；包括在评估关节内位置、相邻关节软骨状况及移植物内任何退行性改变方面等。与二次关节镜检查相比，MRI 可以提供移植物状态的准确影像表现[20, 21]（图 7-14）。

然而，关于 MRI 术后表现是否与临床检查和患者预后指标相关，这一点尚未明确。一些研究表明 MRI 对临床结果的预测能力较差[22]。半月板移植的作用是起到减震和分散负荷的作用，如果能将移植物固定于膝关节腔内，它在最佳位置可以更好地保护软骨（图 7-15）。因此，移植物成功预防或减缓骨关节炎进展的最佳

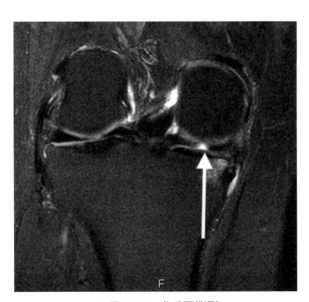

▲ 图 7-11　术后再撕裂

冠状位 T_2 加权脂肪抑制的 MRI 显示手术后证实的半月板放射状裂（箭）

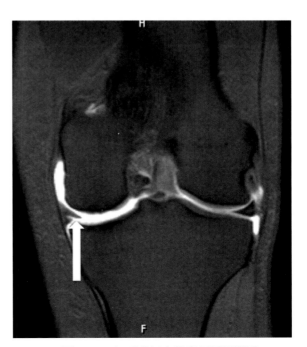

▲ 图 7-12　经手术证实的半月板再撕裂

关节造影后冠状位 T_1 加权 MRI 显示注射对比剂延伸至半月板（与半月板撕裂相符）（箭）

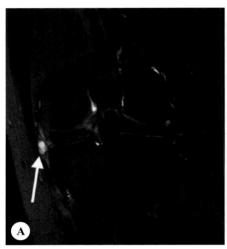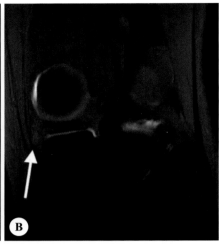

◀ 图 7-13　经手术证实的半月板再撕裂
A. 冠状位 T₂ 加权脂肪抑制的 MRI 显示符合半月板撕裂和半月板囊肿成像（箭）；B. T₁ 加权 MR 关节造影后冠状位 MRI 显示注入的对比剂没有延伸至半月板（这是一个假阴性的 MR 关节造影）

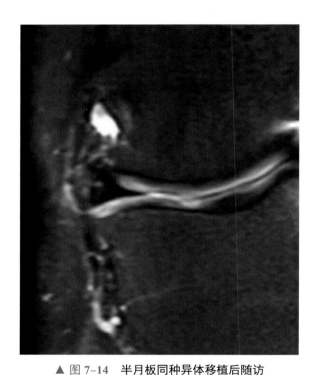

▲ 图 7-14　半月板同种异体移植后随访

半月板同种异体移植术后 12 个月膝关节冠状位质子密度脂肪抑制的 MRI；本例移植的半月板形态保持良好，没有明显膨出，也没有明显的异常信号；（由 Tim Spalding FRCS Orth, University Hospital Coventry, UK & Iswadi Damasena FRACS FAOrthA, Box Hill Hospital, Melbourne, Australia 馈赠）

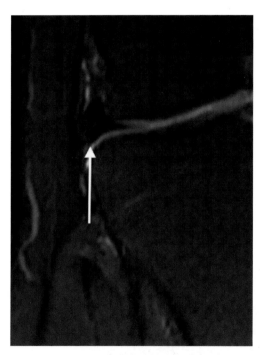

▲ 图 7-15　半月板同种异体移植术后常规随访 12 个月

冠状位质子密度脂肪抑制的 MRI 显示胫骨和股骨关节表面的外周面不匹配，这导致半月板明显膨出；然而，如果单独与胫骨表面相比，移植物实际上位置良好（箭）；（由 Tim Spalding FRCS Orth, University Hospital Coventry, UK & Iswadi Damasena FRACS FAOrthA, Box Hill Hospital, Melbourne, Australia 馈赠）

指标之一，似乎是移植物在关节间隙受挤压的程度。手术时软骨的磨损程度也被认为是决定移植物最终成功与否的重要影响因素。一些研究表明，半月板膨出程度与骨关节炎的进展相关[23]，

其他研究也同样表明，没有膨出且位置良好的半月板移植物，似乎与骨关节炎的进展缓慢相关[22]（图 7-16）。

半月板移植物内的信号在手术后的前 12 个

月由于移植物材料的成熟而发生变化，这使得确定移植物是否具有"正常"或预期的术后表现变得很难（图 7-17）。术后 12 个月以后，移植物内可出现局灶性或整体高信号改变；半月板内高信号变化的原因可能是细胞生长、血管重建、瘢痕组织或金属伪影的形成。事实上，半月板和关节囊交界处的伪影往往是由微量金属颗粒引起的，而这可能是已经进行了半月板置换的唯一影像学标记。

术后最初几个月，肉芽组织在 T_2 加权 MRI 上通常是高信号，但长期来看是线性低信号[13]。同种异体移植物撕裂的诊断应遵循与原有半月板相同的规则。

（三）半月板假体植入

在文献中对这种技术的描述仍然较少，术后的 MRI 表现也没有得到很好的记载。半月板移植物的外观，胶原和聚氨酯假体在 T_2 加权 MRI 上的信号强度通常很高，在 T_1 加权 MRI 上表现为中 - 高信号（图 7-10）。在保留了部分原有半月板的部位，高信号植入物和天然低信号半月板碎片界面之间的信号强度显著转变。随着细胞和胶原蛋白的逐渐生长，内化后的假体高信号似乎逐渐减弱，但永远不会变成与天然纤维软骨半月板相同的低信号[20]。

值得注意的是，半月板部分切除术目前仍是治疗半月板撕裂的金标准，仅仅只有少数患者会接受半月板修复术。对于那些半月板切除术后，发生骨关节炎并发症的患者，半月板假体置换已逐渐成为一种选择，但这仍是一种高度专业化的技术，尚未得到普及。

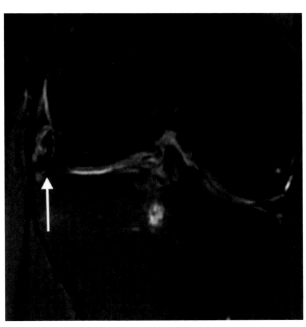

▲ 图 7-16　术后常规随访 12 个月，冠状位质子密度脂肪抑制的 MRI
严重畸形和膨出的半月板（箭），同时伴有邻近的半月板关节囊高信号改变；然而，这些迹象并没有显示出与 12 个月的临床随访有良好的相关性；（由 Tim Spalding FRCS Orth, University Hospital Coventry, UK & Iswadi Damasena FRACS FAOrthA, Box Hill Hospital, Melbourne, Australia 馈赠）

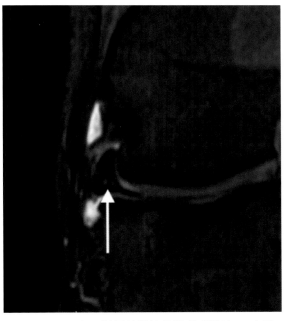

▲ 图 7-17　半月板同种异体移植术后随访 12 个月
半月板同种异体移植术后 12 个月，膝关节的冠状位质子密度脂肪抑制的 MRI 显示移植物内的斑片状高信号变化（箭）；关节囊附着处也有高信号变化，认为与血管重建的瘢痕组织相对应；移植物完好无损，未见撕裂；（由 Tim Spalding FRCS Orth, University Hospital Coventry, UK & Iswadi Damasena FRACS FAOrthA, Box Hill Hospital, Melbourne, Australia 馈赠）

五、结论

半月板手术是常见的外科手术，通常包括半月板部分或全部切除术。半月板术后再撕裂很难诊断，MRI 是诊断此类再撕裂的首选方法，我们可以通过对比术前 MRI 来确诊是否发生半月板术后再撕裂。当然，回顾手术记录也可以极大地帮助诊断复发性半月板撕裂[11]。

如果半月板撕裂发生在距离原撕裂位置较远的地方，基本可以确定是再撕裂。对于前一次手术中半月板切除少于 25% 的患者，可以使用未手术膝关节半月板撕裂的诊断标准。这些标准是：在 MRI 检查中，半月板上出现高强度信号，在中等加权 MRI 上出现延伸至关节表面的信号，或者在远离手术区域出现的半月板的不规则轮廓。在那些半月板切除超过 25% 的患者中，半月板再撕裂的诊断更困难些。影像检查上，必须有延伸至关节面的线性信号影，并伴有 T_2 加权 MRI 上明亮信号（提示撕裂间隙有液体），以明确再撕裂的诊断。通过在 T_2 加权 MRI 上看到半月板中延伸到关节面的中 – 高信号、高信号线性影像，诊断半月板再撕裂的特异性为 95%。T_2 加权 MRI 上中 – 高信号可能代表关节液和撕裂半月板纤维之间的部分容积效应值，在 T_2 加权和中等加权 MRI 上，半月板表面没有信号改变，这是确定未发生半月板术后再撕裂的可靠标志[2-12]。

在某些情况下，MR 关节造影术可能有助于解决是否存在半月板再撕裂。在 T_1 加权脂肪抑制的 MRI 中，半月板内出现含钆对比剂高信号是半月板再撕裂的一种高度特异性的表现。然而，在多达 40% 的再撕裂患者中，其信号强度小于含钆对比剂，这很可能是由于部分容积效应造成的。在这类病例中，使用造影前 T_1 加权脂肪抑制的 MRI 对比可确定含钆对比剂延伸至半月板是否有意义[11, 19]。

在评估半月板再撕裂的同时，寻找膝关节疼痛的其他原因也有着很重要的意义。第一，与应激反应 / 骨折相一致的软骨下骨髓水肿可能是疼痛的来源。第二，软骨缺损或软骨软化可能也是膝关节疼痛的来源。此外，半月板放射状再撕裂在膝关节术后的 MRI 中很常见，因为半月板术后体积减小导致抗拉强度降低，使半月板更容易再撕裂。

六、综述

- 对于半月板切除术少于 25% 的患者，传统的 MRI 诊断准确性较高[2]。
- 对于半月板切除术超过 25% 的患者，首先进行常规 MRI 检查是有效的。如果未检查出半月板再撕裂，通常有其他的诊断可以解释复发性疼痛，如退行性改变、软骨缺损或缺血性坏死。如果常规 MRI 检查无法诊断出患者术后疼痛的病因，那么可以进行 MR 关节造影以进一步评估[2]。
- 对于半月板修复的患者，最好直接进行 MR 关节造影，因为在这类患者的关节中，如果没有对比很难诊断半月板再撕裂[2]。
- 对于半月板置换的病例，术后表现是否与临床结果相关尚不清楚。半月板膨出和相关的软骨损伤被认为是最有用的征象。然而，在解读这些研究时应谨慎一点。

半月板术后的 MRI 比术前更具有挑战性。但是如果能结合术前 MRI 检查报告及患者手术记录，那通过术后 MRI 检查诊断半月板再撕裂则会相对容易很多。

参 考 文 献

[1] Cordle AC, Williams DD, Andrews CL. The postoperative meniscus: anatomical, operative, and imaging considerations. Semin Musculoskelet Radiol. 2018;22(4):398–412.

[2] Chapin R. Imaging of the postoperative meniscus. Radiol Clin North Am. 2018;56(6):953–64.

[3] McCauley TR. MR imaging evaluation of the postoperative knee. Radiology. 2005;234(1):53–61.

[4] Totty WG, Matava MJ. Imaging the postoperative meniscus. Magn Reson Imaging Clin N Am. 2000;8(2):271–83.

[5] Haims AH, Katz LD, Ruwe PA. MR arthrography of the knee. Semin Musculoskelet Radiol. 1998;2(4):385–96.

[6] Trattnig S, et al. Magnetic resonance imaging of the postoperative knee. Top Magn Reson Imaging. 1999;10(4):221–36.

[7] Applegate GR, et al. MR diagnosis of recurrent tears in the knee: value of intraarticular contrast material. AJR Am J Roentgenol. 1993;161(4):821–5.

[8] Sciulli RL, et al. Evaluation of the postoperative meniscus of the knee: a study comparing conventional arthrography, conventional MR imaging, MR arthrography with iodinated contrast material, and MR arthrography with gadolinium-based contrast material. Skeletal Radiol. 1999;28(9):508–14.

[9] Magee T, et al. MR arthrography of postoperative knee: for which patients is it useful? Radiology. 2003;229(1):159–63.

[10] Robbins MI, et al. Patient perception of magnetic resonance arthrography. Skeletal Radiol. 2000;29(5):265–9.

[11] Magee T. Accuracy of 3–tesla MR and MR arthrography in diagnosis of meniscal retear in the post-operative knee. Skeletal Radiol. 2014;43(8):1057–64.

[12] White LM, et al. Diagnosis of recurrent meniscal tears: prospective evaluation of conventional MR imaging, indirect MR arthrography, and direct MR arthrography. Radiology. 2002;222(2):421–9.

[13] De Coninck T, Verdonk P, Verstraete K. MR-imaging of meniscal substitution. J Belg Soc Radiol. 2016;100(1):90.

[14] Sanders TG. Imaging of the postoperative knee. Semin Musculoskelet Radiol. 2011;15(4):383–407.

[15] Felisaz PF, et al. Role of MRI in predicting meniscal tear reparability. Skeletal Radiol. 2017;46(10):1343–51.

[16] Doral MN, et al. Modern treatment of meniscal tears. EFORT Open Rev. 2018;3(5):260–8.

[17] Hergan D, et al. Meniscal allograft transplantation. Arthroscopy. 2011;27(1):101–12.

[18] Kijowski R, et al. MRI characteristics of torn and untorn post-operative menisci. Skeletal Radiol. 2017;46(10):1353–60.

[19] De Smet AA, et al. Intensity of signal contacting meniscal surface in recurrent tears on MR arthrography compared with that of contrast material. AJR Am J Roentgenol. 2006;187(6):W565–8.

[20] Huysse WC, et al. Meniscus imaging. Semin Musculoskelet Radiol. 2008;12(4):318–33.

[21] Potter HG, et al. MR imaging of meniscal allografts: correlation with clinical and arthroscopic outcomes. Radiology. 1996;198(2):509–14.

[22] Verdonk PC, et al. Meniscal allograft transplantation: long-term clinical results with radiological and magnetic resonance imaging correlations. Knee Surg Sports Traumatol Arthrosc. 2006;14(8):694–706.

[23] Choi YR, et al. The association between meniscal subluxation and cartilage degeneration. Eur J Orthop Surg Traumatol. 2014;24(1):74–84.

第 8 章　足与踝运动损伤术后成像

Postoperative Imaging of Sports Injuries: Foot and Ankle

Joyce HM. Cheng　Steven Lange　William B. Morrison　著

董双斌　王　令　译　段小军　谭洪波　校

在日常活动和体育运动中足与踝的损伤很常见。早期诊断和治疗常可以避免后期更为复杂的治疗。在完全康复之前即恢复运动，可能会导致慢性疼痛及需要手术治疗的并发症。各种微创或开放手术均可用来治疗或处理运动员的伤病和其他限制活动的疼痛。本章虽然不能全面介绍这些技术，但理解其基本步骤和原理及相关的影像学特征，对于放射科和运动医学医师而言也十分重要。

一、骨折固定

踝部骨折十分常见，其发病率为每年 3.0‰，占所有骨折的 9%[1-4]。再加上后足、中足和前足的损伤，踝与足的损伤可能是不同人群中最常见的下肢损伤。踝部骨折的年龄分布呈现双峰型，常出现在年轻人（运动损伤或扭伤）和老年人（跌倒）。

治疗的目的是恢复正常的解剖结构，包括骨的长度和旋转对线，以及骨折部位的稳定性，以便快速愈合和早期活动[3]。对于稳定的骨折，早期处理包括休息、冰敷，若存在明显的肿胀，则需要抬高患肢。对于存在明显移位的骨折和关节脱位应立即在急诊科进行闭合复位，避免神经血管的继发性损伤。开放性骨折也应急诊处理，彻底冲洗伤口并清创，预防破伤

风，无论使用内固定或外固定均需早期使用抗生素[4]。

骨折的确定性治疗包括保守治疗和手术治疗。对于无移位的稳定骨折，解剖复位成功的移位骨折和具有手术禁忌证的患者[4]，可使用短腿石膏或可拆卸行走靴进行保守治疗。手术治疗主要包括切开复位内固定（open reduction and internal fixation，ORIF）（图 8-1）。对于开放性或粉碎性骨折，可使用钢丝张力带和外固定支架。下胫腓联合远端的外踝骨折可采用拉力螺钉或克氏针张力带治疗，而下胫腓联合近端的外踝骨折则可能需要拉力螺钉与钢板联合治疗。内踝骨折可根据骨折碎片的大小和质量采用部分螺纹松质骨螺钉或 8 字张力带固定。对于累及关节面面积 >25% 且移位距离 >2mm 或伴有持续性距骨向后半脱位的后踝骨折，可使用拉力螺钉或钢板进行固定。术中评估下胫腓联合的不稳定程度，并同时予以修复固定也是至关重要的。螺钉固定目前仍是治疗胫腓联合不稳定的金标准。常使用的是皮质螺钉（3.5mm 或 4.5mm）或下胫腓联合螺钉。一种选择是缝线纽扣钢板技术，两个金属纽扣钢板固定在腓骨外侧和胫骨内侧的适当位置，并由一根不可降解的缝线连接两个纽扣钢板以达到弹性固定的目的。

术后成像有助于评估骨折的复位情况及初始内固定物的位置。在骨折部位若存在 3mm 的台

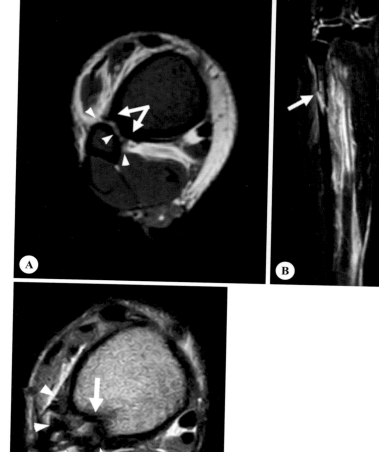

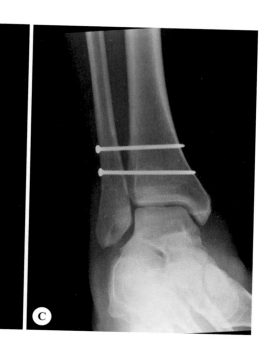

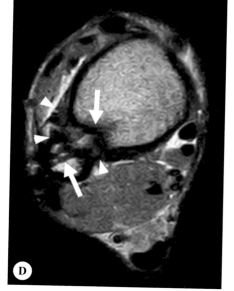

▲ 图 8-1　职业足球运动员在比赛中发生 Maisonneuve 骨折

A. 踝关节近端轴位 T_2 加权 MRI 显示下胫腓联合骨间膜瘢痕形成（箭），水肿（箭头）提示近期损伤；B. 胫骨 / 腓骨的冠状位 STIR MRI 显示腓骨近端骨折（箭），置入下胫腓联合螺钉；C. 正位 X 线片显示植入了胫腓联合螺钉；D. 4 周后该运动员回到了球场，随后取出螺钉，轴位 T_2 加权 MRI 显示先前的螺钉隧道（箭）和额外的瘢痕形成（箭头）

阶或间隙可被认为是复位不良[3]。相应并发症的影像学特征也应进行评估，包括骨的畸形愈合、不愈合，内固定界面的透亮区，创伤性关节炎，胫腓骨连接复位或固定失效，与固定骨折相关的内植物并发症，软组织撞击等。

其他足部和踝关节的运动相关骨折也采用类似的治疗原则，即恢复正常解剖力线、骨折碎片复位和固定以促进愈合（图 8-2）。撕脱骨折通常采用保守治疗和非手术治疗。

二、应力性骨折

应力性骨折在运动员中极为常见，特别是在一个新的训练周期的早期更容易发生。足与踝的应力性损伤在跑步、身体接触性运动及舞蹈中均可发生。应力性骨折通常采用保守治疗，包括减轻负重、使用控制踝关节运动（controlled ankle motion，CAM）的鞋子和改变活动方式。在进行影像学检查时，最初可能行 X 线平片评估，在仅出现骨的应力反应而无相应部位骨折的情况下，X线片可能显示为正常，也可能表现为骨膜反应或骨折。但MRI是最有效的检查方式，它可以同时显示骨的应力反应和应力性骨折。

然而，一些应力损伤保守治疗效果不佳，长期无好转，需要手术治疗才能使运动员恢复正常运动。第五跖骨应力性骨折和舟骨骨折在篮球运动员中十分常见。未愈合的应力性骨折可导致骨不连，持续性的疼痛，X线片上骨折端表现为类圆形的硬化边缘，T₂加权MRI上断端表现为低信号（纤维性愈合）或液体信号（软骨不愈合）。螺钉固定是治疗应力性骨折未愈和骨不连的标准方法（图8-3）。可通过将磷酸钙骨替代材料注射到存在应力性骨髓水肿的部位（软骨下成形术），以减少疼痛并加速愈合过程（图8-4）。

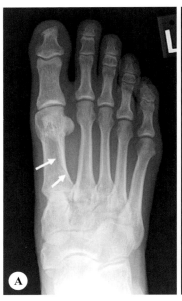
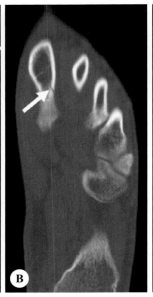
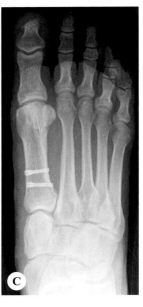

◀ 图 8-2　职业曲棍球运动员无移位的急性第一跖骨骨折

足正位X线片（A）和轴位CT图像（B）显示骨折线（箭）；术后正位X线片（C）显示螺钉横穿骨折线固定

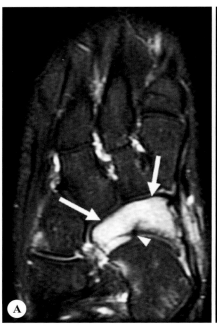
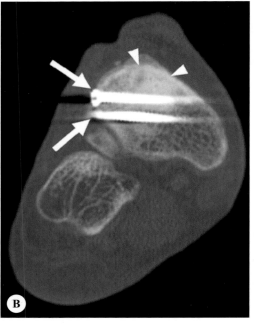

◀ 图 8-3　职业篮球运动员的舟骨应力性骨折

A. 后足轴位 T₂ 加权脂肪抑制的 MRI 显示舟骨（箭）存在严重的骨髓水肿，伴有一条小的低信号骨折线（箭头）；B. 冠状位 CT 图像显示螺钉（箭）穿过骨折部位，骨硬化（箭头）提示骨性愈合

三、韧带修复

（一）外侧韧带重建

外踝损伤是最常见的下肢损伤之一，占运动损伤的 1/3 [5]。踝关节外侧副韧带复合体由距腓前韧带（anterior talofibular ligament，ATFL）、跟腓韧带（calcaneofibular ligament，CFL）和距腓后韧带（posterior talofibular ligament，PTFL）组成。在这些韧带中，距腓前韧带最易受伤，且常为孤立或单纯损伤。通常在踝关节跖屈内翻位损伤。跟腓韧带很少单纯损伤，通常与距腓前韧带损伤同时或合并出现，在较严重的病例中发生率为 50%～75%，常在踝内翻和背伸时导致。距腓后韧带为三者中最为强韧的韧带，除了伴有踝关节脱位的情况外很少受损 [5]。

外踝损伤可发展为慢性踝关节不稳，这是指伴有持续性的"打软腿"症状、反复扭伤和韧带松弛持续 6 个月以上 [6]。韧带松弛即体格检查时前抽屉试验>10mm。影像学上，虽然没有绝对的指征，但距骨倾斜度（胫距关节面夹角）增加 10°，或者应力位 X 线片上距骨倾斜度较对侧多 5° 均可视为异常 [5]。

初始治疗一般采用保守治疗，如使用支具和进行功能康复。有 10%～30% 的病例保守治疗失败而需要考虑手术治疗 [6, 7]。截至目前，外侧踝关节不稳定的手术方法较多，它们可以大致分为解剖修复和非解剖修复（图 8-5）。手术技术的多样性导致了术后 MRI 表现的复杂性。了解外踝韧带修复的不同技术对于在影像学检查时判读和评估韧带重建至关重要 [8 -11]。

1. 解剖修复与重建

解剖修复通过对损伤韧带进行原位缝合来恢复正常的解剖结构和关节力学，而非解剖重建则使用肌腱移植来替代原有韧带的解剖位置，以恢复关节的生物力学 [8, 9]。

Brostrom 手术是一种典型的解剖修复技术，通过将距腓前韧带直接缝合到骨组织来恢复生理解剖结构。也可以直接修复跟腓韧带的损伤（图 8-5A）。如有必要，还可以通过缝合伸肌支持带、距跟外侧韧带或腓骨骨膜瓣来进行加固，这是一种被称为 Brostrom-Gould 法的改良手术（图 8-5B）。它增强了胫距和距下关节的稳定性，被认为是目前治疗外踝不稳定的首选手术方式。另外，人工合成移植物、自体肌腱移植或同种异体

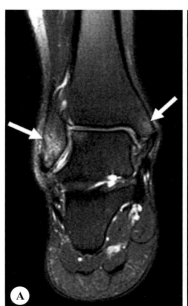
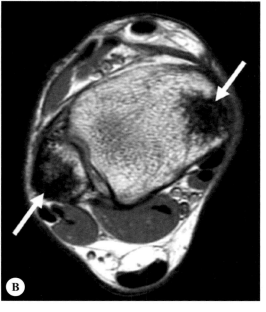

◀ 图 8-4 导致体操运动员内踝和外踝持续疼痛的骨髓水肿，以软骨下成形术治疗

A. 踝关节冠状位 T₂ 加权脂肪抑制的 MRI 显示内踝和外踝骨髓水肿（箭），推测代表应激反应；B. 轴位质子密度 MRI 显示注射骨替代材料（箭）使症状缓解

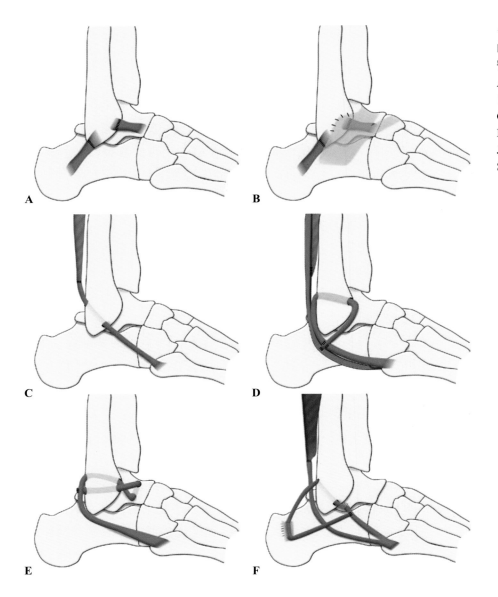

◀ 图 8-5　本文所描述的常见解剖和非解剖侧韧带重建的示意
A. Brostrom 修复术；B. 改良 Brostrom（Brostrom-Gould）法；C.改良 Evans法；D. Lee 手术；E. Watson-Jones 法；F. Chrisman-Snook 法

肌腱移植也已被用于进行解剖重建，并取得令人满意的效果。跖肌、半腱肌或腓骨长肌常被用作肌腱移植物。

在 X 线片上可以看到距腓前韧带附着处的金属锚钉，在MRI上可以看到伪影（图 8-6）。然而，现在的标准是使用 X 线片不显影的生物可吸收锚钉。X 线片上可见生物可吸收锚钉形成的透亮通道，MRI 上可吸收锚钉则呈无伪影的低信号，修复后的韧带变暗增厚，若使用伸肌支持带加强修复，则可伴有邻近筋膜瘢痕形成。超声检查时，修复的韧带通常表现为弥漫性增厚，与缝合材料所形成的声影混杂在一起[12]。

2. 非解剖修复

在解剖修复失败时，抑或韧带强度严重下降而不能直接修复的情况下，可考虑非解剖修复（图 8-7）。它通过改变相邻肌腱的走行来进行韧带修复[10, 11]。然而，最近的一项 Meta 分析发现，非解剖修复可能与一些预后不良的结果有关（例如关节持续的不稳定，距下关节水平内翻僵硬增加），并且大多数非解剖修复技术已被使用自体韧带或同种异体肌腱的解剖修复技术所取代。

（1）腓骨短肌肌腱转位术：首先介绍的技术

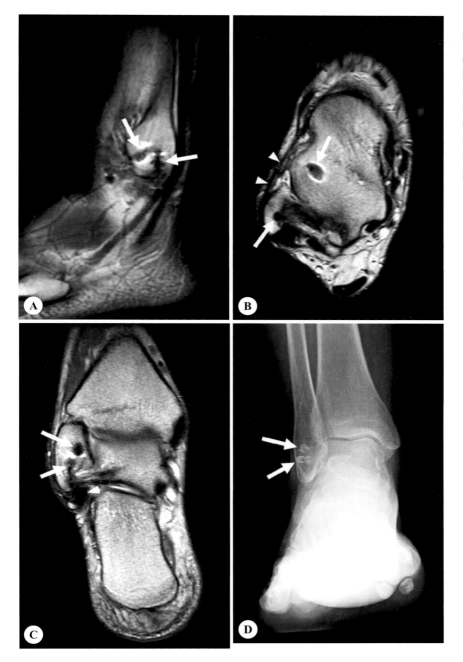

◀ 图 8-6　距腓前韧带和跟腓韧带撕裂的一期（解剖）修复

踝关节矢状位 T₁ 加权 MRI（A）；轴位（B）和冠状位（C）质子密度 MRI 显示沿 ATFL 和 CFL 的缝合锚钉（箭）和手术伪影（箭头），代表重新连接的韧带；另一位患者的正位 X 线片（D）显示腓骨内可吸收的带线锚钉（箭）形成的透光束

是 Evans 法，使用腓骨短肌（peroneus brevis，PB）肌腱转位以重建距腓前韧带[13]。目前使用较多的是改良 Evans 法：将腓骨短肌肌腱在踝关节上方于腱腹交界处切断，通过斜形骨隧道穿过腓骨远端，再缝合到腓骨短肌肌腱的原止点部位（图 8-5C）[10]。在 MRI 上可显示腓骨斜行骨隧道影，腓骨短肌肌腱从第五跖骨基底部的附着处出发，从腓骨远端进入骨隧道，在隧道内向后上方走行，

于后端离开，附着于肌腹上。同样，缝合材料在 MRI 上显示为伪影[12]。

(2) 腓骨短肌肌腱环形修复术：Lee 法是 Evans 法的一种变体。就如同 Evans 法一样，在踝关节上方横断腓骨短肌肌腱，并制备一条穿过腓骨尖的骨隧道。但在 Lee 法中，此隧道为前后走向的，肌腱从后向前穿过骨隧道，然后于远端缝合回到自身和腓骨长肌肌腱鞘上（图 8-5D）。并取腓骨远

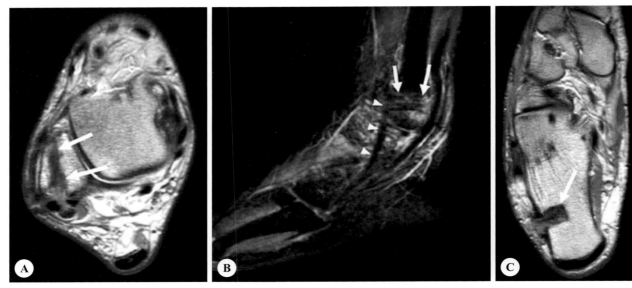

▲ 图 8-7　外踝韧带的非解剖重建

踝关节的轴位质子密度 MRI（A）和矢状位 STIR MRI（B）显示穿过腓骨的隧道（箭），代表肌腱的移植和转位，用于重建距腓前韧带和跟腓韧带（本例中为 Chrisman-Snook 法）；注意肌腱离开隧道并向距骨延伸（箭头）；C. 跟骨水平的轴位质子密度 MRI 显示了锚钉固定在正常跟腓韧带的止点位置（箭）

端的筋膜瓣缝合到新韧带上，以进一步加强其结构强度。近端肌纤维缝合在腓骨长肌上，以保留腓骨短肌的外翻功能。在横断面影像上，可见腓骨短肌肌腱从第五跖骨基底部出发，沿外踝外侧走行，由后向前穿过骨隧道，并在腓骨远端附近缝合，可见缝合材料相关的伪影[12]。

1940 年提出的 Watson-Jones 法是另一种非解剖性重建技术，随后又进行数次改进。它包括腓骨远端的由后向前的两条骨隧道以及在距骨上的一条垂直的骨隧道。移植物穿过上腓骨隧道，顺着距骨隧道穿行，再穿过下腓骨隧道，并在外踝后方缝合回自身肌腱上（图 8-5E）。

(3) 腓骨短肌肌腱分离移位术：Chrisman-Snook 法是一种距腓前韧带和跟腓韧带进行联合重建的技术。腓骨短肌肌腱纵向分离为两半，其中一半在腱腹交界处离断。分离的肌腱在距骨骨膜下（带有骨膜补片）从前向后走行，穿过一条前后走向的腓骨隧道，然后在跟骨骨膜下向前走行，并于第五跖骨基底部附近与自身缝合。该术式保留一半的腓骨短肌肌腱以维持肌腹的运动功

能（图 8-5F）[11]。在轴位 MRI 上，分离的腓骨短肌肌腱可沿着它的走行并通过缝合材料的伪影来进行追踪[12]。

（二）跗跖关节的重建与固定

Lisfranc 关节又称跗跖关节复合体，是一个多关节系统，由复杂的关节囊和骨性结构组成，为中足传递应力和提供稳定性[14, 15]。Lisfranc 损伤在包括足球和橄榄球在内的接触性运动中相对常见[16, 17]。通常分为轻度和重度损伤，分别称为 Lisfranc（或中足）扭伤和 Lisfranc 骨折 - 脱位。损伤类型的区分是制订治疗方案的重要依据。而骨折 - 脱位在运动损伤中并不常见，更多见于传统的高能量机械损伤。

无论损伤是否严重，恢复解剖对位都是至关重要的，这是获得满意治疗效果的最重要因素。在恢复了解剖对位的患者中，50%～95% 的人取得了良好或极好的疗效，相比之下，在未恢复解剖对位的患者中，这一概率仅有 17%～30%。软骨损伤和相关软组织损伤等其他因素也会影响治

疗效果[18, 19]。

轻度和稳定的 Lisfranc 损伤患者通常进行保守治疗。主要的保守治疗方案为患肢避免负重和使用控制踝关节运动的靴子或者短腿石膏固定6～8 周。随后应根据患者耐受情况逐步开始负重，并应在 2～3 周内进行理疗和后续负重位 X 线片检查，以确保对位稳定。这些患者通常恢复良好，远期并发症发病率极低，但通常需要较长的恢复时间[18, 19]。

对于有移位或不稳定的 Lisfranc 损伤，包括单纯韧带损伤、骨损伤或联合损伤，则需要考虑手术治疗。理想情况下，手术应该在伤后 2 周内软组织肿胀消退后进行；这个最佳时机与更好的预后结果相关联。在某些病例中，X 线透视下闭合复位可能足以达到解剖对位，随后可能会使用克氏针（K-wire）进行固定。然而，闭合复位克氏针固定可能具有更高的失败风险，这可能与骨折碎块、胫骨前肌肌腱或腓骨长肌肌腱卡压有关[18, 19]。

若闭合复位失败或不能进行，或者骨折为粉碎性，则应选择 ORIF 和一期关节融合术（图8-8）[20]。ORIF 可通过皮质螺钉或者克氏针来固定内侧、中间的跖跗关节。选择螺钉或克氏针固定有一定争议：虽然一些学者更喜欢螺钉以获得更牢固和稳定的固定效果，但也有学者更喜欢克氏针，特别是在跖骨基底部粉碎性骨折的患者中。ORIF 的并发症包括内植物失效（如螺钉断裂、移位和松动）、术后感染，以及有症状者需要手术取出。

最近，有学者提出，对于未发现或迟发性单纯韧带损伤（损伤超过 6 周）且无骨关节炎改变的年轻活跃患者，可以进行 Lisfranc 关节韧带复合体重建。该技术通过建立一个穿过内侧楔骨至第二跖骨的水平骨隧道，引导股薄肌肌腱移植物进入并使其通过隧道，并对第一和第三跖跗关节进行螺钉固定[21]。

影像学不仅有助于评估术后的解剖对位，而是否恢复解剖对位是创伤性骨关节炎发展的主要决定因素。而且影像学对短期和长期并发症的评

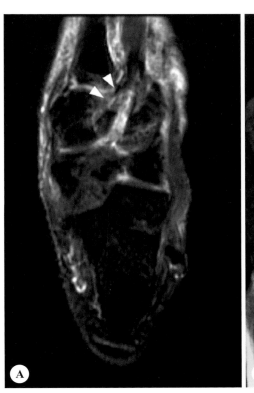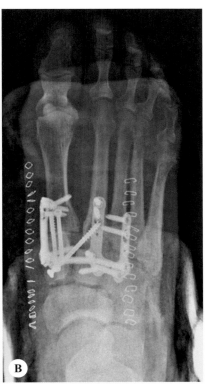

◀ 图 8-8　健身者的 Lisfranc 损伤及固定

A. 轴位 T₂ 加权脂肪抑制的 MRI 显示 Lisfranc 韧带撕裂（箭头）和相关的跖骨和跖骨基底骨折；B. 正位 X 线片显示跨越 Lisfranc 关节的金属固定物

估也很重要[22]。最常见的并发症是中足骨关节炎，在进行 X 线片检查时可发现约 50% 的患者出现中足骨关节的表现，但只有 8% 的患者出现症状。其他创伤后和术后并发症包括延迟或不愈合、骨筋膜室综合征、深静脉血栓形成、感染、内植物失效和足外翻畸形。

四、跟腱修复

跟腱由腓肠肌肌腱和比目鱼肌肌腱合并而成，是人体最大、最粗壮的肌腱。跟腱没有腱鞘，但它周围包绕有一个双层的腱旁组织。跟腱损伤的治疗取决于损伤的程度。了解预期的术后 MRI 表现可以准确判读修复后的跟腱，手术方式不同，其术后 MRI 表现也不尽相同。

（一）急性跟腱断裂

在普通人群中，急性跟腱断裂的发生率为每年 2.1～24 人次 /10 万人。跟腱断裂在运动员中特别常见，且常见于有潜在慢性肌腱炎的老年 / 中老年运动人群中。损伤机制包括踝关节因意外或运动时突然剧烈地跖屈或背伸。急性跟腱断裂最常发生在"分水岭"区域，该区域位于跟腱止点上方 5～6cm，血供相对不足[23-25]。

因为保守治疗具有较高的再次断裂风险，故手术治疗在以前被认为是治疗的金标准（图 8-9）。但近年来，治疗的理念存在早期康复基础上向保守治疗转变的趋势。多项随机对照试验和 Meta 分析显示，非手术组的再断裂率与手术组相当，但并发症更少，包括感染、粘连和腓肠神经损伤。就功能结果而言，两者也是类似的，不同之处在于手术治疗可以早期恢复并维持小腿肌力[26-28]。

保守治疗通常包括使用功能支具夹板或石膏夹板固定，然后进行早期康复治疗。对于身体活动频繁且对功能要求较高的患者，可考虑手术治

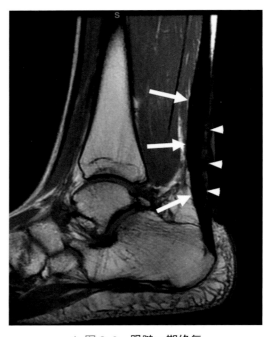

▲ 图 8-9 跟腱一期修复
矢状位 T₁ 加权 MRI 显示跟腱近端和中部弥漫性增厚（箭），手术伪影（箭头）代表之前进行的缝合

疗以加速康复。手术入路可分为切开修复、经皮修复和有或无增强的微创小切口修复（表 8-1）[28]。

当肌腱断端的间距过大（>3cm）或没有足够的纤维组织用于直接修复时，可采用肌腱或合成移植物加强结构强度。但没有明确的证据表明，与非强化修复相比，其效果更好。常用的肌腱移植物包括跖肌肌腱、踇长屈肌（flexor hallucis longus，FHL）肌腱和腓骨肌肌腱（图 8-10）。50% 的病例可能观察到移植肌腱与跟腱的均匀整合，而另 50% 的病例可能出现实际移植肌腱的走行方向发生改变。特别是使用踇长屈肌肌腱时，应将其远侧切断并缝合于跟腱下表面，再将跟腱重新固定在跟骨的后部。然后将踇长屈肌肌腱的远侧部分缝合固定于趾长屈肌上，以保留踇趾屈曲功能。术后 MRI 表现为腓肠肌和比目鱼肌萎缩伴踇长屈肌肥大增生。

跟腱再断裂是跟腱修复中最值得关注的并发症，发生率为 5%～7%。其他常见并发症包括切口并发症、感染（如脓肿、缝线肉芽肿、骨髓

表 8-1　修复类型及比较

修复类型	技术方式	优　势	劣　势
切开修复	肌腱残端简单端端对位缝合，适用于肌腱断端间距＜3cm	使直视解剖结构并进行相关技术操作，成为可能	可出现切口相关并发症（8.2%～34.1%），以感染为主
经皮修复（±内镜辅助）	经局麻下多个小切口缝合肌腱而不直接显露断裂部位	● 更美观的伤口外观（较短的瘢痕长度） ● 迅速恢复运动能力 ● 可能降低感染率	● 具有腓肠神经损伤的潜在风险 ● 修复后强度弱
微创小切口修复	切开修复和经皮修复的结合，可通过小切口直视下操作	● 可在受伤后 3 周内进行 ● 通过皮肤的小切口可清除血块和部分组织 ● 可以降低感染率	

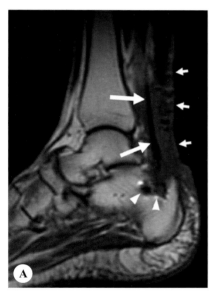
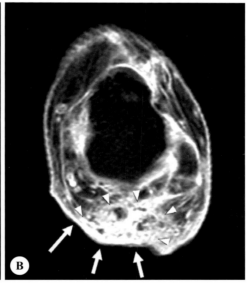

◀ 图 8-10　用踇长屈肌增强修复跟腱，伤口破裂伴有软组织感染
A. 矢状位 T_1 加权 MRI 显示了在跟骨后上部的锚钉（箭头）和已移位的 FHL（长箭）的走行路线，手术部位出现溃疡（短箭）；B. 轴位 T_1 加权脂肪抑制的 MRI 显示皮肤溃疡（箭），软组织内的高信号（箭头）代表蜂窝织炎

炎）、深静脉血栓形成和腓肠神经损伤。如果进行踇长屈肌肌腱移植，还应注意肌腱锚钉是否有松动或移位。

（二）慢性跟腱病

慢性跟腱病是一种主要由反复过度使用和损伤引起的退行性疾病，常见于芭蕾舞演员和跳跃运动员。慢性跟腱病一般可分为止点型和非止点型（距离跟腱止点 2～6cm）。保守治疗是首选的治疗方法，包括非甾体抗炎药、注射（如皮质类固醇、富血小板血浆、高渗葡萄糖）、日常活动调整、夹板固定、体外冲击治疗、局部硝酸甘油和低强度激光治疗。手术治疗只适用于少数顽固性患者，通常是在保守治疗 3～6 个月后进行，据文献报道成功率很高[29, 30]。

在非止点型跟腱病中，手术的目的是使退变的组织充分放松并促使肌腱愈合，术中可进行或不进行肌腱移植以加强跟腱。手术方式包括经皮纵向肌腱切开术、微创肌腱剥离术、腱鞘切除术伴或不伴腱旁组织切除术、切开清创和管状成型术，跟腱病变＞50% 的情况下，需加做肌腱移位术或移植术[31]。

对于止点型跟腱炎，除上述治疗外，还可以根据需要切除相关钙化灶和炎性的跟骨后滑囊。在适当的情况下，也可以选择行跟骨截骨术，切除异常突起的跟骨后上结节（Haglund 畸形）[29]（图 8-11）。

并发症包括切口坏死、浅表及深部感染、血肿、腓肠神经损伤、再断裂和深静脉血栓形成。据报道，在 432 例患者中，再手术率为 3%[30]。

修复的跟腱典型术后影像表现为肌腱呈弥漫性梭形增厚，超声表现为弥漫性低回声，正常纤维消失，T₂ 加权 MRI 表现为模糊的高信号，可见缝合材料。在动态超声上，可以观察到肌腱滑动运动减少。吻合处可显示预期中的残余肌腱断端的间隙，甚至由于肉芽组织的存在，间隙显示可能更加明显。这可能使我们高估实际的肌腱间隙。图像中可能存在相关的对比增强，这可能是由于肉芽组织和纤维血管瘢痕的融合，对比增强可在 12 周后完全消失。肌腱周围也可见腱旁组织的环形对比增强，其持续时间超过 12 周。吻合口的肌腱间隙在术后 12 周左右消失，肌腱间隙的信号在 T₂ 加权 MRI 上更早消失。术后肌腱内 T₂ 加权 MRI 不均匀信号强度和肌腱增厚可持续 1～3 年。但如果肌腱内出现局灶性 T₂ 加权和质子密度 MRI 高信号强度，应该高度怀疑肌腱再次撕裂。手术后几个月内出现腱周水肿并不常见。肌腱内的骨髓信号提示肌腱内骨化，可能预示潜在的再次撕裂[32-34]。

五、骨软骨损伤

骨软骨损伤在经常运动的人群中很常见。据报道，胫距关节的骨软骨损伤发生率仅次于膝关节和肘关节[35]。距骨的大多数骨软骨损伤（osteochondral lesions，OCL）位于内侧中部和外侧中部，这是由于损伤机制及外力方向的不同[36]。与内侧病变相比，外侧病变常与病史相关。此外，内侧区的损伤通常面积更大、更深，更常累及软骨下骨。但外侧骨软骨损伤更有可能

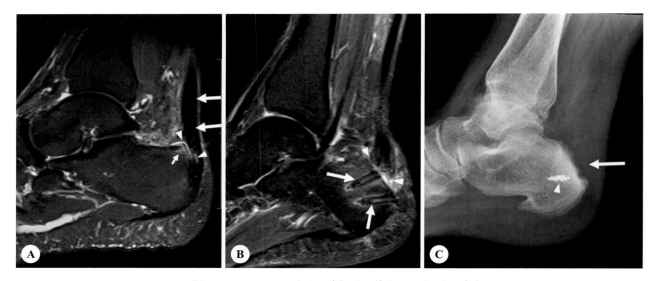

▲ 图 8-11　Haglund 畸形切除与跟腱修复；再撕裂后随访

A. 跑步者踝关节的矢状位 STIR MRI 显示跟腱止点病变，增厚（长箭），以及潜在的部分撕裂（箭头）和骨髓水肿（短箭）；B. 术后出现新疼痛的矢状位 MRI 显示在缝合锚钉（箭）处肌腱存在复发性撕裂（箭头）；C. 另一位患者的侧位 X 线片显示，之前 Haglund 畸形的跟骨后上段切除（箭），跟腱用金属缝合锚钉重新缝合固定（箭头）

出现骨软骨块移位并导致骨关节炎。根据日常活动的不同，骨软骨损伤同样可能出现在其他部位，比如篮球运动员常出现舟骨骨软骨损伤，芭蕾舞演员常出现第一跖骨头骨软骨损伤。

骨软骨损伤的治疗取决于病变的分期、慢性程度、相关症状、患者的年龄，以及症状出现时的严重程度[37-41]。对于无症状患者和有症状无移位的患者，通常推荐保守治疗和连续 X 线摄片监测进展情况。45%～50% 的患者非手术治疗有效。

对于急性的有移位或保守治疗失败的患者，一般建议采用手术治疗。OCL 的手术选择可分为软骨修复、软骨再生和软骨替代技术。治疗的选择通常取决于病变的大小：对于较小的病灶采用软骨修复技术，对于较大的病灶或软骨修复失败后可采用软骨移植或细胞再生技术。

（一）骨髓刺激

骨髓刺激（bone marrow stimulation，BMS）是关节软骨修复的主要技术，是较年轻(＜40 岁)

且病变较小患者的首选治疗方式（图 8-12）[37-39]。BMS 的目的是启动软骨缺损内纤维软骨的生长。其包括几种相关手术技术，包括彻底清除不稳定软骨及坏死骨的病灶清理术，磨损软骨成形术，以及可穿透软骨下骨的钻孔术或微骨折术。磨损软骨成形术通过磨除软骨下骨表面 1～3mm 深度的骨质来刺激软骨缺损处纤维蛋白凝块的形成。在钻孔术或微骨折术中，分别使用钻头或微骨折尖锥在软骨缺损下的软骨下骨上制造出多个凹坑。凹坑以 3～4mm 的间距垂直于软骨下骨的表面，深度至少为 3mm，以确保穿透软骨下骨。钻孔术也可以逆行钻孔，以避免干扰软骨。这种纤维软骨在生物力学和结构上都不如原生软骨，因为它主要由 I 型胶原组成，而不是透明软骨主要成分的 II 型胶原。然而，有文献报道称骨髓刺激治疗直径＜15mm、面积＜150mm^2 的小型骨软骨损伤的成功率很高。

微骨折术治疗软骨损伤的术后 MRI 表现随着时间的推移而演变[42, 43]。术后影像学评估应包括缺损处的充填程度、缺损处修复组织的特

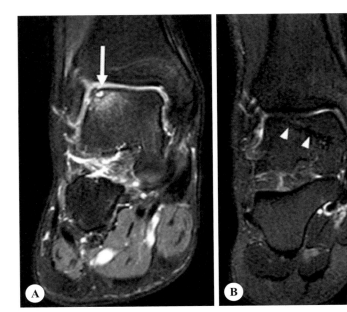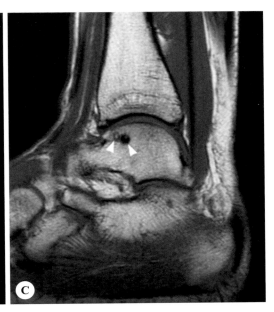

▲ 图 8-12　篮球运动员距骨穹隆的骨软骨损伤

踝关节的冠状位质子密度脂肪抑制的 MRI（A）显示距骨外侧穹隆存在骨软骨损伤（箭）；骨髓刺激后的冠状位质子密度脂肪抑制的 MRI（B）和矢状位 T$_1$ 加权 MRI（C）显示骨髓水肿消退；注意骨隧道（箭头）

征、修复组织与周边的融合程度，以及可能出现的任何分层情况。最初，缺损部位的修复性纤维软骨组织较薄且边界不清，在快速 SE 和中等回声时间的 MRI 上比天然软骨产生更强的高强度信号。随后纤维软骨组织逐渐变得光滑和清晰，理想情况下会在术后 1～2 年填充满缺损处。随着组织的成熟，修复软骨的信号强度也会降低，软骨下骨的骨髓水肿也会减轻。持续的骨髓水肿和薄而不规则的修复软骨组织增加了治疗失败的风险。也可以观察到缺损处的骨过度生长，但不会影响临床结果。

（二）骨软骨移植

自体或同种异体骨软骨移植是一种将带完整关节透明软骨的骨块移植到骨软骨损伤部位的技术[40, 41]。自体骨软骨移植可以从同一关节获得，也可以取自其他的关节，通常是从非负重区获取。由于排异反应发生率较低，使用自体移植物比同种异体移植物具有更高的移植物整合率；然而，这种技术受到供体组织的可用性和供体部位发病率的限制。对于较大的病变，自体移植可能不是一种好的选择。

骨软骨移植的术后 MRI 评估包括移植物信号特征、软骨表面轮廓的恢复状况、缺损的填充情况、与邻近原生软骨和底层软骨下骨融合的情况，以及是否存在移植物移位[42-45]。

对于自体骨软骨移植，也应该评估供体部位的相关状况；这些部位通常一开始没有组织填充，然后逐渐由纤维软骨填充至关节表面以下水平。正常的术后 MRI 表现包括移植物内及周围的骨髓水肿，约 50% 的患者在术后 1 年内可见骨髓水肿，但水肿能持续 3 年左右。随着移植物出现牢固的骨整合，骨髓水肿逐渐减轻，移植物内部和周围可见均匀的脂肪信号。关节积液和滑膜炎也可能存在并持续 2 年以上。我们也应该评估关节面的平整程度；关节面上的任何台阶或斜边都可能表明移植物塌陷或在移植物获取及植入过程中出现了技术上的失误，这可加速骨关节炎的进展或导致移植物失效。然而，由于供区和受体区域软骨厚度的不同，在骨 - 骨界面处（即移植物的软骨下骨板和邻近的软骨下骨板），常常会出现没有对齐的情况。移植物不完全整合或不稳定的病例表现为移植物与缺损部位之间的界面出现液体信号，软骨下骨囊变或持续性软骨下骨髓水肿。骨坏死是一种罕见的自体软骨移植并发症，在 MRI 上显示部分或无对比增强，在 T_2 加权 MRI 上具有不同的信号强度。在 T_2 加权 MRI 上表现为部分或无对比增强，信号强度不同。

对于同种异体骨软骨移植，预计术后的前 3 个月会出现弥漫性骨髓水肿。随着骨质的融合，移植物骨髓信号逐渐恢复正常，并出现类似缺血性坏死愈合前的高信号带。移植物排异反应是同种异体移植的潜在并发症，可表现为骨髓水肿并持续 1 年以上，移植物 - 宿主界面有液体信号，或出现移植物骨髓和软骨信号异常。发生排异反应可能导致关节面塌陷或移植物移位。

（三）自体软骨细胞移植及基质辅助软骨细胞移植

自体软骨细胞移植和基质辅助软骨细胞移植，通常用于 BMS 不能修复或修复失败的较大病灶。包括自体软骨细胞移植（autologous chondrocyte implantation，ACI）、基质诱导自体软骨细胞移植（matrix-induced autologous chondrocyte implantation，MACI）和骨髓源性细胞移植。

ACI 分为两个步骤；从健康的透明软骨（通常取自距骨前部或自体的另一个关节）获取有活力的软骨细胞，并对其进行 3～6 周的体外培养。然后对病变处进行清创，并将培养的软骨细胞重新植入缺损处，然后用骨膜瓣覆盖，边缘用纤维蛋白胶或缝合线固定。MACI 是第二代 ACI，同样有两个步骤，但使用双层胶原膜基质代替骨膜补片固定植入的自体软骨细胞。手术时间短，并发症少，软骨细胞分布更均匀。自体基质诱导软骨发生（autologous matrix-induced chondrogenesis，AMIC）是第三代软骨再生技术，是一种将微骨折技术和植入生物支架培育软骨种子细胞技术相结合的一步软骨修复技术。自体或基质辅助软骨细胞移植的优点，是关节表面用透明软骨修复组织来进行修复，这种透明软骨的机械特性比纤维软骨更耐用，不需要同种异体移植。因此，通常是治疗大型骨软骨缺损或全层软骨缺损的选择。然而，这项技术花费高昂，且需要长时间的康复。

术后自体软骨细胞植入的 MRI 包括对缺损处修复组织的形态和完整性的评估。术后 3 周或 1～2 年可见缺损部位组织充盈。关节表面光滑，修复组织与原生软骨交界处无缺损，与天然软骨交界处无明显或光滑的线状液体信号，均为整合过程的正常表现。然而，如果缺损内修复组织的底部存在液体信号，则可能提示移植物分层。它通常发生在手术后的前 6 个月内，可以累及移植物的边缘、部分或整个移植物。移植物可能发生移位，在 MRI 上可以看到修复部位内的部分或全部缺损和关节内的游离体。修复软骨的信号特征随着时间的推移而演变。在术后早期，与邻近的天然软骨相比，修复组织在快速 SE MRI 上呈高信号，在 3D T_1 加权脂肪抑制的 GRE MRI 上呈低信号。随着时间的推移，修复组织的信号强度在快速 SE MRI 上逐渐降低，在 3D T_1 加权脂肪抑制的 GRE MRI 上增加，直到两者分别在术后 1 年和 6～9 个月接近天然软骨的信号强度。虽然软骨下骨髓水肿的存在和类型对移植物融合的意义并不一致，但界面下的软骨下囊肿的出现通常表明融合失败。如果使用骨膜补片，一些患者可能会出现移植物增生肥大，少数患者可能会出现症状，并且需要清创处理。在 MRI 中，这可表现为关节轮廓变形，病灶区域延伸到关节表面的预

期病灶范围之外，或者组织瓣延伸到邻近的天然软骨之上。

最近，颗粒状软骨移植材料已可用于软骨损伤的修复。通常在行微骨折术的同时进行，移植材料植入缺损中，植入前对缺损处基底和边缘清创。植入材料用纤维蛋白胶固定。术后 T_2 加权 MRI 显示缺损内充满了不均匀的中等或高信号，重塑了自体关节的表面。

（四）软骨下成形术

注射磷酸钙骨替代材料的方法也可用于治疗踝部与足部的 OCL[46]。这可能是一种有效的方法，特别是对于较大的病变，或者是治疗与潜在的骨髓水肿（bone marrow edema lesion，BML）相关的疼痛性病变。其术后表现可类似脑梗死，在 X 线片上显示有硬化，其在 T_1 和 T_2 加权 MRI 上呈低信号。

六、后踝撞击综合征与三角骨综合征

三角骨是足部第二常见的副骨，其原因是距骨后突的次级骨化中心融合失败[47]。三角骨综合征是后踝撞击综合征的一种亚型，常由过度运动引起。当踝关节处于跖屈状态，而三角骨在胫骨和跟骨之间受压时，就会发生撞击性损伤，常因后踝或距下关节出现滑膜炎、关节内游离体和腱鞘囊肿而加重。在三角骨和后距骨之间会出现引发疼痛的假关节，并伴有骨髓水肿。芭蕾舞演员常患后踝撞击综合征，这是由于在芭蕾舞的各种姿势中均要求脚踝过度跖屈。此类疾病也可能影响足球运动员和下坡跑步者，因为这部分人在运动中会重复进行踝关节的跖屈动作[47-49]。

保守治疗是首选治疗方式。引起症状的腱鞘囊肿可以在超声引导下抽吸并注射激素。对于存在顽固性症状且保守治疗无效的患者，建议行手

术治疗。常见手术方式包括后踝关节镜下、距下关节镜下以及开放式的三角骨切除术[50-52]。

可以通过后外侧或后内侧入路开放式切除三角骨（图8-13）。一些学者认为后内侧入路技术更容易显露术野，能更好地显示内侧神经血管束

和踇长屈肌肌腱，因此神经血管损伤的风险更低，利于踇长屈肌肌腱相关性滑膜炎的治疗。

后踝关节镜是一种微创技术，可以用来治疗三角骨综合征，一般通过后内侧和后外侧的两个入路进入踝关节腔。与开放式手术相比，具有

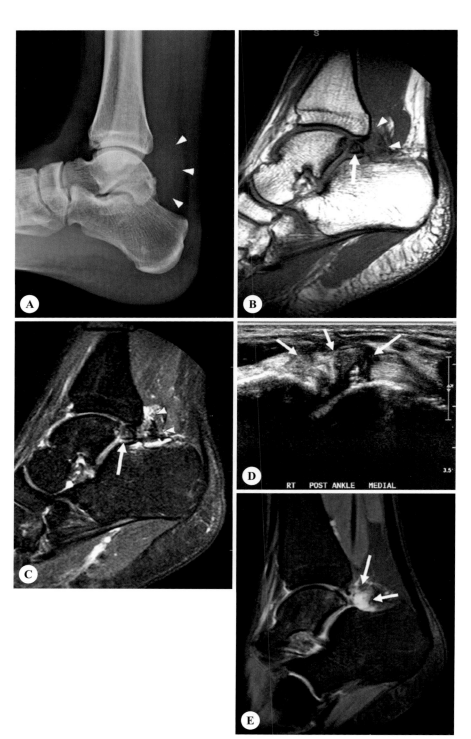

◀ 图8-13　三角骨综合征及切除的术后影像，职业芭蕾舞演员后踝疼痛

踝关节侧位X线片（A）显示后踝软组织肿胀（箭头）；踝关节的矢状位T₁加权MRI（B）和矢状位STIR MRI（C）显示后踝隐窝处（箭头）有一个较大的三角骨（箭），伴有滑膜增生；后踝关节超声（D）证实滑膜增生（箭）；切除三角骨，矢状位STIR MRI（E）显示滑膜炎（箭）消退

并发症发生率低、恢复时间短、术后疼痛少等优点。但关节镜的不足之处是有损伤内侧神经血管束及腓肠神经的风险；此外，它不能同时治疗伴随的 FHL 损伤，同时行关节镜治疗需要切除部分后囊、胫腓骨后韧带和距骨后韧带，而没有修复上述结构的机会[50-52]。

由于距下关节空间有限，关节镜手术在技术上更具有挑战性，尤其是在三角骨较大的情况下。此外，它在 FHL 损伤的治疗上也有局限性[52]。

七、跗骨联合

跗骨联合是一种先天性的两个或多个跗骨融合，在普通人群中的发病率约为 1%。异常连接可以是骨性（关节融合）、软骨性（关节结合）或纤维性（关节联合）。约 90% 的跗骨联合累及跟距或跟舟关节。距舟联合、跟骰联合、骰舟联合和舟楔联合也有报道，但不常见[53, 54]。大约 50% 的病例可能累及双侧足部。

跗骨联合患者通常在 10—20 岁发病，此时跗骨联合开始逐渐骨化，一般情况下，8—12 岁者出现跟舟联合，12—16 岁者出现距跟联合。参加体育运动的青少年尤其容易受到影响。常见的表现包括跗骨或后足疼痛和僵硬，距下关节活动受限和踝关节扭伤难以愈合，出现僵硬性扁平足和腓骨肌痉挛性外翻足（腓骨肌痉挛）。

跗骨联合首选保守治疗。对于症状顽固且保守治疗无效者，可选择手术治疗[55-57]。

在进行详细解剖学评估和制订手术计划时，轴位 CT 图像和三维重建非常有用。CT 可显示跗骨间的骨性连接、非骨性联合中的骨赘形成及相邻关节的骨关节炎。MRI 有助于确定连接的类型（软骨性、纤维性或骨性）和代表应激反应的周围骨髓水肿。在骨性连接中，受累关节上存在连续的骨髓信号。在软骨性和纤维性连接狭窄的关节间隙中，常常发现骨质表面不规则并伴有邻近的骨髓水肿，骨赘形成是纤维性连接的一个显著特征[53, 54]。

跟舟联合的治疗方法是切除生成的骨赘，通常至少切除 1cm 的骨块（图 8-14）。并使用软组织充填截骨端，以防止骨化复发；常用的是趾短伸肌（EDB 腱）和脂肪垫；也可使用其他材料，如骨蜡、止血剂、硅胶片。跟距联合的治疗方法是切除关节中间的骨桥，并使用脂肪作为间置物植入截骨端中。有报道显示使用 CT 引导的 3D 建模来制订手术计划可以更容易、更可靠地进行手术，同时提高了手术的精确度。对于多发跗骨联合、手术失败或伴有严重退行性关节疾病的患者，可以考虑关节融合术。尤其是在青少年患者中，距下关节融合术是首选，因为它保留了跗骨中部关节的活动。然而，对于严重退行性变的病例，建议采用三关节融合术作为最后的挽救手段[55-57]。术后影像学检查应包括评估骨桥是否完整切除和有无复发，以及评估包括关节炎在内的任何可能出现的并发症。

八、踝管综合征

踝管综合征是指胫后神经（或其分支：足底内侧和外侧神经、跟骨内侧神经）在踝关节后内侧的纤维骨性隧道内受到卡压所造成的神经病变。踝管是指内踝后下方的纤维骨性管道，位于扇形的屈肌支持带的下方，该屈肌支持带从内踝延伸至足底跟骨的内侧。其底部由距骨、跟骨和胫骨远端内侧皮质组成。它分为上部（胫距）和下部（距跟）。通过踝管的结构从前内侧到后外侧包括：胫后肌肌腱、趾长屈肌肌腱、胫后动静脉、胫后神经和姆长屈肌肌腱。虽然胫后神经也有多种变异，但它通常在踝管内发出分支[58]。

通常情况下，患者会沿着受影响的胫后神经或其分支的支配区域，出现部分或完全的足底感觉迟钝和感觉异常。半数以上的患者 Tinel 征呈

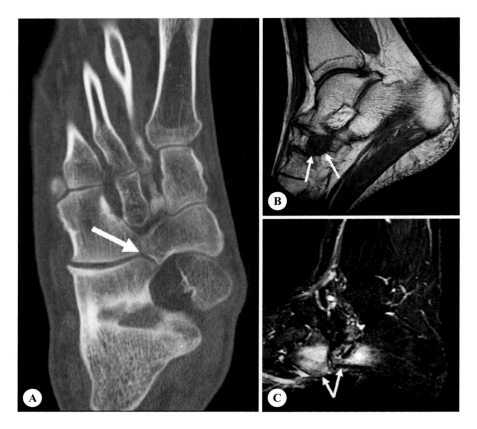

◀ 图 8-14　跗骨联合及其切除
后的影像
A. 后足的轴位 CT 图像显示软
骨性跟舟联合（箭）；B. 矢状位
T₁ 加权 MRI 显示部分舟骨和跟
骨被切除（箭）；C. 术后 4 年，
患者出现了新的疼痛，矢状位
STIR MRI 显示剩余的跟骰关
节骨关节炎伴软骨下骨髓水肿
（箭）

阳性。胫后神经卡压的原因可分为内在因素和外
在因素。内在因素包括：①骨赘；②肌腱病 / 腱
鞘炎；③占位性病变（如腱鞘囊肿、脂肪瘤、神
经瘤）；④创伤后粘连和神经周围纤维化、血肿。
外在因素包括：①术后瘢痕形成；②下肢水肿；
③糖尿病；④炎性关节病。

　　运动员也可能会发生踝管综合征，这与多种
内在和外在因素有关 [58-60]。

　　若保守治疗失败，则需要手术治疗。胫后神
经及其分支的手术减压是通过切除占位病变（如
果存在），分离屈肌支持带，并松解外展肌腹深
筋膜来完成的（图 8-15）。报道的踝管松解成功
率为 44%～96%，其中 Tinel 征阳性、有占位性
病变、无外伤史、早期诊断和治疗（症状出现后
10 个月以内）的病例预后较好 [13, 60, 61]。

　　术后 MRI 检查对比有助于评估手术失败或
症状复发的原因。手术失败的常见原因是神经松
解不完全和瘢痕组织或肉芽肿形成，导致粘连性

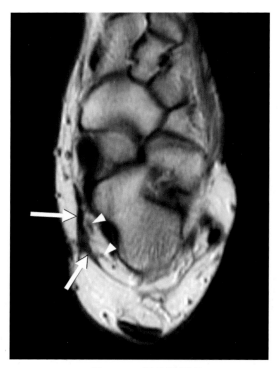

▲ 图 8-15　踝管松解术
轴位质子密度 MRI 显示术后皮下组织和内侧支持带（箭）
的改变，并伴有轻度瘢痕形成；注意踝管中的胫后神经
分支（箭头）

神经炎。在后一种情况下，可以看到内踝处有大量软组织充斥于踝管内。神经沿踝管的滑行移动可以通过动态超声来进行评估。已报道的踝管松解术的其他并发症包括隐神经后支神经瘤形成、感染、切口并发症和占位性病变的复发（如腱鞘囊肿再形成）[13, 58-61]。

九、足底筋膜炎

足底筋膜是位于足底的坚韧、宽阔的纤维性腱膜，它为足纵弓提供静态支撑、张力和动态减震。它起源于跟骨内侧结节，向前走行，分成三个主要部分：内侧（或胫侧）带、中央带和外侧（或腓侧）带。它向远端延续，在跖趾关节处细分为 5 个趾带，分别形成各对应趾的屈肌腱纤维鞘，中央带最为坚固厚实[62]。

足底筋膜炎是一种慢性退行性疾病，通常是由于机械负荷过重造成的，是运动员足跟疼痛的常见原因。足底筋膜炎可伴或不伴炎性改变，炎性改变可以蔓延至邻近的解剖结构，包括跟骨内侧神经和小趾展肌的混合神经。MRI 表现为筋膜增厚和筋膜周围液体信号增强，可能累及足跟脂肪垫。在更严重或慢性程度更高的病例中，跟骨出现骨髓水肿，临床上可以类似于应力性骨折[63]。

初始治疗一般为保守治疗。经皮治疗方案包括皮质类固醇注射、干针疗法 / 开窗术和体外冲击波治疗。手术治疗只适用于保守治疗 6～12 个月后无效的患者，据报道成功率为 90%～95%。

足底筋膜松解术一直是手术治疗的主要手段，无论是开放手术还是内镜手术（或经皮手术）（图 8-16）。部分筋膜切开术是为了最大限度地减少对纵足弓稳定性的破坏，以及减少对支配小趾展肌神经的损伤[64-68]。

在影像学检查中，行足底筋膜切开术后跖筋膜不能恢复正常的外观。术后最常见的一个 MRI 表现为足底筋膜明显增厚，边缘模糊，为正常厚度的 2～3 倍，术后至少持续 1 年。另一个常见的影像学改变是质子密度加权图像上残留的中等信号强度，这表明发生了退行性变。在筋膜切开部位可以看到一个持续的裂隙[64]。

手术松解治疗足底筋膜炎的成功率为 70%～90%。手术失败的案例可以分为三类。最常见的原因是持续性或复发性筋膜炎，其症状与急性足底筋膜炎的最初表现相同。MRI 表现为足底筋膜增厚，并伴有不同程度的筋膜间、筋膜周围和周围软组织水肿。还有一个原因与足弓不稳定有关，因为筋膜强度减弱，因此负荷能力降低，这反过来又加剧了胫后肌肌腱、腓骨短肌肌腱和腓

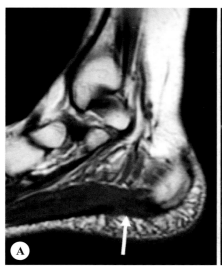
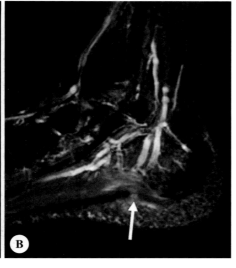

◀ 图 8-16　足底筋膜松解术
踝关节的矢状位 T₁ 加权 MRI（A）和 STIR MRI（B）显示跟骨附着附近足底筋膜的局灶性不连续信号（箭），提示之前进行过松解

骨长肌肌腱的负荷。它表现为胫后肌肌腱、腓骨短肌肌腱和腓骨长肌肌腱的纵弓下陷、撕裂或肌腱病变。再一个原因是结构破坏，包括急性足底筋膜断裂和骰骨应力性骨折。在急性断裂的病例中，MRI 显示筋膜切开处或其附近有裂隙，间质和筋膜周围水肿，破裂部位边缘磨损[68]。

十、草皮趾与跖板损伤

跖板撕裂是运动员前足疼痛的常见原因。第一跖趾（metatarsophalangeal，MTP）足底支撑结构的撕裂被称为"草皮趾"，是由于足部支撑在身体下方的坚硬表面时过度背屈造成的。虽然草皮趾主要是由接触性运动中的急性损伤引起的，但第二到第五（"较少"）跖趾关节跖板的损伤是常见的过度使用引起的损伤，特别是在舞蹈演员中。诱因包括蹬外翻、关节过度活动、常穿高跟鞋和先天较长的第二跖骨。如

果不治疗，跖趾关节不稳定可能导致近节趾骨背侧半脱位和随之而来的关节炎。此外，还可能伴有侧副韧带复合体撕裂、滑膜炎、滑囊炎和其他畸形。第二跖趾关节是最常受影响的关节，据推测这与其有着较高的负荷及第二跖骨偏长有关（相较其他跖骨而言）[69, 70]。

目前已提出了多种修复跖板的方法。一种广为人知的技术是背侧入路直接修复跖板，在切除瘢痕组织后缝合关节囊，然后根据需求行 Weil 截骨术（图 8-17）。背侧入路的优点是可以同时修复侧副韧带，保留滑车，降低损伤足底血管的风险，恢复更快[71-73]。

跖板修复术后的影像检查包括评估跖板的完整性、跖趾关节的关节软骨，以及是否存在任何的并发症。跖板内的缝合和跖趾关节的动态评估可以通过超声来进行。术后跖趾关节僵硬通常与关节纤维化的发展有关，通常累及背侧关节囊，在矢状位 MRI 上表现为关节囊增厚。多普勒超

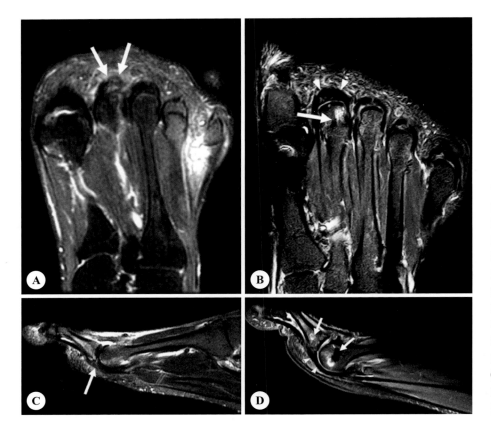

◀ 图 8-17 跖板修复
前足的轴位质子密度脂肪抑制的 MRI（A）和矢状位 STIR MRI（B）显示第二跖趾关节跖板撕裂（箭），患处跖板的连续性和完整性中断，周围软组织出现水肿；术后前足轴位质子密度脂肪抑制的 MRI（C）和矢状位 STIR MRI（D）显示跖骨头和近节趾骨（箭）处的缝合锚钉，跖板的连续性（箭头）恢复；（由医学博士 Hilary Umans MD, Bronx, NY, 馈赠）

声也可能发现相关区域的出血灶。对于缝合材料引起的反应性滑膜炎也有过相关报道[70]。

十一、莫顿神经瘤

莫顿神经瘤一词其实并不准确，因为它不是真正的神经瘤，而是指由于神经周围纤维化和退行性变导致的趾底总神经梭形增大。这是前足疼痛的常见原因，尽管运动员也经常受到影响，但其主要发生于中年女性。莫顿神经瘤可能单足出现多个神经瘤，也可能双足均出现神经瘤，常见于第二和（或）第三跖骨间隙[74, 75]。

莫顿神经瘤的初始治疗是保守治疗。经皮治疗包括注射局麻药、激素、酒精消融、冷冻消融、激光治疗和射频消融。难治性病变的手术选择包括切除受影响的趾神经（神经切除术）或通过切除跖间韧带（神经松解术）进行神经减压，这可以通过开放式（背侧或足底）或微创入路进行。一些学者建议对持续症状超过 6 个月或病灶较大（直径＞5mm）的患者进行手术治疗[76, 77]（图 8-18）。

在一项对 31 例经激光治疗的莫顿神经瘤的研究中，59% 和 74% 的病例治疗后病灶体积缩小，边界不清。还观察到 94% 的患者以探头施加一定

的压力后疼痛显著减轻[78]。术后影像学检查有助于复发性跖骨痛患者寻找治疗失败和出现并发症的原因。治疗失败的原因包括复发性神经瘤形成、病灶周围瘢痕形成引起的疼痛、有症状的残端神经瘤及病灶切除不充分。常见的术后并发症有感染、血肿、瘢痕形成和复杂区域疼痛综合征[78, 79]。

十二、骨赘的切除

运动员的踝部和足部可能会形成骨赘，这与关节过度使用损伤、撞击或反复撞击有关。在一些病例中多为踝关节前内侧撞击，这在足球运动员中很常见。撞击与刺激胫骨及距骨的前内侧有关，并最终导致关节活动范围受限和背屈疼痛。影像学上可见骨性突起，常伴有潜在滑膜炎和邻近软骨损伤。骨赘的病因是有争议的。两种流行的理论包括关节囊被反复地牵拉或踢球时球的撞击导致骨过度生长。其他曾受过外伤和过度劳损的关节中也会出现骨赘，如第一跖趾关节的背侧面，也被称为"蹈僵硬"。骨赘导致关节活动范围受限和疼痛；出现症状的骨赘可以通过手术切除，通常被称为"凿骨术"（图 8-19）。此时，也可见到软组织撞击的存在，一般通过关节镜进行清理治疗[80-82]。

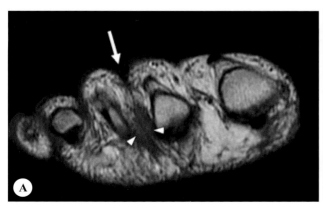
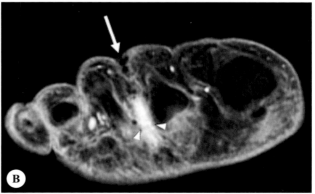

▲ 图 8-18　莫顿神经瘤切除术
前足冠状位 T_1 加权 MRI（A）和 T_1 加权脂肪抑制的 MRI（B）显示术后背侧软组织的改变（箭）；注意莫顿神经瘤切除部位的瘢痕（箭头）

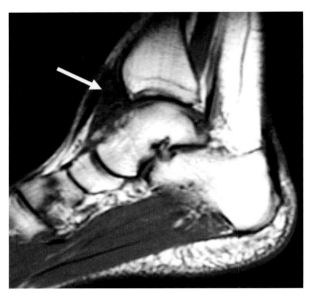

▲ **图 8-19** **患有踝关节前内侧撞击症的足球运动员行骨赘切除术**

踝关节的矢状位 T_1 加权 MRI 显示踝关节前内侧的术后瘢痕形成（箭），这与之前的骨赘切除术有关

我们可以切除引起疼痛的副骨和籽骨。需要穿着紧绷靴子的运动中，尤其是在冰球运动中，较大的副舟骨会出现疼痛。曲棍球运动员也会用

他们的内侧足来阻挡射门，这可能会损伤副舟骨的软骨。舞蹈演员可能会因为 II 型副舟骨而在后足的内侧出现相应症状，症状同副舟骨与足舟骨交界处所在的位置有关。MRI 上可见交界处出现骨髓水肿，常伴有假关节形成。在保守治疗无效的情况下，可以考虑手术切除副舟骨[83]。

芭蕾舞演员特别容易出现跚趾籽骨的病变，包括应激性损伤、骨折、关节炎和骨坏死。双分籽骨可以在交界处形成假关节，导致在负重时和跳舞足部背屈时出现疼痛。如上所述，初始应尝试保守治疗，保留用于慢性疼痛无反应病例的籽骨切除[84]。

总结

准确认识术后影像的改变是获得准确和有意义评估的第一步；了解足踝损伤的范围和过程、影像学表现和潜在的并发症对于负责出具报告的放射科医生和负责治疗运动员的医师而言都很重要。

参考文献

[1] Court-Brown CM, Caesar B. Epidemiology of adult fractures: a review. Injury. 2006;37(8):691–7.

[2] Garrick JG, Requa RK. The epidemiology of foot and ankle injuries in sports. Clin Sports Med. 1988;7(1):29–36.

[3] Taljanovic MS, Jones MD, Ruth JT, Benjamin JB, Sheppard JE, Hunter TB. Fracture fixation. Radiographics. 2003;23(6):1569–90.

[4] Singh R, Kamal T, Roulohamin N, Maoharan G, Ahmed B, Theobald P. Ankle fractures: a literature review of current treatment methods. Open J Orthop. 2014;4(11):292–303.

[5] Hertel J. Functional anatomy, pathomechanics, and pathophysiology of lateral ankle instability. J Athl Train. 2002;37(4):364–75.

[6] Karlsson J, Eriksson BI, Sward L. Early functional treatment for acute ligament injuries of the ankle joint. Scand J Med Sci Sports. 1996;6(6):341–5.

[7] Safran MR, Zachazewski JE, Benedetti RS, Bartolozzi AR 3rd, Mandelbaum R. Lateral ankle sprains: a comprehensive review part 2: treatment and rehabilitation with an emphasis on the athlete. Med Sci Sports Exerc. 1999;31(7 Suppl):S438–47.

[8] Hamilton WG, Thompson FM, Snow SW. The modified Brostrom procedure for lateral ankle instability. Foot Ankle.

1993;14(1):1–7.

[9] Kennedy JG, Smyth NA, Fansa AM, Murawski CD. Anatomic lateral ligament reconstruction in the ankle: a hybrid technique in the athletic population. Am J Sports Med. 2012;40(10):2309–17.

[10] Bjorkenheim JM, Sandelin J, Santavirta S. Evans' procedure in the treatment of chronic instability of the ankle. Injury. 1988;19(2):70–2.

[11] Yang J Jr, Morscher MA, Weiner DS. Modified Chrisman-Snook repair for the treatment of chronic ankle ligamentous instability in children and adolescents. J Child Orthop. 2010;4(6):561–70.

[12] Chien AJ, Jacobson JA, Jamadar DA, Brigido MK, Femino JE, Hayes CW. Imaging appearances of lateral ankle ligament reconstruction. Radiographics. 2004;24(4):999–1008.

[13] Pfeiffer WH, Cracchiolo A 3rd. Clinical results after tarsal tunnel decompression. J Bone Joint Surg Am. 1994;76(8):1222–30.

[14] Castro M, Melao L, Canella C, et al. Lisfranc joint ligamentous complex: MRI with anatomic correlation in cadavers. AJR Am J Roentgenol. 2010;195(6):W447–55.

[15] Raikin SM, Elias I, Dheer S, Besser MP, Morrison WB, Zoga AC. Prediction of midfoot instability in the subtle Lisfranc

injury. Comparison of magnetic resonance imaging with intraoperative findings. J Bone Joint Surg Am. 2009;91(4):892–9.

[16] DeOrio M, Erickson M, Usuelli FG, Easley M. Lisfranc injuries in sport. Foot Ankle Clin. 2009;14(2):169–86.

[17] Meyer SA, Callaghan JJ, Albright JP, Crowley ET, Powell JW. Midfoot sprains in collegiate football players. Am J Sports Med. 1994;22(3):392–401.

[18] Watson TS, Shurnas PS, Denker J. Treatment of Lisfranc joint injury: current concepts. J Am Acad Orthop Surg. 2010;18(12):718–28.

[19] Mulier T, de Haan J, Vriesendorp P, Reynders P. The treatment of Lisfranc injuries: review of current literature. Eur J Trauma Emerg Surg. 2010;36(3):206–16.

[20] Henning JA, Jones CB, Sietsema DL, Bohay DR, Anderson JG. Open reduction internal fixation versus primary arthrodesis for Lisfranc injuries: a prospective randomized study. Foot Ankle Int. 2009;30(10):913–22.

[21] De Los Santos-Real R, Canillas F, Varas-Navas J, Morales-Muñoz P, Barrio-Sanz P, Medina-Santos M. Lisfranc joint ligament complex reconstruction: a promising solution for missed, delayed, or chronic Lisfranc injury without arthritis. J Foot Ankle Surg. 2017;56(6):1350–6.

[22] Llopis E, Carrascoso J, Iriarte I, Serrano Mde P, Cerezal L. Lisfranc injury imaging and surgical management. Semin Musculoskelet Radiol. 2016;20(2):139–53.

[23] Pierre-Jerome C, Moncayo V, Terk MR. MRI of the Achilles tendon: a comprehensive review of the anatomy, biomechanics, and imaging of overuse tendinopathies. Acta Radiol. 2010;51(4):438–54.

[24] Lemme NJ, Li NY, DeFroda SF, Kleiner J, Owens BD. Epidemiology of Achilles tendon ruptures in the United States: athletic and nonathletic injuries from 2012 to 2016. Orthop J Sports Med. 2018;6(11):2325967118808238. https://doi.org/10.1177/2325967118808238. eCollection 2018 Nov.

[25] Maffulli N, Longo UG, Maffulli GD, Khanna A, Denaro V. Achilles tendon ruptures in elite athletes. Foot Ankle Int. 2011;32(1):9–15.

[26] Lantto I, Heikkinen J, Flinkkila T, et al. A prospective randomized trial comparing surgical and nonsurgical treatments of acute Achilles tendon ruptures. Am J Sports Med. 2016;44(9):2406–14.

[27] Yang X, Meng H, Quan Q, Peng J, Lu S, Wang A. Management of acute Achilles tendon ruptures: a review. Bone Joint Res. 2018;7(10):561–9.

[28] Wilkins R, Bisson LJ. Operative versus nonoperative management of acute Achilles tendon ruptures: a quantitative systematic review of randomized controlled trials. Am J Sports Med. 2012;40(9):2154–60.

[29] Wiegerinck JI, Kerkhoffs GM, van Sterkenburg MN, Sierevelt IN, van Dijk CN. Treatment for insertional Achilles tendinopathy: a systematic review. Knee Surg Sports Traumatol Arthrosc. 2013;21(6):1345–55.

[30] Paavola M, Orava S, Leppilahti J, Kannus P, Jarvinen M. Chronic Achilles tendon overuse injury: complications after surgical treatment. An analysis of 432 consecutive patients. Am J Sports Med. 2000;28(1):77–82.

[31] Zhang YJ, Zhang C, Wang Q, Lin XJ. Augmented versus nonaugmented repair of acute Achilles tendon rupture: a systematic review and meta-analysis. Am J Sports Med. 2018;46(7):1767–72.

[32] Fujikawa A, Kyoto Y, Kawaguchi M, Naoi Y, Ukegawa Y. Achilles tendon after percutaneous surgical repair: serial MRI observation of uncomplicated healing. AJR Am J Roentgenol. 2007;189(5):1169–74.

[33] Zanetti M, Saupe N, Espinosa N. Postoperative MR imaging of the foot and ankle: tendon repair, ligament repair, and Morton's neuroma resection. Semin Musculoskelet Radiol. 2010;14(3):357–64.

[34] Hahn F, Meyer P, Maiwald C, Zanetti M, Vienne P. Treatment of chronic achilles tendinopathy and ruptures with flexor hallucis tendon transfer: clinical outcome and MRI findings. Foot Ankle Int. 2008;29(8):794–802.

[35] Shimozono Y, Yasui Y, Ross AW, Kennedy JG. Osteochondral lesions of the talus in the athlete: up to date review. Curr Rev Musculoskelet Med. 2017;10(1):131–40.

[36] Elias I, Raikin SM, Schweitzer ME, Besser MP, Morrison WB, Zoga AC. Osteochondral lesions of the distal tibial plafond: localization and morphologic characteristics with an anatomical grid. Foot Ankle Int. 2009;30(6):524–9.

[37] Tol JL, Struijs PA, Bossuyt PM, Verhagen RA, van Dijk CN. Treatment strategies in osteochondral defects of the talar dome: a systematic review. Foot Ankle Int. 2000;21(2):119–26.

[38] Verhagen RA, Struijs PA, Bossuyt PM, van Dijk CN. Systematic review of treatment strategies for osteochondral defects of the talar dome. Foot Ankle Clin. 2003;8(2):233–42, viii–ix.

[39] Chuckpaiwong B, Berkson EM, Theodore GH. Microfracture for osteochondral lesions of the ankle: outcome analysis and outcome predictors of 105 cases. Arthroscopy. 2008;24(1):106–12.

[40] Kennedy JG, Murawski CD. The treatment of osteochondral lesions of the talus with autologous osteochondral transplantation and bone marrow aspirate concentrate: surgical technique. Cartilage. 2011;2(4):327–36.

[41] Sammarco GJ, Makwana NK. Treatment of talar osteochondral lesions using local osteochondral graft. Foot Ankle Int. 2002;23(8):693–8.

[42] Alparslan L, Winalski CS, Boutin RD, Minas T. Postoperative magnetic resonance imaging of articular cartilage repair. Semin Musculoskelet Radiol. 2001;5(4):345–63.

[43] Choi YS, Potter HG, Chun TJ. MR imaging of cartilage repair in the knee and ankle. Radiographics. 2008;28(4):1043–59.

[44] Link TM, Mischung J, Wortler K, Burkart A, Rummeny EJ, Imhoff AB. Normal and pathological MR findings in osteochondral autografts with longitudinal follow-up. Eur Radiol. 2006;16(1):88–96.

[45] Trattnig S, Pinker K, Krestan C, Plank C, Millington S, Marlovits S. Matrix-based autologous chondrocyte implantation for cartilage repair with HyalograftC: two-year follow-up by magnetic resonance imaging. Eur J Radiol. 2006;57(1):9–15.

[46] Chan JJ, Guzman JZ, Vargas L, Myerson CL, Chan J, Vulcano E. Safety and effectiveness of talus subchondroplasty and bone marrow aspirate concentrate for the treatment of osteochondral defects of the talus. Orthopedics. 2018;41(5):e734–7.

[47] Karasick D, Schweitzer ME. The os trigonum syndrome: imaging features. AJR Am J Roentgenol. 1996;166(1):125–9.

[48] Russell JA, Kruse DW, Koutedakis Y, McEwan IM, Wyon MA. Pathoanatomy of posterior ankle impingement in ballet dancers. Clin Anat. 2010;23(6):613–21.

[49] Ekegren CL, Quested R, Brodrick A. Injuries in pre-professional ballet dancers: incidence, characteristics and consequences. J Sci Med Sport. 2014;17(3):271–5.

[50] Ribbans WJ, Ribbans HA, Cruickshank JA, Wood EV. The management of posterior ankle impingement syndrome in sport: a review. Foot Ankle Surg. 2015;21(1):1–10.

[51] Zwiers R, Wiegerinck JI, Murawski CD, Smyth NA, Kennedy JG, van Dijk CN. Surgical treatment for posterior ankle impingement. Arthroscopy. 2013;29(7):1263–70.

[52] Ahn JH, Kim YC, Kim HY. Arthroscopic versus posterior endoscopic excision of a symptomatic os trigonum: a retrospective cohort study. Am J Sports Med. 2013;41(5):1082–9.

[53] Linklater J, Hayter CL, Vu D, Tse K. Anatomy of the subtalar joint and imaging of talocalcaneal coalition. Skeletal Radiol. 2009;38(5):437–49.

[54] Lawrence DA, Rolen MF, Haims AH, Zayour Z, Moukaddam HA. Tarsal coalitions: radiographic, CT, and MR imaging findings. HSS J. 2014;10(2):153–66.

[55] Masquijo J, Allende V, Torres-Gomez A, Dobbs MB. Fat graft and bone wax interposition provides better functional outcomes and lower reossification rates than extensor Digitorum brevis after calcaneonavicular coalition resection. J Pediatr Orthop. 2017;37(7):e427–31.

[56] Philbin TM, Homan B, Hill K, Berlet G. Results of resection for middle facet tarsal coalitions in adults. Foot Ankle Spec. 2008;1(6):344–9.

[57] Wilde PH, Torode IP, Dickens DR, Cole WG. Resection for symptomatic talocalcaneal coalition. J Bone Joint Surg Br. 1994;76(5):797–801.

[58] Ahmad M, Tsang K, Mackenney PJ, Adedapo AO. Tarsal tunnel syndrome: a literature review. Foot Ankle Surg. 2012;18(3):149–52.

[59] Machiels F, Shahabpour M, De Maeseneer M, Schmedding E, Wylock P, Osteaux M. Tarsal tunnel syndrome: ultrasonographic and MRI features. JBR-BTR. 1999;82(2):49–50.

[60] De Maeseneer M, Madani H, Lenchik L, et al. Normal anatomy and compression areas of nerves of the foot and ankle: US and MR imaging with anatomic correlation. Radiographics. 2015;35(5):1469–82.

[61] Baba H, Wada M, Annen S, Azuchi M, Imura S, Tomita K. The tarsal tunnel syndrome: evaluation of surgical results using multivariate analysis. Int Orthop. 1997;21(2):67–71.

[62] Sarrafian SK. Plantar aponeurosis. Anatomy of the foot and ankle: descriptive, topographic, functional. Philadelphia: Lippincott; 1993. p. 137–49.

[63] Theodorou DJ, Theodorou SJ, Resnick D. MR imaging of abnormalities of the plantar fascia. Semin Musculoskelet Radiol. 2002;6(2):105–18.

[64] Yu JS, Smith G, Ashman C, Kaeding C. The plantar fasciotomy: MR imaging findings in asymptomatic volunteers. Skeletal Radiol. 1999;28(8):447–52.

[65] Borrelli AH. Percutaneous plantar fasciotomy for the surgical treatment of refractive plantar fasciitis. Tech Foot Ankle Surg. 2011;10(2):49–55.

[66] Jerosch J, Schunck J, Liebsch D, Filler T. Indication, surgical technique and results of endoscopic fascial release in plantar fasciitis (E F RPF). Knee Surg Sports Traumatol Arthrosc.

2004;12(5):471–7.

[67] Leach RE, Seavey MS, Salter DK. Results of surgery in athletes with plantar fasciitis. Foot Ankle Int. 1986;7(3):156–61.

[68] Yu JS, Spigos D, Tomczak R. Foot pain after a plantar fasciotomy: an MR analysis to determine potential causes. J Comput Assist Tomogr. 1999;23(5):707–12.

[69] Crain JM, Phancao JP. Imaging of turf toe. Radiol Clin North Am. 2016;54(5):969–78.

[70] Linklater JM, Bird SJ. Imaging of lesser metatarsophalangeal joint plantar plate degeneration, tear, and repair. Semin Musculoskelet Radiol. 2016;20(2):192–204.

[71] Coughlin MJ. Second metatarsophalangeal joint instability in the athlete. Foot Ankle. 1993;14(6):309–19.

[72] Weil L Jr, Sung W, Weil LS Sr, Malinoski K. Anatomic plantar plate repair using the Weil metatarsal osteotomy approach. Foot Ankle Spec. 2011;4(3):145–50.

[73] Elmajee M, Shen Z, A'Court J, Pillai A. A systematic review of plantar plate repair in the management of lesser metatarsophalangeal joint instability. J Foot Ankle Surg. 2017;56(6):1244–8.

[74] Zanetti M, Weishaupt D. MR imaging of the forefoot: Morton neuroma and differential diagnoses. Semin Musculoskelet Radiol. 2005;9(3):175–86.

[75] Shapiro PP, Shapiro SL. Sonographic evaluation of interdigital neuromas. Foot Ankle Int. 1995;16(10):604–6.

[76] Jain S, Mannan K. The diagnosis and management of Morton's neuroma: a literature review. Foot Ankle Spec. 2013;6(4):307–17.

[77] Valisena S, Petri GJ, Ferrero A. Treatment of Morton's neuroma: a systematic review. Foot Ankle Surg. 2018;24(4):271–81.

[78] Gimber LH, Melville DM, Bocian DA, Krupinski EA, Guidice MP, Taljanovic MS. Ultrasound evaluation of Morton neuroma before and after laser therapy. AJR Am J Roentgenol. 2017;208(2):380–5.

[79] Biasca N, Zanetti M, Zollinger H. Outcomes after partial neurectomy of Morton's neuroma related to preoperative case histories, clinical findings, and findings on magnetic resonance imaging scans. Foot Ankle Int. 1999;20(9):568–75.

[80] LiMarzi GM, Khan O, Shah Y, Yablon CM. Imaging manifestations of ankle impingement syndromes. Radiol Clin North Am. 2018;56(6):893–916.

[81] Zwiers R, Wiegerinck JI, Murawski CD, Fraser EJ, Kennedy JG, van Dijk CN. Arthroscopic treatment for anterior ankle impingement: a systematic review of the current literature. Arthroscopy. 2015;31(8):1585–96.

[82] Sidon E, Rogero R, Bell T, McDonald E, Shakked RJ, Fuchs D, Daniel JN, Pedowitz DI, Raikin SM. Long-term follow-up of cheilectomy for treatment of hallux rigidus. Foot Ankle Int. 2019;40(10):1114–21.

[83] Rietveld AB, Diemer WM. Surgical treatment of the accessory navicular (Os Tibiale Externum) in dancers: a retrospective case series. J Dance Med Sci. 2016;20(3):103–8.

[84] Shimozono Y, Hurley ET, Brown AJ, Kennedy JG. Sesamoidectomy for hallux sesamoid disorders: a systematic review. J Foot Ankle Surg. 2018;57(6):1186–90.

第9章 软骨修复术后成像
Imaging Following Cartilage Repair Surgery

Emma L. Gerety　David A. Rubin　Andrew J. Grainger　著
施荣茂　赵天宇　译　　郭林　彭阳　校

运动员从事激烈对抗运动时可能会对关节软骨造成急性损伤，软骨损伤可单独发生，也可伴骨折、肌腱或韧带损伤。运动员的软骨损伤也可能是长期反复的关节应力导致的结果。软骨损伤可分为非全层损伤、全层损伤，以及累及软骨下骨的骨软骨损伤。软骨损伤常见于负重关节如踝关节、膝关节等；长期进行投掷运动的运动员则容易出现肘关节或肩关节软骨损伤。软骨损伤可能会导致关节疼痛、进行性退变及早期骨性关节炎，因此早期诊治对患者重返运动十分重要。近期的一项 Meta 分析发现：进行膝关节手术修复软骨损伤的运动员中，76% 的运动员在中期随访时已经重返运动；但软骨病变范围、运动员年龄及伴随的手术方式均会影响患者重返运动的概率[1]。

软骨全层损伤最常见于膝关节，36% 的运动员患者存在全层软骨损伤，其发生率是普通人群的两倍多[2]。最常见的损伤部位是股骨内外髁（35%）和髌股关节（37%），而胫骨平台的软骨损伤相对少见（25%）；股骨内髁受累的概率是外髁的两倍，而髌骨受累的概率也几乎是股骨滑车的两倍。多项研究显示在对排球、冰球等项目的运动员的检查中，一部分（在检查中偶然发现的）膝关节软骨损伤可以是完全无症状的[3-5]。

踝关节和肘关节的软骨损伤也较为常见。踝关节外伤无论是否存在韧带损伤或骨折，均可能导致距骨穹隆软骨或骨软骨损伤[6]。而投掷运动员，特别是青少年棒球投手会出现肱骨小头骨软骨病变，即剥脱性骨软骨炎[7]。

MRI 具有多平面成像、出色的空间分辨率和软组织对比度，被认为是检测软骨损伤的金标准。常规 MRI 不仅可以显示关节软骨的厚度，还可以显示软骨的表面形态和信号，以及软骨下骨的情况。正常关节软骨在质子密度和 T_2 加权 MRI 上呈中等信号，在较厚的软骨通常呈现为三层结构，关节面和软骨下骨附近呈现较低信号强度。近来，合成 MRI 技术被用于软骨定量测量和评价[8]。X 线片和 CT 可以发现软骨损伤伴随的骨质损伤，如骨软骨缺损或软骨下骨压缩骨折，以及软骨病变周围的骨吸收、囊变，这些征象可能会影响治疗手术方式。CT 关节造影可以作为磁共振禁忌患者的替代选择[9]。MR 或 CT 关节造影也可以作为常规 MRI 检查的补充，以用于病变稳定性的评估（图 9-1）。

过去使用的 Outbridge 分级是基于关节镜下软骨损伤的表现对软骨损伤程度做了分级描述[10]，随后 Noyes 和 ICRS 分级也相继投入应用[11, 12]。MRI 可以无创评价关节软骨和软骨下骨的情况（图 9-1），改良的 Outerbridge 分级中，对应关节镜分级的磁共振软骨损伤的表现也有报道（表 9-1）[13]。但许多研究显示，磁共振检查

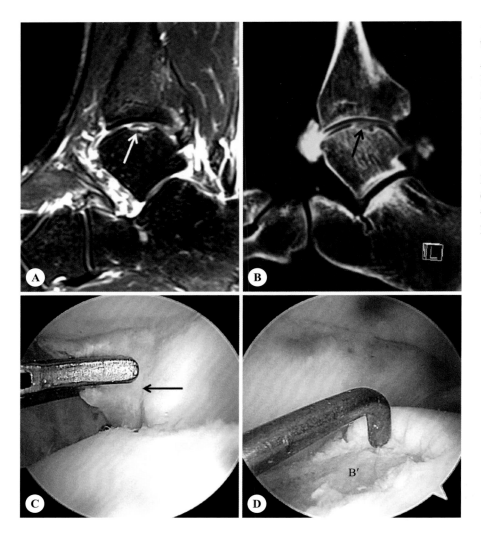

A. 矢状位 STIR MRI 显示线状高信号界面（箭），可能是关节软骨碎片与下方骨质之间的肉芽组织或液体；B. CT 关节造影显示该碎片松动、不稳，注入的对比剂延伸至病变下方（箭）和软骨下骨；在 Outerbridge 和 ICRS 分类中，病变均为 4 级；C. 关节镜检查图像显示病变清创后去除松动的软骨碎片（箭）；D. 清创后显露出软骨下骨（B′）

对软骨损伤特别是软骨表面损伤的敏感性仍低于关节镜检查[14]。

关节软骨提供了光滑、润滑的表面，从而降低关节界面间的摩擦力，并将负荷传递到下方的软骨下骨。关节的透明软骨包含 70%～80% 的水和 20%～30% 的细胞外基质（由胶原蛋白和弹性纤维组成），以及由间充质干细胞分化而来的软骨细胞产生的调节蛋白聚糖（糖胺聚糖）和糖蛋白[15]。透明软骨的胶原蛋白以 Ⅱ 型胶原蛋白为主，也有一定量的 Ⅲ、Ⅸ、Ⅺ 和 Ⅵ 型胶原蛋白[16]。软骨内没有血管，故损伤后也不会出现炎性修复反应。此外，骨骼成熟后，最深的软骨层和软骨下骨之间的钙化软骨层使得软骨仅能通过关节液获取营养[17]。上述因素影响了关节

软骨的修复和再生能力。天然的关节软骨，无论是自发损伤还是术后损伤，通常都只能通过纤维软骨的形式进行修复（图 9-2），纤维软骨由 Ⅰ 型胶原蛋白和较少的细胞外基质构成，它的力学性能不及透明软骨[16]。在关节软骨的修复过程中也可能产生肥大软骨，其特征是具有增大的软骨细胞和短链 Ⅹ 型胶原蛋白。理想情况下，软骨修复时应使用高质量的透明软骨来填补缺损。

退行性和外伤性软骨损伤的治疗选择多种多样，包括使用支具固定保守治疗、关节腔注射（如透明质酸或皮质类固醇），再到关节置换术。目前也有多种技术用以修复局灶性、外伤性软骨和骨软骨损伤，包括局部刺激、使用患者自身的

表 9-1　骨软骨病变分级

	Outerbridge 评分[10]	ICRS 评分[12]		MRI（改良 Outerbridge 评分）
0 级	正常	正常		—
1 级	软化和肿胀	1a 表面软化		质子密度脂肪抑制的局灶高强度
		1b 表面裂隙		正常轮廓
2 级	非全层缺损，裂隙直径＜1.5cm	病变深度＜50%		裂痕 / 水疱样肿胀 / 磨损
	未及软骨下骨			
3 级	裂隙达软骨下骨 裂隙直径＞1.5cm	3a 病变深度＞50%		软骨局部变薄 / 溃疡
		3b 病变深度达软骨钙化层		
		3c 病变深度达软骨下骨		
		3d 软骨凸出至病变周围		
4 级	软骨下骨暴露	4a 穿透软骨下骨		全层软骨缺损并软骨下骨改变
		4b 缺损全范围穿透软骨下骨		

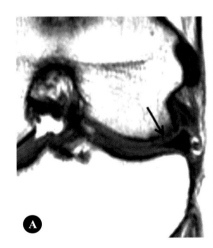
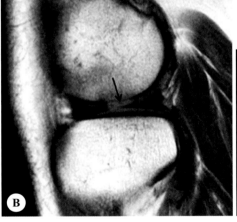
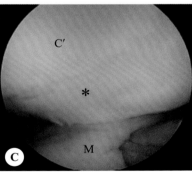

▲ 图 9-2　微骨折术后股外髁纤维软骨形成

A. 在冠状位 T_1 加权 MRI 上，与相邻的正常透明软骨相比，修复软骨中的信号（箭）不均并减低；B. 在 T_2 加权 MRI 上呈高信号（箭）；C. 随后的关节镜二次探查显示：缺损处充满了较软但稳定的纤维软骨，与正常软骨（C′）相比，纤维软骨的颜色略微不一致（＊）

M. 外侧半月板

软骨细胞或间充质干细胞，或者使用新鲜的异体细胞，并添加凝胶或外细胞基质蛋白支架来加强软骨修复。本章讨论了目前修复局灶性软骨病变的技术和其对应的术后 MRI 表现，以及治疗失败和相关并发症的影像学表现。

一、软骨修复手术

关节软骨手术的目的包括：减轻疼痛、恢复关节表面的耐用性、延缓骨关节炎的进展、提高未来的生活质量和重返可能的运动。

各种软骨修复技术可用于处理软骨和骨软骨损伤（表 9-2），术式的选择受患者基本情况和病变特征的影响，如软骨/骨软骨缺损的大小和厚度（表 9-3）[18]。是否存在其他合并损伤，关节力线不良或不稳，以及是否进行一期或二期修复也会影响医师的决定。手术过程中对合并损伤、不稳和力线不良的处理也可防止软骨损伤的复发。

对于非全层损伤和较小的全层软骨病变，可通过关节镜清创和刨刀打磨或射频成形术进行治疗[19, 20]。关节镜手术还可以冲洗清除关节内的小的游离碎块组织。当损伤部位无明显的骨丢失时，可以使用可吸收缝线、软骨钉或金属植入物进行骨软骨块内固定（图 9-3 和图 9-4）。尽管软骨碎片和病变床均无血管，愈合潜力有限，但也可以尝试对纯软骨瓣进行一期修复（图 9-5）。较大的全层软骨缺损可能需要进行骨髓刺激后软骨修复术，或者通过植入软骨细胞、细胞外基质蛋白或移植骨软骨组织来进行修复[18, 21]。

运动员中最常见的软骨修复部位是膝关节、距骨和肘关节。然而，在盂肱关节和髋关节中如果有软骨损伤也可采用类似的手术方法[22, 23]。

表 9-2　常用软骨修复技术比较

技术名称	方法原理	优　势	劣　势
微骨折	骨髓刺激	• 技术成熟，使用时间长 • 能够快速恢复重返运动	• 纤维软骨修复 • 仅适用于小病变 • 长期随访后发现 • 早期翻修率高
自体软骨细胞移植（基质诱导）	• 软骨细胞移植 • 两个阶段（细胞采集和植入）	• 形成透明软骨/纤维软骨混合物 • 患者自体软骨细胞	• 二期手术 • 昂贵的细胞培养费用 • 恢复期长
自体骨软骨移植	骨软骨柱移植	• 单次手术 • 透明软骨修复 • 使用患者自体骨软骨	供区骨软骨损伤引起相应症状
异体软骨/骨软骨移植	尸体骨软骨移植	• 供体移植物大小不受限制 • 全骨软骨单元移植 • 与病变精确匹配 • 单次手术	• 尸体组织的法律问题 • 排异的风险 • 潜在疾病的传播 • 移植物来源有限 • 成本高
同种异体颗粒状幼年软骨移植	获取幼年软骨	移植物与病变精确匹配	• 成本高 • 开放性手术 • 潜在疾病的传播和免疫排斥
间充质干细胞和支架刺激	• 软骨干细胞 • 创造适合分化的环境力学支架	移植物与病变精确匹配	成本高

表 9–3　膝关节常用软骨修复技术及适应证

病变大小	软骨 / 骨软骨损伤	初次手术	二次手术
小 直径<2cm 面积<4cm² 深度<8mm	软骨	● 微骨折 ● 间充质干细胞 / 支架技术	● 自体骨软骨移植系统（OATS） ● 自体软骨细胞植入（ACI）
	骨软骨	自体骨软骨移植（OATS）/ 镶嵌成形术	● OATS/ 异体骨软骨移植 ● 三明治 ACI
大 直径>2cm 面积>4cm² 深度>8mm	软骨	● 基质诱导的自体软骨细胞移植（M-ACI） ● 间充质干细胞 / 支架技术 ● 同种异体颗粒状幼年软骨移植	● 异体骨软骨移植 ● 翻修 ACI
	骨软骨	● 异体骨软骨移植 ● 三明治 ACI	● 异体骨软骨移植 ● 三明治 ACI

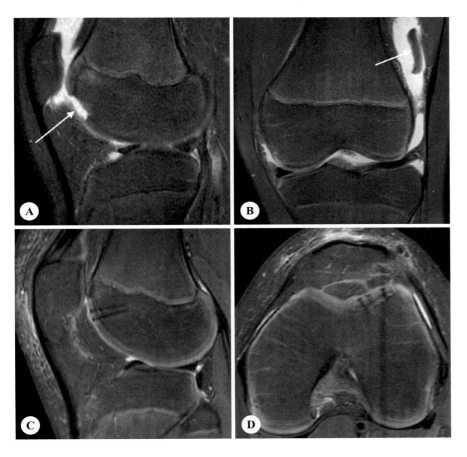

◀ 图 9–3　通过软骨钉对股骨滑车沟的骨软骨病变进行内固定
术前中等加权脂肪抑制的 MRI（A）显示缺损区的液体（箭）；术前中等加权脂肪抑制的 MRI（B）显示关节积液中的骨软骨游离碎片（箭）；术后矢状位（C）和轴位（D）中等加权脂肪抑制的 MRI 显示通过软骨钉修复骨软骨缺损并重建关节面

（一）骨髓刺激软骨修复

基于软骨下骨的骨髓干细胞刺激技术产生新的纤维软骨这一原理，已开发了一系列的软骨修复技术。包括 20 世纪 50 年代提出的软骨下骨钻孔术 [24, 25]、随后的损伤软骨成形术 [26]，以及后来发展的微骨折技术 [27, 28]。微骨折技术是在病变的软骨下骨中钻取小孔，刺激含有纤维蛋白和骨髓干细胞的血凝块产生（图 9–6）。作为一种关节镜手术，它的创伤很小。但刺激所产生的纤维组织，无论是瘢痕组织还是纤维—透明混合软骨，其力学性能都低于天然的透明软骨。基础研究表明，关节的运动可促进修复组织的化生和重塑。因此，尽管尚缺乏有效的临床数据支持，微骨折（和其他软骨修复手术）后患者常接受持续被动活动治疗，以期加快康复速度[29]。尽管许多临床试验表明，微骨折治疗可以促进软骨愈合（通过关节镜二次探查证实）和改善临床预后，但是软

骨修复的质量不可靠，可能无法长期获益[30]。

微骨折的手术并发症包括缺损修复不全，病灶内骨赘形成及修复后的纤维软骨早期退变，据报道再手术率为 25%～39%[31, 32]。为改善微骨折手术的预后，最近尝试采用微骨折增强术：添加微孔化的细胞外软骨基质支架（图 9-7）以进一步增强组织修复，以及在微骨折后注入胶原膜，形成自体基质诱导的软骨（autologous matrix-induced chondrogenesis，AMIC）[33, 34]。

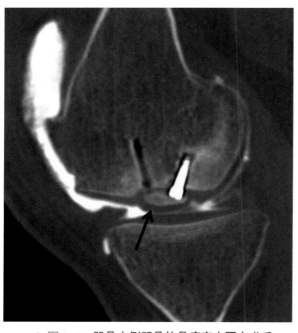

▲ 图 9-4　股骨内侧髁骨软骨病变内固定术后
在 CT 关节造影上，通过埋头拉力螺钉将骨软骨碎片（箭）固定在缺损区内；注意在碎片和下方骨质之间没有对比剂进入

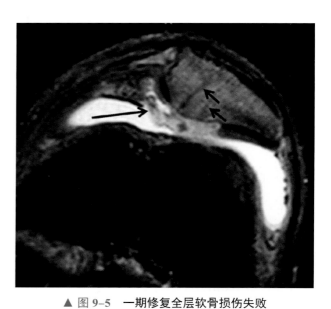

▲ 图 9-5　一期修复全层软骨损伤失败
使用生物吸收针将不稳定的软骨碎片重新固定到髌骨上，轴位 T₂ 加权脂肪抑制的 MRI 显示了髌骨内的水肿信号（短箭）；修复术后软骨的外侧部分仍附着在软骨下骨板上，但与邻近的正常软骨相比信号明显增高；修复软骨的内侧部分与髌骨后缘分离（长箭）；由于软骨碎片没有血供，因此单纯的通过软骨碎片修复软骨损伤的失败率很高

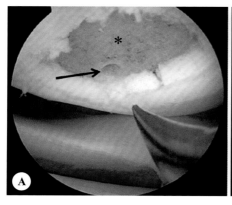
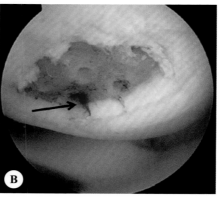

◀ 图 9-6　微骨折手术治疗股骨外髁软骨缺损的关节镜图像
A. 病变部位已清创，并显露出软骨下骨（*），在关节镜下使用微骨折锥在软骨下骨上制备第一个孔隙（箭）；B. 在制备多个微骨折孔隙后，松开止血带，血液通过制备的孔隙（箭）进入损伤部位

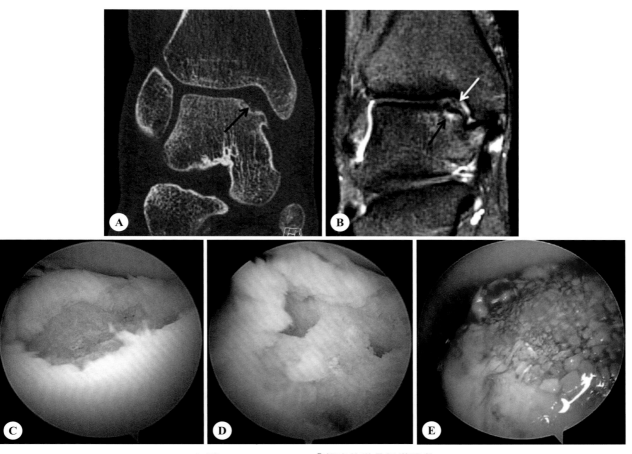

▲ 图 9–7 **BioCartilage® 提出的微骨折增强术**
A. 软骨成形术后 1 年 CT 复查显示距骨内侧穹隆骨软骨缺损的愈合不全（箭）；B. 术后 2 年，冠状位中等加权脂肪抑制的 MRI 显示病变内信号不均的纤维软骨（白箭）和软骨下骨的持续骨髓水肿（黑箭）；C. 一组连续的关节镜检查图像示损伤软骨清创，暴露软骨下骨；D. 微骨折；E. 将 BioCartilage 基质混入缺损部位

据报道，微骨折技术在治疗距骨[35, 36]、肱骨小头[37] 和肩关节[22] 软骨损伤上也有满意的疗效。同时，也有微骨折技术成功治疗股骨髋臼撞击患者髋臼软骨损伤的报道[38, 39]。

对于尚未游离的骨软骨损伤，如果保守治疗效果不佳，可用与微骨折类似的方法进行治疗。对于关节表面完整的骨软骨损伤，可以对软骨下骨板和其下松质骨进行由表及里的顺行钻孔或逆行钻孔，以促进血管的内生[40]。

（二）软骨替代治疗

软骨修复的另一技术路线是通过植入软骨细胞形成的新软骨或移植骨软骨组织来替代受损软骨，移植物的来源包括患者自体组织，或是来自尸体、动物的异体移植物或生物合成物。

目的是用再生软骨填充软骨缺损达到治疗效果，使其重返运动、延缓甚至防止骨关节炎的发生。

1. 自体软骨细胞移植及其衍生技术

可以收集并培养患者自身的软骨细胞，然后植入软骨缺损部位。移植的软骨细胞将分泌包含胶原蛋白和蛋白聚糖的全新细胞外基质，从而修复透明软骨缺损。Lars Peterson 在 20 世纪 90 年代首先报道了"两步法"自体软骨细胞植入术（autologous chondrocyte implantation，ACI）[41]。首先，在关节镜下从膝关节非负重部分，如髁间窝外上部及股骨滑车内上部位的软骨中获取软骨细胞。获取的软骨细胞培养4～8周后，通过开放手术植入软骨损伤部位。

第一代ACI技术通过自体骨膜固定软骨细胞，骨膜通常取自胫骨上段内侧。由于骨膜补片会出现增生肥大并引起移植物剥脱，第二代ACI技术使用猪胶原膜固定移植物[42, 43]。随后的研究显示，3D培养结构可以维持软骨细胞的分化，而2D培养结构更倾向于形成成纤维细胞，因此第三代ACI技术，也被称作基质诱导的自体软骨细胞移植（MACI），使用透明质酸或猪胶原3D支架，将软骨细胞植入其上以治疗更大面积的软骨缺损[44]。

一项长达25年的随访研究表明，ACI技术修复的区域功能良好，软骨质量与周围软骨相似，供区并发症发生率低[45, 46]。多项随机临床试验结果表明：ACI及其衍生技术预后优于微骨折术，组织学证实ACI技术修复后病变区出现了透明样软骨[47-49]。

然而，对于那些骨髓刺激/微骨折术治疗失败的患者，ACI的成功率并不理想[50]。"三明治"ACI技术可能更适用于较大的骨软骨病变或先前移植失败的患者，该手术使用自体骨移植物填充病变深部的骨缺损，并在两层骨膜或胶原之间注入一层自体软骨细胞[51]。

在适当条件下分化为软骨细胞的自体多能间充质干细胞（mesenchymal stem cell，MSC）可作为自体软骨细胞的替代来源。这些多能细胞可以向骨及软骨分化，有益于骨软骨损伤的治疗。最近的研究表明，在10年的随访期间，使用MSC的预后可与常规ACI媲美[52, 53]。已经有多种来源的MSC应用于软骨修复研究，如从骨髓、滑膜、脂肪组织和羊水中获取的MSC[54-57]。关于植入的细胞种类、来源和最佳的支架类型，目前也有相关研究正在进行[58]。

由于经典ACI手术需行膝关节开放手术，术后需要长时间的康复，因此ACI技术发展的另一个重点是将原来的两步手术减少到一次关节镜手术，即"一步法"。多种"一步法"的手术技术已被报道，例如单独使用自体或同种异体颗粒软骨，或以不同的支架/基质接种多种干细胞、软骨细胞/软骨细胞和细胞外基质蛋白组合，均取得较好的临床结果[59, 60]。其中某些技术可以形成透明样软骨修复[61]。

ACI技术用于修复距骨的软骨缺损的案例也已见诸报道，从不承重的距骨表面，如距骨前颈获取细胞，再通过开放手术或关节镜将培养的细胞植入损伤部位[62, 63]。

只有少数关于ACI技术用于肱骨小头软骨修复的报道，最近使用的是从近端内侧股骨髁采集的软骨细胞的软骨球[64]。该类报道有限可能是由于从单独关节采集存在额外风险。

尽管ACI被广泛使用并取得了可喜的临床结果，但由于细胞培养和支架形成需要使用实验室资源，术后仍然需要漫长的康复治疗，因此ACI的治疗费用较高。

2. 骨软骨移植

（1）自体骨软骨移植：自体骨软骨移植、骨软骨移植系统（osteoarticular transfer system，OATS）或骨软骨镶嵌成形术（mosaicplasty）始于20世纪末[65, 66]。自关节的非负重区域（如滑车的外侧边缘或髁间窝的外上边缘）获取直径5～12mm、长度15～20mm的柱形骨软骨块作为自体骨软骨移植组织。然后立即将移植物重新植入清创的软骨缺损部位（图9-8）。根据损伤的大小，手术可以采用关节镜或开放手术的方式进行[67]。移植骨软骨块的骨–软骨与损伤周围原生的骨–软骨整合。移植的透明软骨比微骨折刺激形成的纤维软骨更加经久耐用，已有报道证实了其良好的临床效果[68, 69]。

然而，从股骨髁获取骨软骨可能会引起供区并发症[70]。受限于供区并发症发生率的增高，

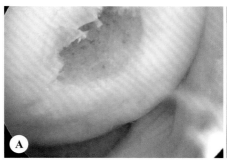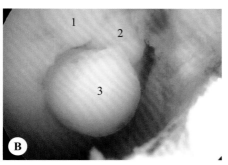

▲ 图 9-8　自体骨软骨移植治疗髌骨软骨缺损的关节镜图像

A. 髌骨全层软骨损伤；B. 损伤部位填充了 3 个从股骨外髁边缘获取的圆柱形骨软骨移植物（1～3）；第三个移植物（3）正在打压的过程中，以形成光滑，高度一致的关节面

OATS 不适用于面积＞4cm² 的较大软骨缺损。修复距骨和肱骨小头软骨缺损时，也可以从膝关节获取骨软骨组织，这样的移植方式供区并发症发生率要比从膝移植到膝关节内的发生率更高[70]。也有使用上胫腓关节作为骨软骨供区的临床报道，其发生供区并发症的风险较低或几乎没有风险[71]。

一项 OATS 与微骨折技术 10 年随访的随机对照研究发现，与接受微骨折技术治疗的运动员相比，接受 OATS 治疗的运动员的恢复到受伤前水平并重返运动的概率更高[72]。一项回顾性研究发现，即使在骨髓刺激技术失败后，ACI 和 OATS 修复的临床结果也相当[73]。在肱骨小头骨软骨炎患者中，OATS 已经成为一种受欢迎的治疗方法，尤其适用于病灶较大（直径＞1cm）、侧壁受累及保守治疗后效果不佳的运动员[74]。为了避免股骨髁供区并发症的发生，可以使用从肋软骨获得的单个或多个骨软骨移植物[75-77]。

自体骨软骨移植已被广泛用于距骨骨软骨损伤的修复，特别是对于较大的损伤和具有软骨下囊变的病变[78]。膝关节供区的并发症仍然是个问题，特别是对于运动员而言，但可以通过减少移植物数量来减少供区并发症。从髂嵴或胫骨远端内侧采集的骨 - 骨膜移植物的供区并发症发生率较低[79, 80]，一项该技术与标准自体骨软骨移植技术比较的随机对照研究目前正在进行之中[81]。

(2) 异体骨软骨移植：可以从新鲜的尸体获取同种异体骨软骨移植物，一些文献证实了该技术有很高的患者满意度[82, 83]。因为骨软骨块的大小不受限制——整个股骨髁可以作为最大的同种异体移植物，故该技术可应用于不适用 OATS 的大面积病变（图 9-9）。膝关节同种异体骨软骨移植后运动员重返运动的概率较高，但再手术接受清创或取出游离体的比率也较高[84, 85]。其他风险较低的缺点包括免疫反应、疾病传播的风险及移植物愈合的速度较慢。

文献报道，距骨骨软骨损伤的运动员进行骨软骨同种异体移植修复效果良好[83]。然而，自体骨软骨移植具有更好的临床和 MRI 结果。相比而言，同种异体移植组的临床失败率更高，MRI 显示软骨磨损更多[86]。

一种替代技术是使用年轻尸体供者来源的活细胞及其细胞外基质组成的颗粒状新鲜关节软骨，这些软骨是从年龄＜13 岁供体的股骨髁获取的[60]。通过一次性手术，将大小 1mm³ 的供体软骨立方体单层植入病变区并使用纤维蛋白密封固定。短期研究表明结果良好，出现了骨质融合和透明样软骨形成。

（三）无细胞的支架植入修复

最近有研究通过植入可生物降解的 3D 支架来提供机械稳定性和合适的环境，使得原生软骨细胞在新的细胞外基质上迁移并增殖，从而实现以原生软骨重建的方式修复骨软骨缺损。这一技术有望减少软骨供区并发症及降低治疗费用，已有多种支架材料的应用正在研究中[87-89]。

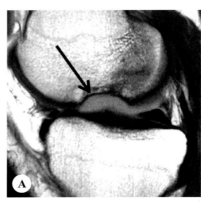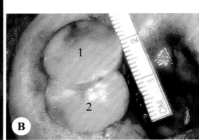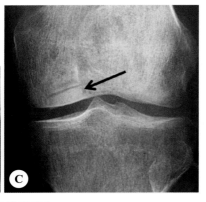

▲ 图 9-9　同种异体骨软骨移植治疗股骨内髁骨软骨损伤

A. 术前矢状位 T_2 加权 MRI 显示骨软骨损伤（箭），由于损伤范围太大而无法采用自体骨软骨移植；B. 开放手术术中照片，根据病变的呈椭圆形，2 个尸体供体的骨软骨移植物（1 和 2）塑形后被填充到病变部位；C.1 个月后的正位 X 线片示：由于周围骨结构的失用性骨质疏松，移植物（箭）清晰可见；本例中供体和受体的软骨厚度相似，因此软骨下骨板没有出现台阶样改变

（四）局灶软骨表面重建

使用局部金属植入物（钴铬合金或钛合金）修复骨软骨缺损的短期疗效显示出令人鼓舞的临床结果[90]。该技术可以作为生物修复失败与膝关节单髁置换的过渡选择，或是应用于肩关节等难以实施软骨保留技术的关节中。动物研究表明，该技术在绵羊的软骨小病变（7mm）中可实现可靠的骨整合并保证邻近的软骨质量[91]。局部金属植入物主要用于生物学修复成功率较低的老年患者，或者先前生物学修复失败的患者，一般不用于运动员骨软骨损伤的初次修复。

二、软骨修复后正常影像学表现

先前软骨修复术后随访评估的金标准是关节镜检查，但关节镜仅能评估关节软骨的表面状况，需要通过活检才能了解修复软骨的完整组织结构。并且关节镜活检作为一种侵入性检查，又可能导致骨软骨的二次损伤。因此为软骨检测而优化的 MRI 是目前软骨修复术后随访的首选方法。关节软骨的表面形态、移植物的内部信号特征，软骨 - 骨界面和软骨下骨都可以通过标准

MRI 进行评估[92-94]。此外，通过软骨映射和合成成像技术可以进一步明确修复后的软骨构成[95]。软骨修复术后 MRI 会随着随访时间的延长而变化，除了解手术本身的影像改变以外，放射科医师还必须熟悉预期的术后改变，以便能够辨识术后并发症。

（一）磁共振技术

1. 常规 MRI：形态学特征

优化后的质子密度显像可以检测软骨与关节积液的区别。全面评估软骨需要结合对液体信号敏感的质子密度脂肪抑制的 MRI 和 T_2 加权 MRI，最常用的是中等加权的快速自旋回波或梯度回波技术。T_1 加权 MRI 有助于评估软骨下骨髓。新型 3D MRI 快速自旋回波技术可实现多平面重建并减少扫描时间。植入金属内固定物的患者可能需要使用金属伪影抑制序列及相关技术。

ACI 术后患者可使用直接或间接 MR 关节造影评估[96]。可以帮助区分移植物底部的分层和评估修复区边缘软骨的愈合情况。特别是在术后早期，关节造影可以有效地将移植物底部的修复组织高信号强度与尚未完全愈合部分间隙中的液体信号区分开来[97]。

软骨修复术后的影像评估内容包括：骨软骨缺损的填充厚度、移植物的信号强度、移植物与邻近软骨和软骨下骨的愈合情况、关节面连续性、软骨下囊肿、骨髓水肿、骨赘和滑膜炎。

目前术后评估最常用的评分系统是软骨修复组织磁共振观察（MR observation of cartilage repair tissue，MOCART）评分，其初衷是基于微骨折、自体骨软骨移植、自体软骨细胞植入修复后患者的 MRI 表现而提出的[98, 99]。评估内容包括 9 个变量（表 9-4），得分从 0～100 分。随着 3D MRI 序列的发展，又开发了包含 11 个变量的修订的 3D MOCART 评分系统。而在最近发布的 MOCART 2.0 中，需要评估 7 个变量，反映了软骨修复手术的进展[100]。研究方案中经常会用到 MOCART 评分，但要在临床的严谨评估中应用是不太实际的。

最初用于对 ACI 进行评分的 Henderson 评分系统，评估内容包括四个参数，每个参数从 1～4 分为 4 级[101]（表 9-4）。目前报道了更多的膝关节评分系统，它们纳入了更多的相关因素，例如软骨修复骨关节炎膝关节评分（CROAKS）和全身器官 MRI 评分（WORMS）。但是，像 MOCART 评分和 Henderson 评分一样，日常使用这些评分稍显复杂[102, 103]。

一项 Meta 分析发现，MOCART 和 Henderson 评分与临床结果评分之间存在差异，但大多具有良好的相关性；然而，由于手术类型各异，分析结果也不径相同，由此使分析变得较为复杂[104]。最近，一项使用 MOCART 评分的研究发现，距骨骨软骨损伤微骨折术后关节镜检查和 MRI 检查结果存在差异，由此表明关节镜二次探查可能仍扮演着重要的角色[105]。

2. 定量 / 成分 MRI：软骨成分评估

特殊成分和软骨定量成像技术可评估胶原网络和软骨基质，包括 T_2 映射成像，延迟钆增强 MRI 软骨成像（delayed gadolinium-enhanced

表 9-4　膝关节软骨修复术后评分比较

	MOCART[98]	Henderson[100]
缺损填充	● 完全填充 ● 肥大 ● 不完整>50% ● 不完整<50% ● 软骨下骨暴露	● 完全 ● >50% ● <50% ● 无
骨质融合	● 完全融合 ● 局部 ● 不完整<50% ● 不完整>50%	
修复表面	● 完整 ● 损伤（纤维化、裂隙、溃疡） ● <50% ● >50%	
修复结构	● 信号一致 ● 紊乱	
修复组织信号	● T_2 等信号 ● T_2 稍高信号 ● T_2 明显高信号	● 正常 ● 稍高强度信号 ● 大面积高强度信号 ● 缺如
软骨下骨板	● 完整 ● 不完整	
软骨下骨	● 正常 ● 水肿 ● 囊变、坏死	● 无水肿 ● 轻度水肿 ● 中度水肿 ● 重度水肿
粘连	● 有 ● 无	
关节积液 / 滑囊炎	● 有（滑囊炎） ● 无	● 无积液 ● 轻度积液 ● 中度积液 ● 重度积液

MRI，dGEMRIC），钠（^{23}Na）成像，糖胺聚糖化学交换饱和转移成像（glycosaminoglycan chemical exchange saturation transfer，gagCEST），弥散加权成像（diffusion weighted imaging，DWI）

和 $T_1\rho$ 成像[8, 106]。虽然 T_2 映射成像和 DWI 可以在常规的临床 MR 扫描仪上实现，但是许多技术需要更多的专用设备，目前主要用于科研领域。

T_2 映射成像提供了有关胶原网络完整性和关节软骨含水量的信息，将未治疗的软骨病变的检测敏感性从 74.6% 提高到 88.9%[107]。根据透明软骨和纤维软骨修复组织之间的内在差异产生的组织 T_2 弛豫时间的差异，可用于评估修复组织[108]。T_2 映射成像已被用于随访评估膝关节及距骨 ACI 术后的移植物成熟情况[109, 110]。但在长期随访中，T_2 映射成像上发现的高 T_2 值与不良预后的临床评分并不相关，也引发了对 T_2 映射成像异常信号与临床表现之间相关性的疑问[111, 112]。

各种定量技术与临床的相关性正在不断研究中。在一项包含了软骨修复手术后患者的 T_2 映射成像、dGEMRIC、钠成像、gagCEST、DWI 等影像表现与临床评分相关性的系统回顾中，结果参差不齐[113]。仅有 T_2 映射成像、dGEMRIC、DWI 序列的影像表现与临床评分有显著相关性，并且只有一半的研究使用了上述定量技术。

（二）骨髓刺激术后成像

刺激的骨髓干细胞分化产生软骨细胞并完全填充软骨缺损可能需要数月至数年的时间。微骨折术后早期（<6 个月），修复组织可能很薄、结构紊乱，相对于正常软骨呈高信号（图 9-10），因此很难与关节液区分开来。随着时间的延长（最长可达 1~2 年），修复组织会填充软骨缺损，关节表面变光滑，信号减低，直至与周围的正常软骨呈等比信号或稍低信号（图 9-11）。软骨下骨骨髓水肿信号也应同时减少（图 9-12）。

微骨折术后形成的修复组织，被脱水异源软骨细胞外基质（BioCartilage®）加固后，跟相邻的正常软骨相比具有更不均匀的低信号，这可能是由于修复软骨含有更多的纤维成分所致[114]。MOCART 评分与临床评分的比较近显示粘连与软骨下骨板缺损存在相关性。

骨软骨病变微骨折或钻孔治疗成功后，骨髓水肿吸收，骨质部分形态信号趋于正常。对于稳定性骨软骨损伤，病变区表面的关节软骨通常是完整的，应该与周围的软骨呈一致的信号[115]。

（三）软骨移植术后成像

1. ACI 及类似手术术后成像

ACI 移植物术后早期可能表现出高强度信号，但是随着时间的推移，该信号会逐渐减弱直至术后 6~9 个月消失（图 9-13）。术后软骨下骨髓水肿和外周愈合不全可能会持续至术后 2 年[97, 116, 117]。

ACI 术后受区缺损会被完全或轻微过度填充[118]，而对于基质诱导的 ACI，缺损可能会在

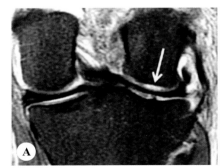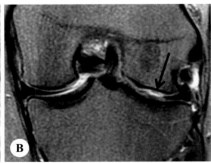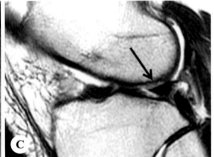

▲ 图 9-10　微骨折术后早期随访的 MRI 表现

A. 冠状位中等加权脂肪抑制的 MRI 显示原股外髁的软骨损伤（箭）；B 和 C. 术后 4 个月，冠状位中等加权脂肪抑制的 MRI 和矢状位 T_2 加权 MRI 显示修复的软骨（箭），与正常软骨相比，相对更薄且信号更高；这种改变一般出现在微骨折术后的前 6 个月，注意邻近的胫骨外侧平台进行性退行性关节炎，这可能是患者持续出现症状的原因

术后早期表现为不完全填充[119]，但会在术后的 2 年内完全填充。ACI 术后 6 个月至 3 年骨软骨瓣 T_2 映射成像显示，T_2 弛豫时间逐渐缩短，术后 3 年移植物的 T_2 信号与天然软骨相似[109]。

MRI 发现第三代支架辅助下的 ACI 术后软骨缺损早期同样呈不完全性填充，填充物的体积在手术后 2 年内逐渐增加，这一现象并不意味着不良的临床结果[120]。不完全填充可能是由于生物降解支架的早期降解，随后这一空隙被植入的软骨细胞逐步修复。

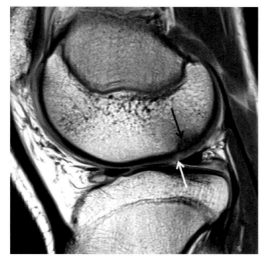

▲ 图 9–11　股骨外髁病变微骨折术后 7 个月
与图 9-6 为同一病例，矢状位中等加权 MRI 显示修复的软骨，信号类似正常软骨，填充了此前的缺损部位，下方见少许残留的骨髓水肿（黑箭）；注意病变前缘与周围正常软骨交界处的小缝隙（白箭）

2. 骨软骨移植术后成像

自体骨软骨移植处的缺损最终会被均匀的软骨信号完全填充，并与周围的软骨、骨质紧密相连。由于供区和受区的关节软骨厚度可能不同，因此在移植物受到压力并形成光滑的关节表面后，移植物的软骨下骨板不一定会与相邻软骨下骨板对齐。尽管在术后早期经常观察到骨髓脂肪信号减少及水肿信号（图 9–14），但这种征象一般在术后 3 年内消失（图 9–15）。2006 年的一项队列研究描述了 1T MRI 对膝关节或距骨 OATS 术后 3 年随访的影像学表现[121]：术后第 1 年中，有 50% 的病例在移植的骨软骨中发现了骨髓低信号，并且骨 – 骨界面不匹配。76% 的患者有关节积液，其中 73% 呈滑膜炎改变并伴有滑膜增生。在大多数情况下，软骨信号与周围软骨相似，并且与正常软骨一致。术后第 2 年和第 3 年，骨髓水肿、积液和滑膜炎症有所减轻，而软骨移植物的外观没有明显变化。随后使用 1.5T 和 3T MRI 进行研究的文献报道了相似的自然过程[93–95, 116]。软骨下囊性变可能发生在移植物附近，但也未必意味着临床结果不良。

软骨供区经常出现异常表现，包括 T_1 加权像信号减低、骨髓水肿、骨重建明显缺失。修复的纤维软骨通常覆盖供体部位，但关节表面的缺损可能无法完全填充（图 9–16）。然而，上述表现似乎与供区并发症无关[121, 122]。

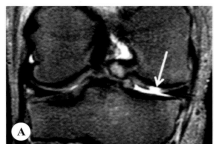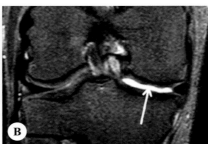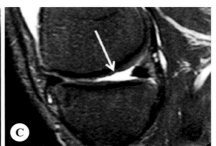

▲ 图 9–12　微骨折术后 14 个月，缺损几乎被完全填充
术前冠状位中等加权脂肪抑制的 MRI（A）显示股内髁的全层软骨损伤（箭）；术后 14 个月的冠状位（B）和矢状位（C）中等加权脂肪抑制的 MRI 显示修复的软骨完全填充了缺损，病变下方没有出现骨髓水肿；注意新的关节面出现早期退变（箭）

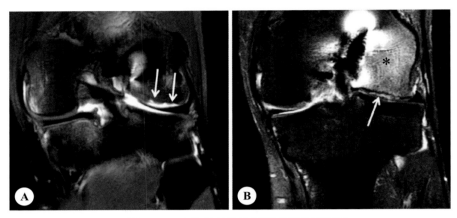

▲ 图 9-13　自体软骨细胞移植术后早期表现

A. 术前冠状位中等加权脂肪抑制的 MRI 显示股骨外髁较大的软骨缺损（箭），髁间窝外侧的伪影与前期前交叉韧带重建术使用的内固定有关；B. 自体软骨细胞移植术后 1 年，冠状位中等加权脂肪抑制的 MRI 显示新生的软骨呈高信号，对缺损的填充稍欠充分（箭）；新生软骨的高信号通常在 6～9 个月后开始恢复正常；广泛的骨髓水肿（星号）可以持续长达 2 年；4 年后移植物失效，需行翻修手术

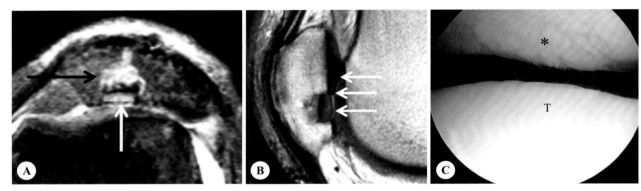

▲ 图 9-14　与图 9-8 中相同患者行髌骨自体骨软骨移植术 6 个月后的影像表现

A. 轴位中等加权脂肪抑制的 MRI 显示其中一个移植物轻度高信号（白箭）和下层残留的轻度骨髓水肿（黑箭）；B. 在矢状位 T_2 加权 MRI 上，尽管由于供、受体透明软骨厚度的差异，骨软骨移植物相对周围软骨下骨凹陷下沉，但重建后的关节表面还是相对一致的（箭），关节腔内可见少量积液；C. 关节镜二次探查的图像显示愈合的移植物（*）填充了缺损部位

T. 滑车软骨

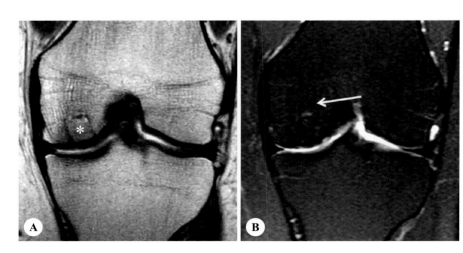

◀ 图 9-15　术后数年，自体骨软骨移植物与股骨内髁完全愈合

A. 冠状位 T_1 加权 MR 关节造影显示了移植的骨软骨中（*）正常的骨髓信号；B. 冠状位中等加权脂肪抑制的 MRI 显示病变下方未见骨髓水肿（箭），移植物的软骨部分完全填充了缺损，仅在关节表面出现了少许的纤维成分

肱骨小头 OATS 术后的随访中，也观察到了类似的表现，并且已有肘关节特异性 MRI 评分系统可以运用，即波士顿肘关节骨软骨移植术后评分（BOIGE 评分），评分为 4～12 分[123]。该项评分系统包括移植物和原生骨质的水肿和囊性变、软骨轮廓，以及诸如积液或游离体的一般关节病变。

新鲜同种异体膝关节骨软骨移植[124]、自体或异体距骨骨软骨移植术后也有类似的影像学表现[86]。通过对山羊骨软骨移植模型的影像表现进行全面分析，并将其与显微 CT 和组织学结果进行对照，得到了异体骨软骨移植术后专用 MRI 评分系统（OCAMRISS）的验证，其相关变量与 MOCART 评分相似[125]。与 OATS 的情况一样，如果供区的软骨与受区之间的厚度不匹配，那么移植物与周围骨质的软骨下骨板之间可能会出现台阶样改变。

同种异体颗粒关节软骨移植修复术后的 MRI 研究表明，软骨下骨髓水肿和软骨表面的不规则改变将会在术后持续数月甚至到 2 年（图 9-17）[126]。

三、软骨修复术后异常成像表现

软骨修复术后最令人担忧的并发症是移植物分层或愈合失败。重要的是放射科医师要能够区分正常的术后早期成像，以及判断如移植失败这一类的重要临床事件[92, 127]。移植物深层或周围的囊性改变、骨髓水肿可能是正常的术后成像，但也可能是骨坏死。移植物过度生长也可能在术后成像中发现，对于有症状的患者需行关节镜下清理术。滑膜炎和关节积液可能是提示软骨修复失败或修复不足的间接征象。

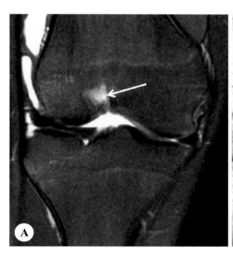
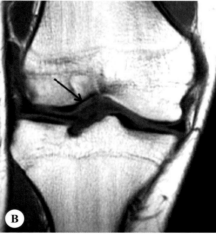

◀ 图 9-16 骨软骨移植供体部位的早期正常表现，6 个月前从股骨滑车外缘深部获取骨软骨柱，用于治疗股骨内侧髁的软骨缺损

A. 冠状位中等加权脂肪抑制的 MRI 显示供体部位深部的轻度水肿组织（箭）；B. 在 T_1 加权 MRI 上，与周围的关节面软骨相比，纤维软骨（箭）呈高信号

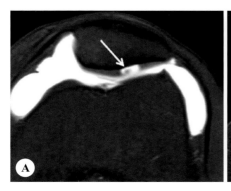
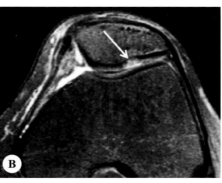

◀ 图 9-17 青少年同种异体软骨移植治疗髌骨软骨缺损

A. 术前轴位 T_1 加权脂肪抑制的 MR 关节造影显示全层软骨缺损（箭）；B. 术后 T_2 加权脂肪抑制的 MRI 显示病变填充的颗粒状幼年关节软骨呈不均匀高信号（箭）

骨软骨损伤初次修复治疗失败时表现出典型的不愈合征象：包括骨愈合不良，持续的纤维组织增生，或者软骨碎片在关节液长期作用下从缺失处分离形成游离体，以及内固定断裂（图 9-18）。缺乏骨支撑的软骨碎片由于没有血供经常修复失败，为此，在其底层关节液的影响下也会显示出软骨碎片与基底部分离的影像（图 9-5）。

（一）微骨折术后异常 MRI 表现

对于一个成功的微骨折手术而言，在术后 1~2 年软骨缺损会被逐渐填充，并且表面趋于光滑，尽管骨髓水肿可能持续存在，但也会逐渐减轻。微骨折术后失败的表现为进展性骨髓水肿或囊性变，以及软骨缺损的不完全填充 [92, 128]（图 9-19 和图 9-20）。最近的一项针对距骨骨软骨损伤的微骨折治疗后长达 6 年的 MRI 随访发现，术后随时间进展的软骨下骨的囊变，与不良临床结果及远期治疗失败相关 [129]。骨过度生长可能导致骨赘长入病变的基底部（图 9-21），这一现象可在未经治疗的全层缺损或简单的清理术后出现，并导致长期的临床症状 [127]。

当微骨折或钻孔治疗失败时，典型的 MRI 表现为病变进行性不稳定（即因碎片与基底部之间关节液的存在），造成软骨碎片松动、移位，以及不断进展的病灶下方骨髓水肿及囊变（图 9-22）。这些患者通常需要进行挽救性手术（表 9-3），如同种异体骨软骨移植，或缺损底部植骨联合表面 ACI 手术（三明治 ACI）。

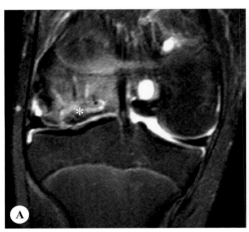
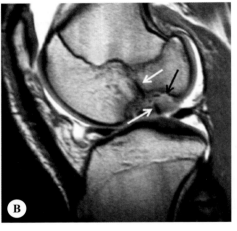

◀ 图 9-18　骨软骨损伤初次修复失败

冠状位中等加权脂肪抑制的 MRI（A）和矢状位中等加权 MR 关节造影（B）显示骨软骨碎片（*），该碎片被可吸收锚钉固定，并在缺损处产生轻度旋转移位；1 枚锚钉（白箭）断裂，注入的对比剂延伸进入修复的碎片和缺损底部的间隙（黑箭）

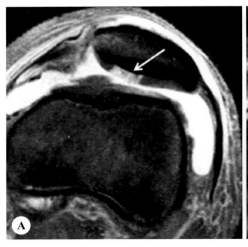
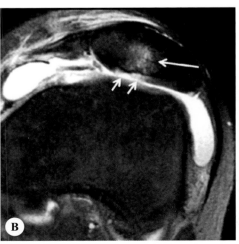

◀ 图 9-19　髌骨软骨缺损微骨折术后失败

A. 术前轴位中等加权脂肪抑制的 MRI 显示全层软骨缺损（箭）；B. 微骨折术后两年，仅有不到 25% 的缺损被修复组织填充（短箭），请注意下层骨质持续性骨髓水肿（长箭）

（二）ACI 术后异常表现

持续性填充不足和骨髓水肿的 MRI 表现，提示 ACI 术后骨软骨愈合欠佳和局部移植失败。若原生软骨与移植软骨之间的愈合欠佳或移植物与下方骨质的分层，移植物与下方骨质之间会出现线状液体信号，进而移植物游离移位[97, 127]。文献报道在手术后的前 6 个月，约 5% 的患者其骨膜覆盖补片在填充或未填充下层移植材料的情况下出现了分层（图 9-23）。使用第一代 ACI 技术的患者中有 20%～25% 在术后 3～9 个月出现骨膜补片过度生长这一并发症，通过使用猪源或合成胶原膜覆盖，可降低该并发症的发生率[130]。

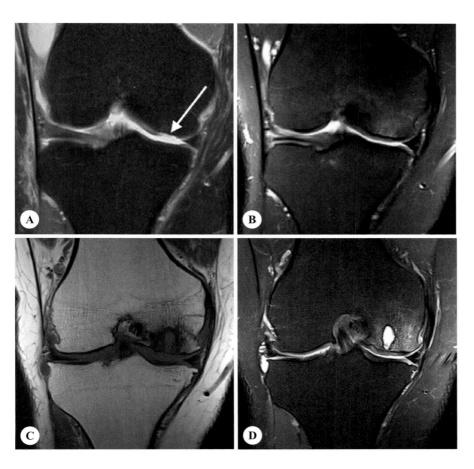

◀ **图 9-20　股骨内髁软骨缺损微骨折术后形成的囊性变**
中等加权脂肪抑制的 MRI（A）显示原软骨损伤（箭），伴内侧副韧带和外侧半月板撕裂；微骨折术后 6 个月（B），可分辨出软骨信号和轻微的软骨下骨髓水肿；T₁ 加权 MRI（C）和中等加权脂肪抑制的 MRI（D）显示术后 2.5 年进展性增大的软骨下囊肿和缓慢的骨赘形成

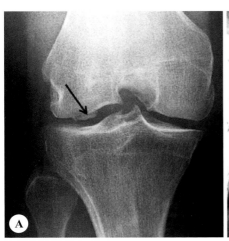
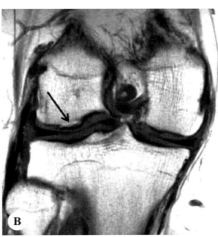

◀ **图 9-21　软骨成形术和微骨折术后软骨内骨赘形成**
A. Rosenberg 位示股骨外髁负重面的骨赘形成（箭）；B. 冠状位 T₁ 加权 MRI 显示骨软骨从软骨下骨向治疗后的软骨缺损深层生长（箭）；对于全层软骨缺损，同样的影像表现可以自发性产生或在单纯清理术后发生

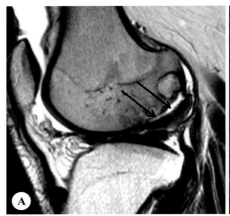
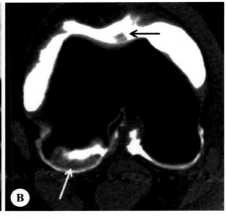

◀ 图 9-22 股骨外髁骨软骨损伤微骨折术后失败

最初，骨软骨碎片尚未移位，其上有完整的关节软骨覆盖，并通过关节镜手术在病变处和下方骨质中钻取多个微孔，以刺激愈合；A. 术后矢状位 T_2 加权 MRI 显示缺损处大片游离骨软骨碎片（箭）及股骨外髁后部的囊性变；B. 轴位 T_1 加权脂肪抑制的 MR 关节造影证实病变的完全游离（白箭），前方关节间隙中也存在松动的软骨游离体（黑箭）

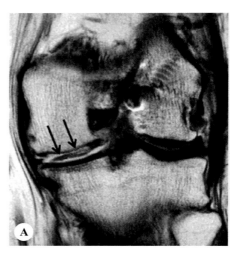
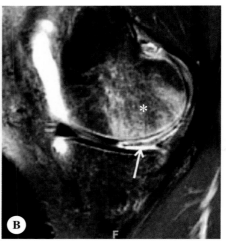

◀ 图 9-23 治疗前交叉韧带重建术后的股骨内髁病变，自体软骨细胞植入术后失败

A. 冠状位 T_2 加权 MRI 显示了全层软骨移植物材料及上方覆盖的骨膜补片与下方的软骨下骨分离（箭）；B. 矢状位 T_2 加权脂肪抑制的 MRI 显示除了移植物分层（箭）外，在下方骨质（*）中还出现了广泛的骨髓水肿

据报道，ACI 术后有 5%～10% 的患者发生粘连，MRI 表现为贯穿关节并接触移植物的中 / 低强度信号带[98, 116]。识别关节粘连十分重要，因为它是术后膝关节僵直的潜在原因，可通过关节镜松解。即使在第三代 ACI 技术中，也有 22% 的患者存在移植物过度生长的问题，这不一定会降低软骨修复质量，却可能会引起关节的机械性症状如关节绞锁和弹响[131]（图 9-24 和图 9-25）。有趣的是，ACI 术后在常规 MRI 和 T_2 映射像上出现的异常成像表现与不良的临床结果可能无关[112]。

（三）软骨或骨软骨移植

OATS 手术 18 个月后出现持续性软骨下骨髓水肿和软骨下骨囊性变，提示组织愈合欠佳[92]（图 9-26）。骨坏死是罕见的 OATS 术后并发症，在术后 2 年内都可能发生，表现为骨移植物中未强化的 T_1 加权 MRI 呈低信号，尚未发现骨坏死与临床预后不佳相关[121]。随着时间的增长，OATS 术区趋于稳定后，也可能因软骨裂缝和变性，伴或不伴软骨下骨丢失（图 9-27）而导致失败。OATS 手术失败后仍有同种异体移植或 ACI 手术的机会（表 9-3）。

有文献报道骨软骨移植物供区并发症发生率高达 17%[75]，如果采集多个或者较大的骨软骨移植物并发症的发生率会进一步提高[127]。供区并发症的 MRI 表现包括骨髓水肿，骨赘形成，供体部位纤维软骨肥厚或变性[132]（图 9-28）。关节

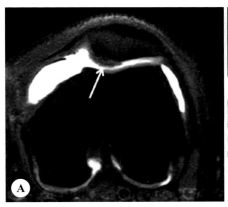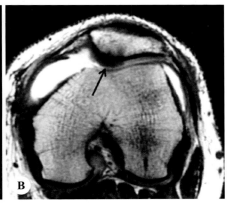

▲ 图 9–24　髌骨自体软骨细胞移植后移植物过度生长，该患者为髌骨脱位并全层软骨缺损；术后轴位 T_1 加权脂肪抑制的 MR 关节造影（A）和 T_2 加权 MRI（B）显示软骨表面增厚，表现为低信号组织（箭）；尽管未与下层骨质分离，但在随后的关节镜检查和活检中发现该组织由尚未存活的纤维软骨组成

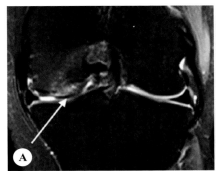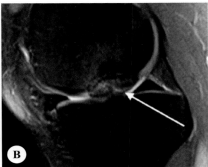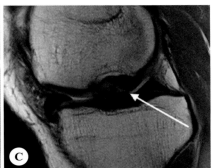

▲ 图 9–25　股骨内髁自体软骨细胞移植术后 2 年移植物过度生长；冠状位（A）和矢状位（B）脂肪抑制的 MRI 和矢状位中等加权 MRI（C）显示受区软骨的肥厚并膨出关节面（箭），下方骨质轻度骨髓水肿但未出现分层

血肿是术后早期发生的潜在并发症，远期可能会导致关节纤维化[127]。

　　新鲜同种异体骨软骨移植物的延迟愈合或愈合不良表现为移植物中持续存在液体敏感序列高信号，移植物 – 宿主交界处的裂隙、软骨下骨板碎裂，以及移植物 – 宿主接合处的囊性变。这可能会导致移植物下陷、松动、碎裂和软骨下骨塌陷[127]（图 9–29）。MRI 也可能显示对同种异体移植物的潜在免疫反应，表现为异常的宿主骨髓水肿，移植物界面增厚及移植物骨髓信号异常[133]。

　　同种异体颗粒软骨移植可能会发生移植物过度增生，导致术后膝关节僵硬[127]。移植物从软骨下骨移位也是一种潜在的并发症，术中纤维蛋白胶凝结之前或者术后都可能发生。

总结

　　当前，众多的关节软骨损伤修复技术被应用于临床并取得了长足的发展。但为运动员选择最合适的治疗方案一直是争论不休的话题。例如，最近一项旨在评价最优软骨修复方法的 Meta 分析发现，微骨折和骨软骨镶嵌成形术可以更快地重返运动，并具有更好的短期临床 / 功能效果，而 ACI 手术则具有更好的长期临床功能结果[134]。放射科医师在评估软骨或骨软骨缺损及在术后随访中发挥着重要作用。应了解手术后早期和晚期的预期改变，以及即将修复失败或已经失败的迹象。尽管关于关节软骨修复的 MRI 评分系统已用于研究，但它们不常规应用于临床分析，且与临床评分之间相关性也并不紧密。术后的 MRI 应与患者整体临床结果相关联。

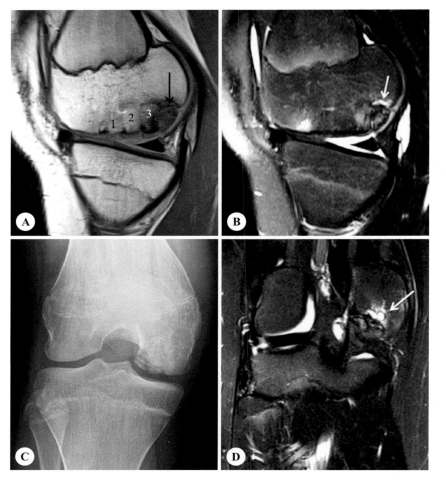

◀ 图 9–26 股骨内侧病变的骨软骨自体移植失败，用 4 个骨软骨移植物进行骨软骨镶嵌成形术

A. 矢状位质子密度 MRI 显示前部的 3 个骨软骨移植物完全愈合（1-3），第四个骨软骨移植物（箭）呈低信号，提示骨坏死可能；B. 在矢状位 T₂ 加权脂肪抑制的 MRI 上，关节液进入移植物的深层和下方骨质之间，表明骨质愈合欠佳；C. 隧道位 X 线片证实了移植尚未完全愈合；D. 股骨髁后部的冠状位 T₂ 加权脂肪抑制的 MRI 显示缺损深处的囊性变（箭）

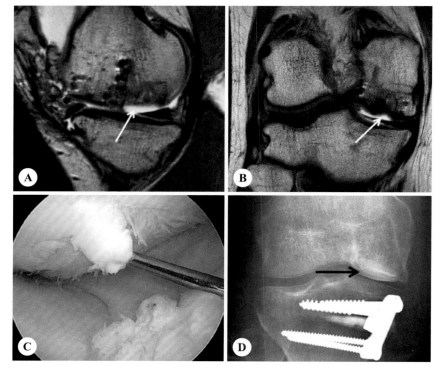

◀ 图 9–27 4 年前进行的自体骨软骨移植失败

矢状位质子密度 MRI（A）和冠状位 T₁ 加权 MR 关节造影（B）显示植入的骨软骨移植物上方软骨与骨的丢失（箭）；在随后的关节镜检查（C）中发现，移植物虽已愈合，但关节表面严重退变，软骨瓣松动、不稳定；正位 X 线片（D）显示同种异体骨软骨移植翻修（箭）和胫骨高位截骨术后改变

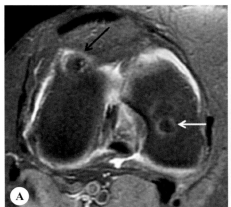
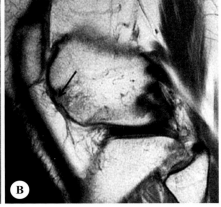

◀ 图 9-28 出现相关症状的自体骨软骨移植供区影像

A. 轴位中等加权脂肪抑制的 MRI 显示股骨滑车外侧供区关节面退变（黑箭），10 年前此处骨软骨被移植至股骨内髁（白箭）；B. 矢状位 T₂ 加权 MRI 显示供区骨质增生（箭），其上覆盖有一层纤薄的纤维软骨

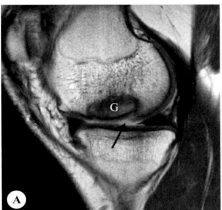
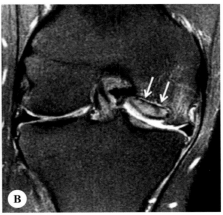

◀ 图 9-29 同种异体骨软骨移植失败

A. 矢状位 T₂ 加权 MRI 显示移植物（G）塌陷，以致移植物与受体软骨间的关节面不平整（箭）；B. 在冠状位中等加权脂肪抑制的 MRI 显示移植物与受体骨质间的线状高信号（箭）表明同种异体移植物愈合欠佳且不稳定

参 考 文 献

[1] Krych AJ, Pareek A, King AH, Johnson NR, Stuart MJ, Williams RJ 3rd. Return to sport after the surgical management of articular cartilage lesions in the knee: a meta-analysis. Knee Surg Sports Traumatol Arthrosc. 2017;25(10):3186–96.

[2] Flanigan DC, Harris JD, Trinh TQ, Siston RA, Brophy RH. Prevalence of chondral defects in athletes' knees: a systematic review. Med Sci Sports Exerc. 2010;42(10):1795–801.

[3] Boeth H, MacMahon A, Eckstein F, Diederichs G, Schlausch A, Wirth W, et al. MRI findings of knee abnormalities in adolescent and adult volleyball players. J Exp Orthop. 2017;4(1):6.

[4] Chang XD, Yang P, Mu XY, Ma WL, Zhou M. Evaluation of knees in asymptomatic amateur ice hockey players using 3.0–T magnetic resonance imaging: a case-control study. Chin Med J (Engl). 2018;131(9):1038–44.

[5] Bezuglov EN, Lyubushkina AV, Khaitin VY, Tokareva AV, Goncharov EN, Gorinov AV, et al. Prevalence of asymptomatic intra-articular changes of the knee in adult professional soccer players. Orthop J Sports Med. 2019;7(11):2325967119885370.

[6] Feria-Arias E, Boukhemis K, Kreulen C, Giza E. Foot and ankle injuries in soccer. Am J Orthop (Belle Mead NJ). 2018;47(10).

[7] Logli AL, Bernard CD, O'Driscoll SW, Sanchez-Sotelo J, Morrey ME, Krych AJ, et al. Osteochondritis dissecans lesions of the capitellum in overhead athletes: a review of current evidence and proposed treatment algorithm. Curr Rev Musculoskelet Med. 2019;12(1):1–12.

[8] Guermazi A, Alizai H, Crema MD, Trattnig S, Regatte RR, Roemer FW. Compositional MRI techniques for evaluation of cartilage degeneration in osteoarthritis. Osteoarthr Cartil. 2015;23(10):1639–53.

[9] Kalke RJ, Di Primio GA, Schweitzer ME. MR and CT arthrography of the knee. Semin Musculoskelet Radiol. 2012;16(1):57–68.

[10] Outerbridge RE. The etiology of chondromalacia patellae. J Bone Joint Surg Br. 1961;43–b:752–7.

[11] Noyes FR, Stabler CL. A system for grading articular cartilage lesions at arthroscopy. Am J Sports Med. 1989;17(4):505–13.

[12] Brittberg M, Peterson L. Introduction to an articular cartilage classification. ICRS Newslett. 1998;1:5–8.

[13] Potter HG, Linklater JM, Allen AA, Hannafin JA, Haas SB. Magnetic resonance imaging of articular cartilage in the knee.

An evaluation with use of fast-spin-echo imaging. J Bone Joint Surg Am. 1998;80(9):1276–84.

[14] Reed ME, Villacis DC, Hatch GF 3rd, Burke WS, Colletti PM, Narvy SJ, et al. 3.0–Tesla MRI and arthroscopy for assessment of knee articular cartilage lesions. Orthopedics. 2013;36(8):e1060–4.

[15] Carballo CB, Nakagawa Y, Sekiya I, Rodeo SA. Basic science of articular cartilage. Clin Sports Med. 2017;36(3):413–25.

[16] Armiento AR, Alini M, Stoddart MJ. Articular fibrocartilage—why does hyaline cartilage fail to repair? Adv Drug Deliv Rev. 2019;146:289–305.

[17] Hoemann CD, Lafantaisie-Favreau CH, Lascau-Coman V, Chen G, Guzman-Morales J. The cartilage-bone interface. J Knee Surg. 2012;25(2):85–97.

[18] Mithoefer K, Peterson L, Zenobi-Wong M, Mandelbaum BR. Cartilage issues in football-today's problems and tomorrow's solutions. Br J Sports Med. 2015;49(9):590–6.

[19] Anderson SR, Faucett SC, Flanigan DC, Gmabardella RA, Amin NH. The history of radiofrequency energy and coblation in arthroscopy: a current concepts review of its application in chondroplasty of the knee. J Exp Orthop. 2019;6(1):1.

[20] Scillia AJ, Aune KT, Andrachuk JS, Cain EL, Dugas JR, Fleisig GS, et al. Return to play after chondroplasty of the knee in National Football League athletes. Am J Sports Med. 2015;43(3):663–8.

[21] Andrade R, Nunes J, Hinckel BB, Gruskay J, Vasta S, Bastos R, et al. Cartilage restoration of patellofemoral lesions: a systematic review. Cartilage. 2019:1947603519893076.

[22] Fiegen A, Leland DP, Bernard CD, Krych AJ, Barlow JD, Dahm DL, et al. Articular cartilage defects of the glenohumeral joint: a systematic review of treatment options and outcomes. Cartilage. 2019:1947603519870858.

[23] O'Connor M, Minkara AA, Westermann RW, Rosneck J, Lynch TS. Outcomes of joint preservation procedures for cartilage injuries in the hip: a systematic review and meta-analysis. Orthop J Sports Med. 2018;6(6):2325967118776944.

[24] Pridie KH. A method of resurfacing osteoarthrtic knee joints. J Bone Joint Surg. 1959;41:618–9.

[25] Insall JN. Intra-articular surgery for degenerative arthritis of the knee. A report of the work of the late K. H. Pridie. J Bone Joint Surg Br. 1967;49(2):211–28.

[26] Johnson LL. Arthroscopic abrasion arthroplasty historical and pathologic perspective: present status. Arthroscopy. 1986;2(1):54–69.

[27] Steadman JR, Rodkey WG, Singleton SB, Briggs KK. Microfracture technique forfull-thickness chondral defects: technique and clinical results. Oper Tech Orthop. 1997;7(4): 300–4.

[28] Steadman JR, Rodkey WG, Briggs KK. Microfracture: its history and experience of the developing surgeon. Cartilage. 2010;1(2):78–86.

[29] Howard JS, Mattacola CG, Romine SE, Lattermann C. Continuous passive motion, early weight bearing, and active motion following knee articular cartilage repair: evidence for clinical practice. Cartilage. 2010;1(4):276–86.

[30] Erggelet C, Vavken P. Microfracture for the treatment of cartilage defects in the knee joint–a golden standard? J Clin Orthop Trauma. 2016;7(3):145–52.

[31] Gobbi A, Karnatzikos G, Kumar A. Long-term results after microfracture treatment for full-thickness knee chondral lesions in athletes. Knee Surg Sports Traumatol Arthrosc. 2014;22(9):1986–96.

[32] Frank RM, Cotter EJ, Nassar I, Cole B. Failure of bone marrow stimulation techniques. Sports Med Arthrosc Rev. 2017;25(1):2–9.

[33] Gao L, Orth P, Cucchiarini M, Madry H. Autologous matrix-induced chondrogenesis: a systematic review of the clinical evidence. Am J Sports Med. 2019;47(1):222–31.

[34] Weigelt L, Hartmann R, Pfirrmann C, Espinosa N, Wirth SH. Autologous matrix-induced chondrogenesis for osteochondral lesions of the talus: a clinical and radiological 2– to 8-year follow-up study. Am J Sports Med. 2019;47(7):1679–86.

[35] Choi SW, Lee GW, Lee KB. Arthroscopic microfracture for osteochondral lesions of the talus: functional outcomes at a mean of 6.7 years in 165 consecutive ankles. Am J Sports Med. 2020;48(1):153–8.

[36] Choi JI, Lee KB. Comparison of clinical outcomes between arthroscopic subchondral drilling and microfracture for osteochondral lesions of the talus. Knee Surg Sports Traumatol Arthrosc. 2016;24(7):2140–7.

[37] Camp CL, Dines JS, Degen RM, Sinatro AL, Altchek DW. Arthroscopic microfracture for Osteochondritis dissecans lesions of the capitellum. Arthrosc Tech. 2016;5(3):e477–81.

[38] Karthikeyan S, Roberts S, Griffin D. Microfracture for acetabular chondral defects in patients with femoroacetabular impingement: results at second-look arthroscopic surgery. Am J Sports Med. 2012;40(12):2725–30.

[39] Mella C, Nunez A, Villalon I. Treatment of acetabular chondral lesions with microfracture technique. SICOT J. 2017;3:45.

[40] Kocher MS, Tucker R, Ganley TJ, Flynn JM. Management of osteochondritis dissecans of the knee: current concepts review. Am J Sports Med. 2006;34(7):1181–91.

[41] Brittberg M, Lindahl A, Nilsson A, Ohlsson C, Isaksson O, Peterson L. Treatment of deep cartilage defects in the knee with autologous chondrocyte transplantation. N Engl J Med. 1994;331(14):889–95.

[42] Steinwachs M, Kreuz PC. Autologous chondrocyte implantation in chondral defects of the knee with a type I/III collagen membrane: a prospective study with a 3–year follow-up. Arthroscopy. 2007;23(4):381–7.

[43] Haddo O, Mahroof S, Higgs D, David L, Pringle J, Bayliss M, et al. The use of chondrogide membrane in autologous chondrocyte implantation. Knee. 2004;11(1):51–5.

[44] Everhart JS, Jiang EX, Poland SG, Du A, Flanigan DC. Failures, reoperations, and improvement in knee symptoms following matrix-assisted autologous chondrocyte transplantation: a meta-analysis of prospective comparative trials. Cartilage. 2019:1947603519870861.

[45] Carey JL, Shea KG, Lindahl A, Vasiliadis HS, Lindahl C, Peterson L. Autologous chondrocyte implantation as treatment for unsalvageable Osteochondritis dissecans: 10– to 25–year followup. Am J Sports Med. 2020;48(5):1134–40.

[46] Niethammer TR, Altmann D, Holzgruber M, Pietschmann MF, Gulecyuz MF, Notohamiprodjo S, et al. Patient reported and

MRI outcomes of third generation autologous chondrocyte implantation after 10 years. Arthroscopy. 2020;36(7):1928–38.

[47] Kim MS, Chun CH, Wang JH, Kim JG, Kang SB, Yoo JD, et al. Microfractures versus a porcine-derived collagen-augmented chondrogenesis technique for treating knee cartilage defects: a multicenter randomized controlled trial. Arthroscopy. 2020;36(6): 1612–24.

[48] Volz M, Schaumburger J, Frick H, Grifka J, Anders S. A randomized controlled trial demonstrating sustained benefit of autologous matrix-induced chondrogenesis over microfracture at five years. Int Orthop. 2017;41(4):797–804.

[49] Na Y, Shi Y, Liu W, Jia Y, Kong L, Zhang T, et al. Is implantation of autologous chondrocytes superior to microfracture for articular-cartilage defects of the knee? A systematic review of 5–year follow-up data. Int J Surg. 2019;68:56–62.

[50] Pestka JM, Bode G, Salzmann G, Südkamp NP, Niemeyer P. Clinical outcome of autologous chondrocyte implantation for failed microfracture treatment of full-thickness cartilage defects of the knee joint. Am J Sports Med. 2012;40(2):325–31.

[51] Ogura T, Merkely G, Bryant T, Winalski CS, Minas T. Autologous chondrocyte implantation "segmental-sandwich" technique for deep osteochondral defects in the knee: clinical outcomes and correlation with magnetic resonance imaging findings. Orthop J Sports Med. 2019;7(5):2325967119847173.

[52] Teo AQA, Wong KL, Shen L, Lim JY, Toh WS, Lee EH, et al. Equivalent 10–year outcomes after implantation of autologous bone marrow-derived mesenchymal stem cells versus autologous chondrocyte implantation for chondral defects of the knee. Am J Sports Med. 2019;47(12):2881–7.

[53] Migliorini F, Berton A, Salvatore G, Candela V, Khan W, Longo UG, et al. Autologous chondrocyte implantation and mesenchymal stem cells for the treatments of chondral defects of the knee—a systematic review. Curr Stem Cell Res Ther. 2020.

[54] Shimomura K, Yasui Y, Koizumi K, Chijimatsu R, Hart DA, Yonetani Y, et al. First-in-human pilot study of implantation of a scaffold-free tissue-engineered construct generated from autologous synovial mesenchymal stem cells for repair of knee chondral lesions. Am J Sports Med. 2018;46(10):2384–93.

[55] Zuliani CC, Bombini MF, Andrade KC, Mamoni R, Pereira AH, Coimbra IB. Micromass cultures are effective for differentiation of human amniotic fluid stem cells into chondrocytes. Clinics (Sao Paulo). 2018;73:e268.

[56] Kunze KN, Burnett RA, Wright-Chisem J, Frank RM, Chahla J. Adipose-derived mesenchymal stem cell treatments and available formulations. Curr Rev Musculoskelet Med. 2020;13(3):264–80.

[57] Arshi A, Petrigliano FA, Williams RJ, Jones KJ. Stem cell treatment for knee articular cartilage defects and osteoarthritis. Curr Rev Musculoskelet Med. 2020;13(1):20–7.

[58] Medvedeva EV, Grebenik EA, Gornostaeva SN, Telpuhov VI, Lychagin AV, Timashev PS, et al. Repair of damaged articular cartilage: current approaches and future directions. Int J Mol Sci. 2018;19(8):2366.

[59] Christensen BB, Olesen ML, Hede KTC, Bergholt NL, Foldager CB, Lind M. Particulated cartilage for chondral and osteochondral repair: a review. Cartilage. 2020:1947603520904757.

[60] Riboh JC, Cole BJ, Farr J. Particulated articular cartilage for symptomatic chondral defects of the knee. Curr Rev Musculoskelet Med. 2015;8(4):429–35.

[61] Slynarski K, de Jong WC, Snow M, Hendriks JAA, Wilson CE, Verdonk P. Single-stage autologous chondrocyte-based treatment for the repair of knee cartilage lesions: two-year follow-up of a prospective single-arm multicenter study. Am J Sports Med. 2020;48(6): 1327–37.

[62] Erickson B, Fillingham Y, Hellman M, Parekh SG, Gross CE. Surgical management of large talar osteochondral defects using autologous chondrocyte implantation. Foot Ankle Surg. 2018;24(2):131–6.

[63] Lopez-Alcorocho JM, Guillen-Vicente I, Rodriguez-Inigo E, Navarro R, Caballero-Santos R, Guillen-Vicente M, et al. High-density autologous chondrocyte implantation as treatment for ankle osteochondral defects. Cartilage. 2019:1947603519835898.

[64] Kircher J. Autologous chondrocyte implantation for post-traumatic cartilage defect of the capitulum humeri. J Shoulder Elbow Surg. 2016;25(7):e213–6.

[65] Hangody L, Kish G, Karpati Z, Szerb I, Udvarhelyi I. Arthroscopic autogenous osteochondral mosaicplasty for the treatment of femoral condylar articular defects. A preliminary report. Knee Surg Sports Traumatol Arthrosc. 1997;5(4):262–7.

[66] McCoy B, Miniaci A. Osteochondral autograft transplantation/mosaicplasty. J Knee Surg. 2012;25(2):99–108.

[67] Kizaki K, El-Khechen HA, Yamashita F, Duong A, Simunovic N, Musahl V, et al. Arthroscopic versus open osteochondral autograft transplantation (mosaicplasty) for cartilage damage of the knee: a systematic review. J Knee Surg. 2019.

[68] Pareek A, Reardon PJ, Macalena JA, Levy BA, Stuart MJ, Williams RJ, et al. Osteochondral autograft transfer versus microfracture in the knee: a meta-analysis of prospective comparative studies at midterm. Arthroscopy. 2016;32(10):2118–30.

[69] Marcacci M, Kon E, Delcogliano M, Filardo G, Busacca M, Zaffagnini S. Arthroscopic autologous osteochondral grafting for cartilage defects of the knee: prospective study results at a minimum 7–year follow-up. Am J Sports Med. 2007;35(12):2014–21.

[70] Andrade R, Vasta S, Pereira R, Pereira H, Papalia R, Karahan M, et al. Knee donor-site morbidity after mosaicplasty—a systematic review. J Exp Orthop. 2016;3(1):31.

[71] Espregueira-Mendes J, Andrade R, Monteiro A, Pereira H, Vieira da Silva M, Oliveira JM, et al. Mosaicplasty using grafts from the upper tibiofibular joint. Arthrosc Tech. 2017;6(5):e1979–e87.

[72] Gudas R, Gudaite A, Pocius A, Gudiene A, Cekanauskas E, Monastyreckiene E, et al. Ten-year follow-up of a prospective, randomized clinical study of mosaic osteochondral autologous transplantation versus microfracture for the treatment of osteochondral defects in the knee joint of athletes. Am J Sports Med. 2012;40(11):2499–508.

[73] Riff AJ, Huddleston HP, Cole BJ, Yanke AB. Autologous chondrocyte implantation and osteochondral allograft transplantation render comparable outcomes in the setting of failed marrow stimulation. Am J Sports Med. 2020;48(4):861–70.

[74] Morris BJ, Kiser CJ, Elkousy HA, Bennett JM, Mehlhoff TL.

Osteochondral reconstruction of the capitellum. Orthop Clin North Am. 2020;51(1):97–108.

[75] Bexkens R, Ogink PT, Doornberg JN, Kerkhoffs GMMJ, Eygendaal D, Oh LS, et al. Donor-site morbidity after osteochondral autologous transplantation for Osteochondritis dissecans of the capitellum: a systematic review and meta-analysis. Knee Surg Sports Traumatol Arthrosc. 2017;25(7):2237–46.

[76] Sato K, Iwamoto T, Matsumura N, Suzuki T, Nishiwaki Y, Oka Y, et al. Costal osteochondral autograft for advanced Osteochondritis dissecans of the humeral capitellum in adolescent and young adult athletes: clinical outcomes with a mean follow-up of 4.8 years. J Bone Joint Surg Am. 2018;100(11):903–13.

[77] Bae DS, Ingall EM, Miller PE, Eisenberg K. Early results of single-plug autologous osteochondral grafting for Osteochondritis dissecans of the capitellum in adolescents. J Pediatr Orthop. 2020;40(2):78–85.

[78] Nguyen A, Ramasamy A, Walsh M, McMenemy L, Calder JDF. Autologous osteochondral transplantation for large osteochondral lesions of the talus is a viable option in an athletic population. Am J Sports Med. 2019;47(14):3429–35.

[79] Hu Y, Guo Q, Jiao C, Mei Y, Jiang D, Wang J, et al. Treatment of large cystic medial osteochondral lesions of the talus with autologous osteoperiosteal cylinder grafts. Arthroscopy. 2013;29(8):1372–9.

[80] Chen W, Tang K, Yuan C, Zhou Y, Tao X. Intermediate results of large cystic medial osteochondral lesions of the talus treated with osteoperiosteal cylinder autografts from the medial tibia. Arthroscopy. 2015;31(8):1557–64.

[81] Deng E, Shi W, Jiang Y, Guo Q. Comparison of autologous osteoperiosteal cylinder and osteochondral graft transplantation in the treatment of large cystic osteochondral lesions of the talus (OLTs): a protocol for a non-inferiority randomised controlled trial. BMJ Open. 2020;10(2):e033850.

[82] Chahla J, Sweet MC, Okoroha KR, Nwachukwu BU, Hinckel B, Farr J, et al. Osteochondral allograft transplantation in the patellofemoral joint: a systematic review. Am J Sports Med. 2019;47(12):3009–18.

[83] Jackson AT, Drayer NJ, Samona J, Dukes CA, Chen CS, Arrington EA, et al. Osteochondral allograft transplantation surgery for osteochondral lesions of the talus in athletes. J Foot Ankle Surg. 2019;58(4):623–7.

[84] Crawford ZT, Schumaier AP, Glogovac G, Grawe BM. Return to sport and sports-specific outcomes after osteochondral allograft transplantation in the knee: a systematic review of studies with at least 2 years' mean follow-up. Arthroscopy. 2019;35(6):1880–9.

[85] McCarthy MA, Meyer MA, Weber AE, Levy DM, Tilton AK, Yanke AB, et al. Can competitive athletes return to high-level play after osteochondral allograft transplantation of the knee? Arthroscopy. 2017;33(9):1712–7.

[86] Shimozono Y, Hurley ET, Nguyen JT, Deyer TW, Kennedy JG. Allograft compared with autograft in osteochondral transplantation for the treatment of osteochondral lesions of the talus. J Bone Joint Surg Am. 2018;100(21):1838–44.

[87] Roessler PP, Pfister B, Gesslein M, Figiel J, Heyse TJ, Colcuc C, et al. Short-term follow up after implantation of a cell-free collagen type I matrix for the treatment of large cartilage defects of the knee. Int Orthop. 2015;39(12):2473–9.

[88] Efe T, Theisen C, Fuchs-Winkelmann S, Stein T, Getgood A, Rominger MB, et al. Cell-free collagen type I matrix for repair of cartilage defects-clinical and magnetic resonance imaging results. Knee Surg Sports Traumatol Arthrosc. 2012;20(10):1915–22.

[89] Kwan H, Chisari E, Khan WS. Cell-free scaffolds as a monotherapy for focal chondral knee defects. Materials (Basel). 2020;13(2):306.

[90] Fuchs A, Eberbach H, Izadpanah K, Bode G, Südkamp NP, Feucht MJ. Focal metallic inlay resurfacing prosthesis for the treatment of localized cartilage defects of the femoral condyles: a systematic review of clinical studies. Knee Surg Sports Traumatol Arthrosc. 2018;26(9):2722–32.

[91] Martinez-Carranza N, Hultenby K, Lagerstedt AS, Schupbach P, Berg HE. Cartilage health in knees treated with metal resurfacing implants or untreated focal cartilage lesions: a preclinical study in sheep. Cartilage. 2019;10(1):120–8.

[92] Hayashi D, Li X, Murakami AM, Roemer FW, Trattnig S, Guermazi A. Understanding magnetic resonance imaging of knee cartilage repair: a focus on clinical relevance. Cartilage. 2018;9(3):223–36.

[93] Wuennemann F, Rehnitz C, Weber MA. Imaging of the knee following repair of focal articular cartilage lesions. Semin Musculoskelet Radiol. 2018;22(4):377–85.

[94] Liu YW, Tran MD, Skalski MR, Patel DB, White EA, Tomasian A, et al. MR imaging of cartilage repair surgery of the knee. Clin Imaging. 2019;58:129–39.

[95] Guermazi A, Roemer F, Alizai H, Winalski CS, Welsch G, Brittberg M, et al. State of the art: MR imaging after knee cartilage repair surgery. Radiology. 2015;277(1):23–43.

[96] Ho YY, Stanley AJ, Hui JH, Wang SC. Postoperative evaluation of the knee after autologous chondrocyte implantation: what radiologists need to know. Radiographics. 2007;27(1):207–20; discussion 21–2.

[97] Alparslan L, Minas T, Winalski CS. Magnetic resonance imaging of autologous chondrocyte implantation. Semin Ultrasound CT MR. 2001;22(4):341–51.

[98] Marlovits S, Striessnig G, Resinger CT, Aldrian SM, Vecsei V, Imhof H, et al. Definition of pertinent parameters for the evaluation of articular cartilage repair tissue with high-resolution magnetic resonance imaging. Eur J Radiol. 2004;52(3):310–9.

[99] Marlovits S, Singer P, Zeller P, Mandl I, Haller J, Trattnig S. Magnetic resonance observation of cartilage repair tissue (MOCART) for the evaluation of autologous chondrocyte transplantation: determination of interobserver variability and correlation to clinical outcome after 2 years. Eur J Radiol. 2006;57(1):16–23.

[100] Schreiner MM, Raudner M, Marlovits S, Bohndorf K, Weber M, Zalaudek M, et al. The MOCART (Magnetic Resonance Observation of Cartilage Repair Tissue) 2.0 knee score and atlas. Cartilage. 2019:1947603519865308.

[101] Henderson IJ, Tuy B, Connell D, Oakes B, Hettwer WH. Prospective clinical study of autologous chondrocyte implantation and correlation with MRI at three and 12 months. J Bone Joint Surg Br. 2003;85(7):1060–6.

[102] Roemer FW, Guermazi A, Trattnig S, Apprich S, Marlovits S, Niu J, et al. Whole joint MRI assessment of surgical cartilage repair of the knee: cartilage repair osteoarthritis knee score (CROAKS). Osteoarthr Cartil. 2014;22(6):779–99.

[103] Peterfy CG, Guermazi A, Zaim S, Tirman PF, Miaux Y, White D, et al. Whole-organ magnetic resonance imaging score (WORMS) of the knee in osteoarthritis. Osteoarthr Cartil. 2004;12(3):177–90.

[104] Blackman AJ, Smith MV, Flanigan DC, Matava MJ, Wright RW, Brophy RH. Correlation between magnetic resonance imaging and clinical outcomes after cartilage repair surgery in the knee: a systematic review and meta-analysis. Am J Sports Med. 2013;41(6):1426–34.

[105] Yang HY, Lee KB. Arthroscopic microfracture for osteochondral lesions of the talus: second-look arthroscopic and magnetic resonance analysis of cartilage repair tissue outcomes. J Bone Joint Surg Am. 2020;102(1):10–20.

[106] Schreiner MM, Mlynarik V, Zbyn S, Szomolanyi P, Apprich S, Windhager R, et al. New technology in imaging cartilage of the ankle. Cartilage. 2017;8(1):31–41.

[107] Kijowski R, Blankenbaker DG, Munoz Del Rio A, Baer GS, Graf BK. Evaluation of the articular cartilage of the knee joint: value of adding a T2 mapping sequence to a routine MR imaging protocol. Radiology. 2013;267(2):503–13.

[108] Domayer SE, Welsch GH, Nehrer S, Chiari C, Dorotka R, Szomolanyi P, et al. T2 mapping and dGEMRIC after autologous chondrocyte implantation with a fibrin-based scaffold in the knee: preliminary results. Eur J Radiol. 2010;73(3):636–42.

[109] Niethammer TR, Safi E, Ficklscherer A, Horng A, Feist M, Feist-Pagenstert I, et al. Graft maturation of autologous chondrocyte implantation: magnetic resonance investigation with T2 mapping. Am J Sports Med. 2014;42(9):2199–204.

[110] Correa Bellido P, Wadhwani J, Gil ME. Matrix-induced autologous chondrocyte implantation grafting in osteochondral lesions of the talus: evaluation of cartilage repair using T2 mapping. J Orthop. 2019;16(6):500–3.

[111] Jungmann PM, Brucker PU, Baum T, Link TM, Foerschner F, Minzlaff P, et al. Bilateral cartilage T2 mapping 9 years after mega-OATS implantation at the knee: a quantitative 3T MRI study. Osteoarthr Cartil. 2015;23(12):2119–28.

[112] Salzmann GM, Erdle B, Porichis S, Uhl M, Ghanem N, Schmal H, et al. Long-term T2 and qualitative MRI morphology after first-generation knee autologous chondrocyte implantation: cartilage ultrastructure is not correlated to clinical or qualitative MRI outcome. Am J Sports Med. 2014;42(8):1832–40.

[113] Lansdown DA, Wang K, Cotter E, Davey A, Cole BJ. Relationship between quantitative MRI biomarkers and patient-reported outcome measures after cartilage repair surgery: a systematic review. Orthop J Sports Med. 2018;6(4):2325967118765448.

[114] Carter AH, Guttierez N, Subhawong TK, Temple HT, Lesniak BP, Baraga MG, et al. MR imaging of BioCartilage augmented microfracture surgery utilizing 2D MOCART and KOOS scores. J Clin Orthop Trauma. 2018;9(2):146–52.

[115] Kawasaki K, Uchio Y, Adachi N, Iwasa J, Ochi M. Drilling from the intercondylar area for treatment of osteochondritis dissecans of the knee joint. Knee. 2003;10(3):257–63.

[116] Trattnig S, Millington SA, Szomolanyi P, Marlovits S. MR imaging of osteochondral grafts and autologous chondrocyte implantation. Eur Radiol. 2007;17(1):103–18.

[117] James SL, Connell DA, Saifuddin A, Skinner JA, Briggs TW. MR imaging of autologous chondrocyte implantation of the knee. Eur Radiol. 2006;16(5):1022–30.

[118] Trattnig S, Ba-Ssalamah A, Pinker K, Plank C, Vecsei V, Marlovits S. Matrix-based autologous chondrocyte implantation for cartilage repair: noninvasive monitoring by high-resolution magnetic resonance imaging. Magn Reson Imaging. 2005;23(7):779–87.

[119] Trattnig S, Pinker K, Krestan C, Plank C, Millington S, Marlovits S. Matrix-based autologous chondrocyte implantation for cartilage repair with HyalograftC: two-year follow-up by magnetic resonance imaging. Eur J Radiol. 2006;57(1):9–15.

[120] Niethammer TR, Pietschmann MF, Ficklscherer A, Gülecyüz MF, Hammerschmid F, Müller PE. Incomplete defect filling after third generation autologous chondrocyte implantation. Arch Med Sci. 2016;12(4):785–92.

[121] Link TM, Mischung J, Wortler K, Burkart A, Rummeny EJ, Imhoff AB. Normal and pathological MR findings in osteochondral autografts with longitudinal follow-up. Eur Radiol. 2006;16(1):88–96.

[122] Fraser EJ, Savage-Elliott I, Yasui Y, Ackermann J, Watson G, Ross KA, et al. Clinical and MRI donor site outcomes following autologous osteochondral transplantation for Talar osteochondral lesions. Foot Ankle Int. 2016;37(9):968–76.

[123] Wang KK, Williams K, Bae DS. Early radiographic healing and functional results after autologous osteochondral grafting for Osteochondritis dissecans of the capitellum: introduction of a new magnetic resonance imaging-based scoring system. Am J Sports Med. 2020;48(4):966–73.

[124] Wang T, Wang DX, Burge AJ, Pais M, Kushwaha B, Rodeo SA, et al. Clinical and MRI outcomes of fresh osteochondral allograft transplantation after failed cartilage repair surgery in the knee. J Bone Joint Surg Am. 2018;100(22):1949–59.

[125] Chang EY, Pallante-Kichura AL, Bae WC, Du J, Statum S, Wolfson T, et al. Development of a comprehensive osteochondral allograft MRI scoring system (OCAMRISS) with histopathologic, micro-computed tomography, and biomechanical validation. Cartilage. 2014;5(1):16–27.

[126] Saltzman BM, Lin J, Lee S. Particulated juvenile articular cartilage allograft transplantation for Osteochondral talar lesions. Cartilage. 2017;8(1):61–72.

[127] Welton KL, Logterman S, Bartley JH, Vidal AF, McCarty EC. Knee cartilage repair and restoration: common problems and solutions. Clin Sports Med. 2018;37(2):307–30.

[128] Alparslan L, Winalski CS, Boutin RD, Minas T. Postoperative magnetic resonance imaging of articular cartilage repair. Semin Musculoskelet Radiol. 2001;5(4):345–63.

[129] Shimozono Y, Coale M, Yasui Y, O'Halloran A, Deyer TW, Kennedy JG. Subchondral bone degradation after microfracture for osteochondral lesions of the talus: an MRI analysis. Am J Sports Med. 2018;46(3):642–8.

[130] Kreuz PC, Steinwachs M, Erggelet C, Krause SJ, Ossendorf

C, Maier D, et al. Classification of graft hypertrophy after autologous chondrocyte implantation of full-thickness chondral defects in the knee. Osteoarthr Cartil. 2007;15(12):1339–47.

[131] Niethammer TR, Loitzsch A, Horng A, Baur-Melnyk A, Bendiks M, Gülecyüz MF, et al. Graft hypertrophy after third-generation autologous chondrocyte implantation has no correlation with reduced cartilage quality: matched-pair analysis using T2–weighted mapping. Am J Sports Med. 2018;46(10):2414–21.

[132] Matsuura T, Hashimoto Y, Kinoshita T, Nishino K, Nishida Y, Takigami J, et al. Donor site evaluation after osteochondral autograft transplantation for capitellar Osteochondritis dissecans. Am J Sports Med. 2019;47(12):2836–43.

[133] Sirlin CB, Brossmann J, Boutin RD, Pathria MN, Convery FR, Bugbee W, et al. Shell osteochondral allografts of the knee: comparison of mr imaging findings and immunologic responses. Radiology. 2001;219(1):35–43.

[134] Andrade R, Vasta S, Papalia R, Pereira H, Oliveira JM, Reis RL, et al. Prevalence of articular cartilage lesions and surgical clinical outcomes in football (soccer) players' knees: a systematic review. Arthroscopy. 2016;32(7):1466–77.